重症产科
疾病预防与康复

肖 梅◎主审　　周冬 甘泉 肖 蓉◎主编

U0232807

长江出版传媒　湖北科学技术出版社

图书在版编目(CIP)数据

重症产科疾病预防与康复/周冬，甘泉，肖蓉主编.—武汉：
湖北科学技术出版社，2022.7
ISBN 978-7-5706-2015-9

Ⅰ.①重… Ⅱ.①周… ②甘… ③肖… Ⅲ.①产科病—
险症—防治 ②产科病—险症—康复 Ⅳ.①R714.059.7

中国版本图书馆 CIP 数据核字(2022)第 080259 号

策　　划：冯友仁
责任编辑：常　宁　　　　　　　　　　　　封面设计：曾雅明

出版发行：湖北科学技术出版社　　　　　　电话：027—87679447
地　　址：武汉市雄楚大街 268 号　　　　　邮编：430070
　　　　　（湖北出版文化城 B 座 13—14 层）
网　　址：http://www.hbstp.com.cn

印　　刷：武汉邮科印务有限公司　　　　　邮编：430205

787×1092　　　　　　1/16　　　　　12.25 印张　　　　268 千字
2022 年 7 月第 1 版　　　　　　　　　2022 年 7 月第 1 次印刷
　　　　　　　　　　　　　　　　　　　　定价：58.00 元

《重症产科疾病预防与康复》

编 委 会

序

随着医院快速发展和分娩量剧增，我深深地感受到重症医学科的知识和技能对产科医生的重要性，当湖北省妇幼保健院的年分娩量达到 3 万人时，没有重症医学科的支撑，就很难保证孕产妇安全，产科也很难持续高质量快速发展。2017 年 3 月，湖北省妇幼保健院引进人才，成人重症医学科（成人 ICU）得以顺利开科。产科和重症医学科密切协作、相互促进，两科之间形成了"绿色产科阳光 ICU"的共识，朝着"大专科、小综合"的医院发展方向，不断落实"儿童优先，母亲安全"的宗旨。

重症产科疾病除了临床诊治、药物治疗外，更重要的还有预防和康复。本书作者均为华中科技大学同济医学院附属湖北省妇幼保健院成人重症医学科及产科的医护人员，他们从孕产妇的营养调理、产后康复、围生期情绪等角度进行了方方面面的阐述，这些都是助产机构日常容易忽视，却对重症产科疾病的预防和康复极其重要的几个方面。此外，书末还展示了绿色产科阳光 ICU 开展的温情活动，展现了湖北省妇幼保健院绿色产科阳光 ICU 人为和谐医患关系做出的辛勤劳动与努力。

我非常高兴地看到，湖北省妇幼保健院年轻一代医护人员不断成长，持续努力，有自己的想法，他们的工作也得到了孕产妇和同行的高度认可，值得一提的是，本书的每个章节都有编者独到的体会和认识。相信大家能够爱上这本书，读完一定会有收获。

肖梅

2021 年 7 月 19 日

目　　录

第一章　绿色产科阳光 ICU

第一节　绿色产科阳光 ICU 的起源

一、ICU 的起源与发展

ICU 的英文全称是 Intensive Care Unit，中文名称是重症监护室、重症监护病房、加强治疗病房等，近年来多指重症医学科。

ICU 的发展历程充分体现了多学科综合的特点。1863 年，南丁格尔结合自己的体会，首先提出术后患者应放在一个特定的场所进行康复治疗，这是最早的关于 ICU 的设想。1923 年，Dandy 在美国为脑外科患者建立术后恢复室。1930 年，Kirschner 在德国建立手术恢复室与 ICU 混合型病房。第二次世界大战期间，在欧洲军队中逐步建立创伤病房。1943 年建立休克病房。1942 年建立烧伤病房。1945 年建立产后恢复室。1952 年，丹麦哥本哈根发生脊髓灰质炎大流行，呼吸器应运而生，随后多家医院相继建立了 ICU，促进了危重病医学的崛起，这是医学发展史上的一个里程碑。可见，ICU 每次的发展都和某种大事件或短期内大量同类型的患者出现有关。

重症医学科的发展与相关学会的建立及其推动作用密不可分。1972 年，美国创立了危重病医学会（Society of Critical Care Medicine，SCCM）。1980 年，在日本 Nishimura 和菲律宾 Gomez 倡导下成立了西太平洋危重病医学会（Western Pacific Association of Critical Care Medicine，WPACCM）。1982 年，欧洲成立了欧洲危重病医学会（European Society of Intensive Care Medicine，ESICM）。1997 年，中国病理生理学会成立危重病医学专业委员会。2005 年，中华医学会成立重症医学分会（Chinese Society of Critical Care Medicine，CSCCM）。2008 年，重症医学被正式认定为临床医学二级学科，重症医学进入全面规范化、系统化发展的新时代。

国内的 ICU 发展起步较晚，1970 年以后，北京、天津的一些医院创建了"三衰病房""集中观察室"等治疗危重病的单元，逐渐开始形成将危重患者集中在专门设立的区域或病房内集中管理的模式。1982 年，中国医学科学院北京协和医院建立了国内第一张现代意义的 ICU 病床。1984 年，中国医学科学院北京协和医院正式建立加强医疗科（危重病医学科）。20 世纪 80 年代起，湖北省内各家医院陆续成立综合 ICU 和专科 ICU，如外科 ICU（SICU）、内科 ICU（MICU）、呼吸 ICU（RICU）、心脏 ICU（CCU）、急诊 ICU（EICU）等。湖北省妇幼保健院在 1983 年和 2005 年也先后成立了新生儿 ICU（NICU）和儿童 ICU（PICU）。

二、成人 ICU 的起源

湖北省妇幼保健院（湖北省妇女儿童医院）成立于 1977 年，为湖北省卫生健康委员会直属三级甲等妇幼保健院，始终坚持"以保健为中心，以保障生殖健康为目的，实行保健与临床相结合，面向群体，面向基层和预防为主"的妇幼卫生工作方针。产科为国家级助产士规范化培训基地、国家级孕产期保健特色专科、湖北省危重孕产妇救治中心和省级重点专科。医院 2019 年分娩量为 2.9 万人，单院区分娩量位居全国前列。

随着三孩政策的实施，高龄孕产妇爆发性增多，妊娠合并症和并发症日益多见，湖北省妇幼保健院的产科医生面对患者数量剧增、手术难度不断提高这一现状，需要学习围术期的内科综合知识和 ICU 知识，但重症产科这门学科太新了，能读到的书、可参考的国内外资料很少，产科医生会发现现有的知识、能力、医疗技术都不够。深有感受的我于是从综合医院的综合 ICU 出来，到湖北省妇幼保健院创建符合孕产妇特色的专科 ICU，同时兼顾医院其他成人科室的围术期管理。

通过前期各种形式的培训和后期持续的学习改进，2017 年 3 月 6 日湖北省妇幼保健院建立成人重症医学科（成人 ICU）。科室医护团队的工作目标是在最短的时间掌握孕产妇的病情，采取有效的、定量的、连续的干预性措施，通过强有力的器官功能支持以及原发病因的治疗，最大限度地保证孕产妇的安全。

三、绿色产科和阳光 ICU 的融合与发展

疾病是复杂的，人心也是复杂的，每一位孕产妇对疾病的心理反应是不一样的，难以预料。而对于危重孕产妇，密切监护和综合治疗是必须的。不同于传统 ICU 中昏迷患者和使用呼吸机的患者居多，湖北省妇幼保健院成人 ICU 中大部分患者没有意识障碍，她们需要倾诉、沟通和鼓励，不仅需要我们科室的医护人员，还需要她们的家人、她们的孩子。鉴于此，我们在创建成人 ICU 的初期就提出针对孕产妇特点的阳光 ICU 理念，即"心情阳光、治疗阳光、结局阳光"，秉着"团结、协作、互助、包容"的态度，坚守"不断学习、改变自己、福泽他人"的价值观，朝着"综合实力领跑中国妇幼系统的成人 ICU"不断前进。湖北省妇幼保健院成人 ICU 又称阳光 ICU，是有阳光和温度的 ICU。

根据阳光 ICU 收治孕产妇的病情严重程度不同，人为地将患者分为需要术后密切监护或持续抢救的红色重症患者，需要间断监护、术后快速康复或多学科联合管理的黄色亚重症患者，能够转出阳光 ICU 或无须转入阳光 ICU 的绿色轻症患者。由此融合而成绿色产科阳光 ICU。

成人 ICU 开科后，每周坚持与产科用小讲课的形式面对面交流湖北省妇幼保健院初期收治危重孕产妇的难点和底线，通过成功病例剖析和 ICU 新技术展现让产科医生与成人 ICU 医生知己知彼，互相信任，形成共识，共同进退与发展。

成人 ICU 在科室医护人员的艰苦努力和绿色产科及其他兄弟科室的大力支持下，

注重学科发展和科室规范化建设，加强人才梯队的培养，我们从无到有、从小到大。从 1 名医生、6 名护士发展到现在 12 名医生、30 名护士；从街道口院区 6 张床位发展至现在 40 张床位（街道口院区 20 张床位、光谷院区 20 张床位），在病房环境和医疗设备上都有了明显的提高。

成人 ICU 收治患者的数量逐年增加，截至 2020 年末，累计收治急危重症患者 3 000 余名，救治成功率 99.6％，其中孕产妇近 2 500 名，无孕产妇死亡。

成人 ICU 收治的产科病种有：妊娠期高血压疾病（重度子痫前期、HELLP 综合征、子痫、癫痫发作等）、产后出血（子宫动脉栓塞、腹主动脉球囊置入、子宫切除、膀胱修补、肠穿孔等）、妊娠合并心脏病（结构性心脏病、急性心力衰竭、围生期心肌病）、妊娠合并脓毒症（感染性休克、发热原因待查）、妊娠合并静脉血栓栓塞症（下肢深静脉血栓、肺栓塞、上矢状窦血栓）、妊娠合并胃肠功能障碍（麻痹性肠梗阻、暴发性结肠炎、消化道出血、消化道肿瘤、急性胰腺炎）、妊娠合并肝功能不全（妊娠期急性脂肪肝、妊娠期肝内胆汁淤积、妊娠剧吐、卵巢过度刺激综合征）、妊娠合并肾功能不全、妊娠合并血小板减少（特发性血小板减少性紫癜、白血病、弥散性血管内凝血）、妊娠合并急性呼吸衰竭（肺水肿、哮喘发作、社区获得性肺炎、新型冠状病毒肺炎、甲型流感）、妊娠合并结缔组织病（系统性红斑狼疮、干燥综合征、类风湿性关节炎、抗磷脂抗体综合征）、妊娠期糖尿病合并酮症酸中毒、妊娠合并甲亢、妊娠合并可逆性后部脑病综合征、呼吸心搏骤停心肺复苏术后（羊水栓塞、麻醉意外、恶性心律失常）、妊娠期心理健康问题等。

（甘　泉）

第二节　绿色产科阳光 ICU 的发展

2017 年 3 月 6 日是湖北省妇幼保健院成人 ICU 诞生的重要日子，这一天我们在妇幼界率先提出了阳光 ICU 的理念：心情阳光、治疗阳光、结局阳光。

一、发展历史及现状

虽然 ICU 还是一个年轻的科室，但其变化和发展十分迅速，在医疗工作中有着不可替代的作用，挽救了无数患者的生命。同时 ICU 也越来越显示出其在抢救急危重症患者中的重要地位和作用。随着三孩政策的实施，对于孕产妇这类特殊的人群，更需要具有重症监护资格的专业医护人员为危重孕产妇提供相关的抢救、治疗和护理。这不但可以及时对危重孕产妇进行有效、全面的评估，同时还可以及时给予最快且最适当的综合治疗，从而进一步降低危重孕产妇的死亡率。

阳光 ICU 就是在这样的环境下产生的，不仅可以给予危重孕产妇安全系数最高的抢救、监护治疗，同时也极其注重她们的情绪模式及情感需求，提出了核心理念：①心情阳光；②治疗阳光；③结局阳光。

（一）心情阳光

从进入阳光 ICU 的那一刻起，就要让孕产妇改变以往对 ICU 的恐惧及拒绝。首先，从病区的设计来看，以蓝色为主基调，给人的第一感觉是温和、抗焦虑，寓意永不言弃，营造和谐氛围。其次，粉红色着装的护士就像一朵朵美丽温情的小花，用微笑和温暖的问候驱赶走患者的不适和担忧。病区设置上分为重症监护区（红区）及亚重症监护区（黄区）。入住红区的患者，虽因一门之隔不能 24 小时全程有亲人陪伴，但孕妈妈会在入住第一天收到老公的一封情书，每一位收到情书的孕妈妈都会惊喜、幸福，喜极而泣，一瞬间，孤独、艰辛、心酸、矛盾、纷争、焦虑一切都化作了内心的幸福。阳光 ICU 里的情书是"夫妻间的一剂良药"，让一个又一个有纷争、不和谐的家庭解开了症结，步入幸福和谐的新生活。

（二）治疗阳光

在大家的认知里，ICU 应该是一个充满恐怖及冰冷的地方。在大多数人的脑海里，会浮现出身上插满了各种管路的场景，身边是一圈冰冷的机器。而阳光 ICU 则不同，走廊两边是热情洋溢的文化墙，挂着一张张患者出院时和医护人员的微笑合影，这发自内心的笑容会让后来的患者有足够的信心。阳光 ICU 中护士 24 小时细致护理，主治医生还会在床边握着患者的手贴心交流，这些都会让患者感受到温暖，避免孤单和焦躁。同时患者家属每天 3 次的探视，每次长达半小时的陪伴，让患者感觉到亲人从未离开过，这里俨然就是一个温暖的大家庭。

（三）结局阳光

很多人说来了阳光 ICU 才知道这里原来是如此令人安心，治疗期间情绪稳定，感觉分娩后的疼痛都少了一大半。经过阳光 ICU 的精心呵护，大多数出院的妈妈都会添加科室的"阳光妈咪"微信群，能和大家一起相伴同行，一起分享育儿知识，分享生活经验，分享彼此的幸福与痛苦是多么快乐的一件事。重要的是，阳光 ICU 的全体医护人员都会在微信群里 24 小时在线服务，为妈妈和宝贝的健康保驾护航，新手妈妈纷纷表示从入住阳光 ICU 的第一天开始，就充满了安全感。截至目前，近 2 000 位妈妈每天活跃在"阳光妈咪"微信群里。同时阳光 ICU 也开通了在线问诊随访医疗服务平台，专人线上回复产褥期的问题及药物的调整，已服务了 160 余人。

另外，一年一度的妈咪回归日大型庆典活动在每年的 11 月于线下举行，活动内容以新手妈妈在微信群里讨论最多的问题为主。第一年专门请来了心理情感专家和儿童保健科专家，现场为大家解决最棘手的家庭矛盾及讲解育儿知识。第二年专门请来了亲子教育专家和早产儿保险解读专家为大家答疑解惑。第三年由于新冠肺炎疫情的发生，庆典活动在线上举行，请来了主讲儿童营养与健康的健康管理师及主讲家庭关系和儿童心理健康的高级心理咨询师。

接下来，阳光 ICU 准备打造爱心厨房 DIY，为阳光 ICU 的患者准备厨房，备好厨房所有用具及调味品，并写好针对不同患者的营养食谱，使得在住院期间，家属能够就近为患者做出真正健康的有营养的一日三餐，为患者快速恢复健康添砖加瓦。

二、学科建设

(一) 科室现况

1) 阳光 ICU 从 2017 年最初的 6 张床位发展为现在的 40 张床位，从最初的 6 名护士发展到目前的 30 名护士，从最初的 1 名医生发展为今天的 12 名医生，医护队伍不断壮大。

2) 阳光 ICU 特色分区于 2017 年 10 月 18 日正式启用。分成重症监护区和亚重症监护区两个区域。

(1) 重症监护区为密切监护抢救区，实行全封闭管理，患者病情相对稳定后由重症监护区转至亚重症监护区。

(2) 亚重症监护区为普通监护区，半开放管理，也称母婴同室区，患者病情完全稳定后转至普通病房。亚重症监护区的设置既有利于病情的严密观察，也有利于母乳喂养，大大减少了孕产妇情绪障碍的发生。

3) 监护病房内实行医护动态交接班，根据患者病情和专科医生建议，随时修订各生命体征数值需要控制的范围以及观察要点。每天 2 次的医护交接班，由管床医生与责任护士共同执行，将床尾 SBAR (Situation 现状、Background 背景、Assessment 评估、Recommendation 建议) 标准化医护沟通模式简化为 4 个字：情、景、评、议。该沟通模式是医护人员之间快速准确交流病情的一种方式。通过交接班表格内容，交代患者的疾病治疗重点和护理观察要点，并根据病情不定时安排教学查房及护理查房。实施患者个体化全方位管理。

4) 进行临床诊疗骨干培养及专科资质培训，派医护人员进修学习，让全体医护人员了解重症医学的各项前沿信息和技术，不断改进医疗和护理工作，提高阳光 ICU 医护人员的理论及实践技能。

(二) 监护技术和人文关怀

科室建立后不断开展新技术新业务，如高流量吸氧、呼吸机的应用、气管插管技术、胸腹腔穿刺、深静脉穿刺、血流动力学监测、电复律与电除颤、连续性肾脏替代治疗 (continuous renal replacement therapy，CRRT)、血浆置换、血气分析、血栓弹力图、肠黏膜屏障功能检测、床旁鼻空肠管置入等。目前能够运用重症超声对患者进行心肺及其他部位的动态评估，同时可在超声下进行深静脉穿刺，减少穿刺并发症。

秉承"敬佑生命、救死扶伤、甘于奉献、大爱无疆"的职业操守，同时在严谨的诊疗方式中融入人文关怀，让医疗服务充满人性的温度，了解患者的心理，重视患者的需求。阳光 ICU 的情书、走廊上的文化墙、"阳光妈咪"微信群以及一年一度的妈咪回归日无不体现着有温度的医疗，同时阳光 ICU 即将增加音乐治疗、孕产妇瑜伽、爱心厨房 DIY 等活动以便为患者带来更佳的住院体验。

(三) 质量与培训

1) 建科以来科室住院人数达 3 000 人次，门诊与出院诊断符合率为 100%，住院 3

天的确诊率为100％，急危重症抢救成功率为99.6％，急救药品完好率为100％，三基训练考试合格率为100％。即时检验（point of care testing，POCT）开展以来，全科医生及护士在完成培训及现场操作考核后方可参与检验。在工作之余，医护人员不断学习操作程序、质控措施、仪器保养等，每月与检验科比对血样结果的准确性，以保证检验结果的可靠。

2）医疗组每周固定开展业务学习，通过制作PPT、学习最新指南、重整重症流程以及疑难病例讨论等方式，科室人员轮流主讲，进修医生及其他人员一起学习。同时每月科务会总结工作并开展医护人员业务学习。

3）贯彻落实医院开展的优质化服务，如母婴知识100问活动，进行产后答疑。积极开展院内随访，对转出的患者及时做好随访工作，征求患者的建议，以便做好整改。建立"阳光妈咪"微信群，开展产科患者的健康宣教、产后指导和随访等工作，获得了大量的好评，充分体现科室的专业化、人性化、现代化。

阳光ICU的运作模式及理念广受同行认可及称赞。建科以来共招收省内外进修医生80余人、护士150余人，远至云南、山东等地，对其进行了重症医学相关专业理论和实践的培训，并将进修医生、进修护士的临床带教、培训及操作考核落实到个人，实现学以致用。

三、危重孕产妇救治中心抢救设备配置清单

如表1-2-1所示。

表1-2-1 危重孕产妇救治中心抢救设备配置清单

序号	设备	县级	市级	省级
1.	专业抢救设备及器械			
1.1	胎心监护仪	若干	若干	若干
1.2	多普勒胎心监护仪	若干	若干	若干
1.3	产包	若干	若干	若干
1.4	清宫包	若干	若干	若干
1.5	缝合包	若干	若干	若干
1.6	宫纱（或水囊）	若干	若干	若干
1.7	产钳	若干	若干	若干
1.8	胎头吸引器	若干	若干	若干
1.9	阴道拉钩	若干	若干	若干
1.10	宫颈钳	若干	若干	若干
1.11	新生儿抢救台	≥1台	≥1台	≥2台
1.12	新生儿监护仪	≥1台	≥1台	≥2台

续表

序号	设备	县级	市级	省级
1.13	新生儿转运暖箱	≥1 台	≥1 台	≥2 台
1.14	新生儿喉镜（气管插管）	≥1 台	≥1 台	≥1 台
1.15	新生儿呼吸机	≥1 台	≥1 台	≥2 台
1.16	T 组合复苏器（新生儿复苏囊）	≥1 台	≥1 台	≥2 台
1.17	新生儿低压吸引器	≥1 台	≥1 台	≥2 台
1.18	胎粪吸引器	若干	若干	若干
2.	ICU 基本设备			
2.1	床头吊塔（含吸氧、负压吸引、压缩空气、漏电保护装置等）	≥床位数 100％	≥床位数 100％	≥床位数 100％
2.2	ICU 专用病床（含床头桌、防褥疮床垫）	≥床位数 100％	≥床位数 100％	≥床位数 100％
2.3	中心监护系统	≥1 套	≥1 套	≥1 套
2.4	床旁监护系统（心电图、血压、脉搏、血氧饱和度、有创压力监测模块）	≥床位数 100％	≥床位数 100％	≥床位数 120％
2.5	呼气末二氧化碳监测仪	不要求	≥1 台	≥1 台
2.6	连续性血流动力学与氧代谢监测设备（心排量测定仪）	不要求	≥1 台	≥1 台
2.7	呼吸机	≥床位数 80％	≥床位数 80％	≥床位数 80％
2.8	便携式呼吸机	≥1 台	≥1 台	≥1 台
2.9	便携式监护仪	≥1 台	≥1 台	≥1 台
2.10	除颤仪	≥1 台	≥1 台	≥1 台
2.11	体外起搏器	≥1 台	≥1 台	≥1 台
2.12	纤维支气管镜	≥1 台	≥1 台	≥1 台
2.13	心电图机	≥1 台	≥1 台	≥1 台
2.14	血气分析仪（床旁）	≥1 台	≥1 台	≥1 台
2.15	输液泵	≥床位数 100％	≥床位数 200％	≥床位数 200％
2.16	注射泵	≥床位数 200％	≥床位数 300％	≥床位数 200％
2.17	输血泵	≥1 台	≥2 台	≥2 台
2.18	肠内营养输注泵	≥床位数 50％	≥床位数 50％	≥床位数 50％
2.19	防下肢静脉血栓发生器械	若干	若干	若干

序号	设备	县级	市级	省级
2.20	心肺复苏抢救装备车（含急救器械）	≥1台	≥2台	≥2台
2.21	电子升温设备	≥1台	≥1台	≥2台
2.22	输液加温设备	≥1台	≥1台	≥2台
2.23	空气消毒净化设备	≥1台	≥1台	≥2台
2.24	血糖仪	≥1台	≥1台	≥1台
2.25	床旁彩超	≥1台	≥1台	≥1台
2.26	血液净化仪	不要求	≥1台	≥2台
2.27	床旁 X 光机	≥1台	≥1台	若干

四、展望

（一）专科化发展

随着医学的发展，人们对疾病的预防、诊断和治疗更加准确，医院性质将以专科医院为主。美国专家认为，未来 ICU 床位数会越来越多。中国专家认为，未来综合性三甲医院或大型教学医院的 ICU 床位数将在 200 张以上，甚至更多。因此，建立高度专科化的 ICU 是现代重症医学发展的必然趋势，它能够让专业人员和资源更集中地为国家和人民提供更多更精准的服务。目前，我国已有内科 ICU、外科 ICU、急诊 ICU、心脏 ICU、呼吸 ICU、器官移植 ICU、神经 ICU 及传染病 ICU 等亚专科 ICU。而危重症孕产 ICU 将会成为妇幼领域的一颗新星。规范专科的发展，需要不断探索，更需要整个医学领域的支持。

（二）监护技术

未来 ICU 的监护技术会以患者需求为基础，尽量减少患者创伤，使患者舒适，同时精准监护、动态监护。因此，可能会越来越多地采用无创、动态监护，可大大减少患者的恐惧。

（1）心血管监护方面，无创床旁超声、床旁微循环监测等作为血流动力学的监测手段，可提前评估患者脏器的容量及灌注情况，避免重要脏器的损伤。

（2）呼吸监护方面，尝试采用无创手段监测患者氧分压、二氧化碳分压，如经皮监测、微血管监测、红外光谱监测等。床旁肺部超声可以有效反映患者肺部通气状态。专家估计，未来的呼吸机会以患者需求为基础，按照患者的血气分析结果及血流动力学参数采取目标导向自我适应的通气模式，同时注重镇静、镇痛，提高患者舒适度，可以保证患者保持清醒、有自主呼吸、愿意接受机械通气这一基本的通气原则。

（3）脑功能监护方面，向无创性、持续性、多模态的监测模式发展，在未来应用无创监测结合脑灌注压监测、脑血流监测、脑氧监测等多参数监测方法来评估脑组织的氧气供应及能量代谢。

（4）肾脏功能监护方面，持续性肾脏替代治疗仍然是急性肾损伤的主要干预手段，但应做到精准监护、动态监护。持续性肾脏替代治疗方案包括治疗剂量、开始及停止时机、抗凝方式选择、抗凝药物剂量等，应按患者个体化需要进行调整。

（三）人才培养

专业化培训是保证重症患者安全的基石。重症医学的专业化培训和认证都应该反复进行，不应该是一次培训、终身认证。作为一名合格的重症医学工作者，要有足够的知识储备，不仅要接受扎实的基础教育，还要接受良好的专科教育。同时，培训内容不应局限于专业医学知识和技术，还应包括与患者和家属的沟通技巧、与同事的合作沟通能力、相关的法律法规、伦理问题、组织和管理、信息技术、文献检索、正确处理纠纷等。培训形式应多种多样，除了传统课堂教学外，还包括学术会议、多个层面的讨论、短期的临床进修、电视网络课程自学等。此外，对于病情危重且复杂的重症患者，抢救、治疗、护理与康复工作，绝不是单个医护人员能完成的，需要一个团队，即重症医学团队。因此，应加强重症医学团队建设，培养团队协作、合作能力，共同制订医疗对策，使患者得到全方位的综合治疗。

（四）信息化技术

现代医学发展与计算机技术的进步有密切联系。目前，临床信息系统逐步广泛地在临床上使用，未来会更为普遍。功能完备的智能化临床信息系统是重症医学信息化的发展方向。它不仅可以记录和显示患者的生命体征、检验结果，还可以实现各监护仪器与设备间无障碍的数据采集、传输和交换，如监护仪数据、实验室检验数据、影像学资料等都会直接输入系统，使数据存取更方便，同时减少护士记录数据的时间；对数据进行智能化筛选和分析、智能化预警，并能自动链接相关治疗预案，为医护人员提供临床支持决策。此外，人工智能在临床上的应用会越来越普遍。物品运送、患者转运、康复运动、造影检查在未来可以由机器人去完成。近年来，国际上在数字化网络医疗服务系统基础上，对多中心重症监护领域网络平台开展了大量研究，并且远程监测和治疗技术已在临床应用中取得了较好的效果。随着远程医疗、远程 ICU 的出现，未来远程监测和会诊系统的应用会越来越普遍。通过远程科技的视像系统，ICU 中心的重症医学专家及护理专家会跟小型医院 ICU 的医生及护士进行查房、会诊及病例讨论，这能够降低重症患者病死率，减少呼吸机的应用，使小型医院 ICU 内的患者得到最佳的治疗及护理。另外，还可利用远程 ICU 进行重症患者远程家庭随访，让重症患者在家即可得到治疗和护理的指导。

综上所述，ICU 虽然是个年轻的专科，发展历史短，但经过重症医学工作者的艰辛努力，它将为患者开创生命的春天。而阳光 ICU 的理念将使患者获得心灵放松、心情愉悦、结局阳光的温情陪伴，请相信阳光 ICU 的未来，让我们一起携手，迎接更加美好的明天。

（张文凯）

第三节　绿色产科阳光 ICU 的远景规划

仅有温度的 ICU 无法救治危重孕产妇。ICU 的特点是患者病情危重，医疗设备高端，医护人员专业性强，处理急危重症的能力强，它整合了妇科、产科、内科、外科、麻醉科等多个专业科室的高端技术。母婴安全，不是一句口号。"打铁还需自身硬"，我们不仅要打造一支"特别能战斗"的团队，还要发挥在湖北省妇幼健康联盟中的领头作用，帮助所有助产机构掌握危重孕产妇的及时识别、快速处置与及时转诊。

一、重症产科知识体系的建设

我们需要建设重症产科知识体系，将零碎的知识点通过临床查房、小讲课、线上教育、线下培训等形式形成知识体系，教学相长，学以致用，保证母婴安全。

每天的查房从对产科具体患者的临床分析开始，由此剖析基本理论，最后是对国际国内最新进展的讨论。

每周定期的小讲课针对工作中的实际情况开展，包括提出问题、收集资料、讲演阐述、讨论，学术思想的升华往往来自激烈的辩论。

建立重症产科在线医学教育考试平台，让广大助产机构的医护人员可以利用碎片化时间完成在线学习，累计时间通过学分考核，如月度考核、季度考核、年终考核，从中选拔优秀的医护人员并邀请他们到湖北省妇幼保健院进行长短期进修、参观考察等线下学习，使其业务能力和管理能力得到提高，逐渐成为当地重症产科的骨干和负责人。针对线上错误率较高和不容易理解的知识，及时举行相关的线上研讨会和两院区间疑难危重病例多学科讨论交流，对临床上的问题保持探索精神，激活思维，促进科室和联盟医院的学科发展。

线下培训内容通过入科前摸底考试、个人计划学习清单及重症产科教学大纲、常见病例和疑难危重病例讨论、多学科会诊讨论等方式细化，明确授课老师和培训计划时间表，出科后通过操作考试、理论考试和桌面推演考试检验线下培训的效果，改进授课方法。希望重症产科可以成为全国重症医学年会的一个重要板块，得到更多医护人员的关注。

二、重症产科继续教育培训

每年举办湖北省急危重症产科继续教育培训项目，每期一个主题（第一期为呼吸功能、第二期为循环功能、第三期为肝肾功能和风湿免疫系统、第四期为中枢功能和凝血功能等），每期由不同医院的专家讲授，个别专题采用互动讨论或正反两方辩论形式。倡导启发创新思维的启蒙教育，使医护人员对重症产科产生兴趣和好奇心，对疾病的发展转归知其然，知其所以然。避免形式主义和灌输式教学，否则一场培训的内容多而不精。

每年开展不同形式的重症产科超声培训班（科内、院内、院外），让助产机构的妇产科医生、麻醉科医生掌握基本的重症超声理念和实践，和全国急危重症超声同仁一起学习进步。

三、启动孕期高危孕妇 MDT 门诊

在目前 ICU 高危孕产妇咨询门诊的基础上，组织产科、妇科、新生儿科、成人内科、成人外科、麻醉科、医学影像科、超声诊断科等孕妇病情需要的各临床科室和医技科室专家，成立孕期高危孕妇 MDT 门诊，一站式为高危孕妇提供生育服务咨询和备孕指导、评估妊娠高危因素、识别高危孕妇、实行高危孕妇专案管理、监测与治疗妊娠合并症和并发症、提供围生期多学科综合医疗等。

四、提升助产机构早期识别与转运危重孕产妇的能力

通过目前湖北省妇幼保健院信息系统收治危重孕产妇的临床资料和结局数据，结合国家发布的预警诊断，筛选出不良结局的早期识别因素，制订评分量表，共享数据，供基层妇幼保健院入院筛查使用，早期识别产科危重症。

培训和指导各地区基层助产机构，使其拥有一批产科应急团队，熟练掌握危重孕产妇急诊处理；建成分级负责、上下联动、应对有序、运转高效的危重孕产妇转诊体系和危重孕产妇转诊中心。

五、承担院前120急救，创建孕产妇急救与陆空转运中心

按照分级诊疗原则，医院可派出救护车执行危重孕产妇的救治与转运任务。转诊范围从武汉市辖区到武汉市周边"1＋8"城市圈，最后逐步扩大到湖北省全境及周边，特殊情况下申请航空救援任务。

通过评估讨论湖北省妇幼保健院救护车、当地 120 对孕产妇转运的必要性、及时性及初步处理，进一步完善基层妇幼保健院培训体系。优化院前转诊流程，对患者来源和经急诊绿色通道住院关键时间节点进行分析，优化院内绿色通道、院内急会诊、急诊抢救期间多学科讨论流程。

目前依托湖北省妇幼健康联盟，湖北省妇幼保健院成人 ICU 与产科联合成立急危重孕产妇救治与转诊联盟，学科共建，定期讨论转诊病例，降低转运风险，提高救治成功率。

最后，希望更多人关注重症产科，加入我们的团队，不断探索适合当地孕产妇救治的急诊与 ICU 模式，一起为母婴安全的明天贡献自己的力量。

祝愿阳光 ICU 的光芒洒向华夏大地。

（甘　泉）

第二章　医疗沟通技巧与实战

第一节　医患沟通

医患沟通是整个医疗过程中的一个重要环节，加强医患沟通可以增加患者对院方的信任，增进医生与患者之间的信息交流和相互理解，增强患者战胜疾病的信心，取得患者积极的密切配合，使很多医疗纠纷得以化解或将医疗纠纷消灭在萌芽状态。

一、医患关系的重要性

良好的医患关系是成功治疗的第一步。诊断、治疗以及判断疾病的预后，是医生每天的临床工作。医生的一言一行无不影响患者，医生看病时，患者也在看医生，通过观察判断这个医生是否值得信任。只有取得了患者的信任与配合，使患者相信医生将全心全意地为他治病，患者的依从性才会高，才有可能取得最佳的治疗效果。因此，良好的医患关系是取得最佳临床诊疗质量的保证。

二、良好的医患关系依赖于良好的医患沟通

医患沟通是双向性的，互动、互补和互谅是良好的医患沟通的前提条件。有了良好的医患沟通才会建立良好的医患关系。但是很多医院的医患沟通做得并不尽如人意，调查发现，因医疗事故而导致的医患纠纷不到5％，而70％的医患纠纷缘于医患沟通不畅。

非常重要的一点就是"忽视医患之间的沟通"，临床医生往往忙于医疗工作，忽视患者的心理需求和情感需求，不能耐心地接待患者和家属，不和患者协商检查治疗方案，未告之治疗的目的、意义和可能的医疗风险等。而患者被动接受治疗，一旦发生并发症，即使是目前临床上不可避免的合理并发症，患者也常常不能理解而与院方无休止争论。患者的体验感无时无刻不影响着患者的行为及情绪，好的体验感促进医患关系和谐，坏的体验感则会使医患关系恶化。可见，医患之间的及时沟通及信任是双方关系良好的关键因素，如果患者对医生缺乏信任，无法建立信心，不能积极配合治疗，必然难以获得良好的疗效。

阳光ICU医患沟通的三大要素：①有一个明确的目标；②告知病情并达成共识；③随时进行信息、想法及情感的交流，人文关怀放在第一位。

三、医患沟通原则

沟通是简单的对话吗？不是。

沟通是在一定的时间和场合，一个人把他的想法告诉对方的过程，这是一个有目的、有意识的过程。沟通讲究技巧、水平和能力。沟通的境界可以分为三个层次，分别是沟而不通、沟而能通、不沟而通，后者自然是沟通的最高境界了。

(一) 换位原则

医生与患者及其家属沟通时，应该尽量站在患者的立场上考虑问题。想患者之所想，急患者之所急。应该避免把仅自己认为重要的或有必要的信息传达给患者及其家属。在进行沟通之前，不妨先站在患者的立场上考虑。

(二) 真诚原则

医生与患者及其家属沟通时的一个重要因素是医生在沟通时所展现的态度。医生的谈吐、口才等固然关系着医生的理念是否能充分表达，然而医生所展现出来的态度（如是否真诚地关心患者），对于沟通的另一方更具有影响力。

(三) 详尽原则

医生与患者及其家属沟通时，要把医疗行为的效果、可能发生的并发症、医疗措施的局限性、疾病转归和可能出现的危险性等，详细地告诉患者及其家属。

(四) 主动原则

医生是医疗行为的主动实施者，是医患关系中的重要一方，积极的医疗行为会营造积极的医患关系，树立为患者服务的理念，摒弃"求我看病""医院不愁没患者"的不良心理，耐心沟通与交流，以取得患者及其家属的认同与信任，齐心协力向病情好转的方向前进。

四、医患沟通中的技巧

在对患者实施治疗的整个过程中，除技术水平外，医生与患者的沟通有着重要的作用。恰当的沟通，对患者有正面效应，而不恰当的沟通或不沟通，常会导致医疗纠纷。因此，医生应掌握沟通的技巧与能力，提高服务质量，尊重患者，关心患者，做好与患者的沟通工作。阳光 ICU 中与孕产妇及其家属沟通的技巧可以用 14 个字概括：先共情，后共事，掌握人性，解决问题。

(一) 以患者为中心

提高服务质量来改善医患关系。医生应带着深厚的感情，千方百计地为患者着想。医生要在工作中倾注感情，使患者感到温暖。

(二) 医生应具有责任心

人的健康是最宝贵的，医生为患者的健康而工作，所以责任重大。医生要全心全意为患者服务，工作必须认真细致，事前多加考虑，任何操作不论已经熟悉到什么程度，都要一丝不苟，不允许疏忽大意。

(三) 医生应具有同理心

患者所患的疾病需要医生诊治。患者常常充满忧虑，同时对医生满怀希望。患者寻求医生的帮助以减轻疾病的痛苦，因此医生绝对不能拒绝任何一位患者。讨厌患者的医生或许能诊断出疾病，但绝对不是一个受人爱戴的医生。医生的服务对象不仅是生物学上的患者，更是社会学上的患者。对患者只注意病，不了解人，很难在治疗工作中取得最好的效果。医生应时刻将患者放在首位。

（四）医生应具有法律意识

医生与患者进行职业性谈话时，对所解释的病情要负责任，医生一开口，就得准备被录音；写下的一切，都有可能成为物证，被送上法庭，医生应该有把握到那时也能无懈可击。

（五）尊重患者的知情权

在当前的信息时代，患者除了去找医生求诊外，还可以通过各种方式如上网了解所患疾病的诊治方法，患者会主动参与医生的临床决策。因此，知情同意适用于医生的每一项诊断和治疗措施。

五、阳光 ICU 的医患谈话技巧

（一）学会倾听

孕产妇的情绪因受到激素的影响而极其不稳定，因此需耐心、专心地倾听孕产妇的叙述，并有所反应，如变换表情和眼神，点头做"嗯、嗯"声，或面带微笑简单地插一句"我知道了""我明白了""我听清楚了"等。总之，医生不要干扰患者对身体症状和内心痛苦的诉说，尤其不可唐突地打断患者的话。

（二）学会接受

无论在何种情况下，医生对患者都不能有任何拒绝、厌恶、嫌弃和不耐烦的表现。也就是说，医生要努力营造一种氛围，使患者感到自在和安全，感到自己享有充分的发言权。

（三）善于共情，给予友爱

在患者倾诉后，医生首先能够站在患者的角度来体会患者的感情，同时理解患者的不适感受，切不可妄加否定。在医学发达的今日，仍有多种情况是医生不能做出令人满意的解释和说明的。医生在理解患者的病痛后利用自己的知识及经验给出建议及方案，为患者排忧解难。

（四）有效沟通

有效沟通十分必要，否则，就很难真正地解决患者的问题。

（五）善于提问

在沟通过程中要善于总结和有效提问，既要避免患者长篇大论的诉说，也要避免患者连珠炮式的提问。提问大体上有两种：封闭式和开放式。

（1）封闭式提问只允许患者回答"是"或"否"，或者在两三个答案中选一个。这样的提问容易使患者处于"受审"状态而感到不自在。

（2）开放式提问使患者有主动、自由表达自己的可能，这既体现了医生对患者独立自主精神的尊重，也为全面了解患者的思想情感提供了最大的可能性。这其中的度需要医生掌握方法后在提问过程中自行拿捏。

（六）语言沟通

语言作为人们表达思想、交流感情、传递信息的工具，在医患沟通中有着非常重要的作用。语言沟通时应注意避免不文明的生冷话、不着边际的外行话、不顾后果的刺激话、不负责任的议论话、不留余地的过头话和绝对话、该说不说的道歉话和解释话，从而减少说话不当造成的医疗隐患。与患者说话要注意以下几个方面。

（1）说话的态度要诚恳，彬彬有礼，落落大方。

（2）面对不同病情、不同层次的患者，具体情况具体对待。语言力求简洁准确，通俗易懂，吐字清楚。表情要得体，语调要平和，语速要适中，有节奏感，有逻辑性。

（3）事关诊断、治疗、手术、预后等医疗问题时，说话要留有余地，慎重再慎重，三思再三思。

（4）要讲究说话技巧，避免生硬。

（5）对醉酒、精神心理异常、烦躁不安的患者或不满意治疗效果的患者，说话要把握一个稳字。以稳克躁，以静制动。不说刺激话。

（6）对于医疗活动中的局限性、相对性和不可避免的瑕疵，要及时向患者解释说明，尤其患者本身是医务人员或其亲属中有医务人员的，更要注意与其沟通说明，取得其理解与支持，避免出现挑刺现象。

（7）对医疗活动中的不当或差错，要及时向患者道歉。

（8）对个别患者的过激、失态、非理性行为，言辞上不要针锋相对，不火上浇油。要冷静理智，既义正词严，又外柔内刚、外圆内方。

（9）尽可能向患者介绍所患疾病的知识，介绍自身的专业技术情况、医院的水平，让患者对自己的病情及诊疗、预后有一个了解，有恰当的心理准备和期望值。

（10）树立患者首先是人的理念，纠正见病不见人、重病轻人的观念。

（七）体态语言

（1）动作：如手势、体态、面部表情。手势、体态的动作方式、强度、频率在医患之间传递着信息。

（2）声音：如音质、音调、语速、流畅性、语音振幅、语气停顿等。这些内容常反映患者的情绪状态，如紧张、焦虑、抑郁、激动等。

（3）距离：如时间、空间距离、朝向等。医患交谈时间的长短、空间距离与朝向等对医患交谈的气氛均有影响。当你想让对方接受你的意见时，你所处的位置应高于对方；当你想和对方交流意见或想倾听对方的诉说时，你所处的位置应和对方平等（都坐着或都站着）；当你想触摸对方时，应侧身接近对方。

（4）目光：目光接触是体态语言中较为重要的一种。医患双方目光接触的频度、时间等常显示重要信息。如抑郁、悲伤的患者或孤独症患者，目光接触都异于常人。

还要注意目光接触的节奏。当你的眼睛盯着页面、地板或后墙时，你的嘴巴是不应该动的。当话语出口时，你的目光应该在对方身上。

（5）自信：在与患者及其家属沟通时需要传递"你就是专家"的信息，这是掌控谈话局面的重要环节。在未被问到时没有必要去讲一个知道得很少或根本不知道的话题。在这种情况下，要拒绝多讲，承认那不是你的专长。

"良言一句三冬暖，恶语伤人六月寒。"阳光 ICU 中处理医患关系的十二字方针：温暖、沟通、协助、尊重、治疗、宣教。医术是由两方面组成的，一方面是医学技术，另一方面就是医学艺术。医学艺术涵盖了沟通能力和人文素养等。患者若能感受到医生的尊重、温暖、倾听，就会得到精神上的支持和宽慰。医患之间讲究一个"信"字，这个"信"就是让患者相信医生说的话，发自内心地遵从医嘱。

（张文凯　甘　泉）

第二节　护患沟通

在临床护理工作中，护士作为代表医院跟患者沟通的主体，其与患者沟通的效果，会直接影响护理治疗的进行。通过护患间的有效沟通，护士不但可以取得患者的信任，从而获得患者全面的健康信息，并以此为依据，为患者制订个体化的护理计划，还能解决患者的健康问题，使患者尽早达到最佳状态。

一、护患沟通的意义

护患沟通不仅是护士与患者交流信息的过程，还是与患者建立联系的过程。在医疗这个特殊的行业，护士与患者的沟通，需要具备一些技巧，良好的沟通技巧是维系沟通的重要因素。因此必须对护士加强沟通技巧的培训，使护士具备灵活的技巧应用能力，提升护患沟通的质量，使护患之间互相支持与信任，为患者营造良好的就诊环境，使患者感受到护士的关心，这有利于患者的病情恢复。护患沟通在医疗过程中具有重要意义，良好的护患沟通有利于：①建立良好的护患关系；②实现护理目标；③提高患者的依从性；④满足基本治疗需要；⑤促进患者健康；⑥开展整体护理；⑦促进护理质量提升；⑧防范护理纠纷的发生；⑨创造良好的工作环境。

二、护患关系良性发展对护士的要求

护患关系是护士在特定的环境（工作场所）中，运用专业知识和技能，有目的、有计划地与患者进行沟通，这种关系不是两个人或两个方面的简单相遇，而是护患双方特定的相互作用、相互影响，护患双方会发生一定程度的改变。护士在为患者提供帮助时应注意以下几点。

（1）保持健康的生活方式。

（2）积极、阳光、向上的良好心理状态。

（3）擅长运用沟通技巧，全面了解患者需要。

（4）不断充实自己，提高护理水平。

（5）具有待人真诚的态度。

三、护患语言沟通

护患语言沟通包括书面语言沟通与口头语言沟通，是指在护理环境中，护士与患者及其家属之间以语言为中介沟通交流的行为。它以护理过程中护士的语言行为为主要研究对象。护患沟通可以直接、迅速、广泛地获取所需的信息，表达情感，增进了解，协调人际关系。在护患沟通中，护士应该根据患者所处的环境选择正确的沟通形式，从而达到有效的沟通。要注意的是，护士在收集患者健康史，介绍住院规章制度和环境，实施治疗、护理措施，对患者及其家属进行健康教育等过程中，必须使用通俗易懂、简单明了的语言与患者沟通，避免使用过于专业化的术语和医学常用缩略语。书面语言沟通与口头语言沟通的特点比较见表 2-2-1。

表 2-2-1　书面语言沟通与口头语言沟通的特点比较

类别	书面语言沟通	口头语言沟通
传播速度	慢，但可持久存在	迅速，消失快
反馈	有或无，反馈速度慢，内容可传阅	双向沟通，能及时获得反馈
特性	正式，白纸黑字，规范，更具有权威性	准确，形象，随意，经济
信息传送区域	广，可到自己不能去的某时某地	只在沟通发生地传播，能及时澄清疑惑
方便性	发文者和收文者在时间地点选择上都比较方便	不刻板，形象化
准确性	高，可不断修正，确保正确	低，较个性化
本身的含义	显示发文者对相关的工作计划很投入	可同时利用面部表情、声音、姿势、动作及周围的环境来表达

（一）护患书面语言沟通

书面语言又称文字语、笔语，将有声语言的"可听性"向"可视性"进行了延伸。书面语言不受时空限制，具有标准性及权威性，便于保存，便于查阅或核对，字形、字义结合，以读和写为传播方式，是人际沟通中的一个重要表现形式。护患书面语言沟通是在护理过程中所书写的文字，主要用于护患交流。

1. 护患书面语言沟通的种类

书面材料的形式是多种多样的，最为常见的是各类护理病历、交班报告、制度须知、科普材料及宣教图册等。

2. 护患书面语言沟通的原则

应遵循准确性、规范性、清晰性、简洁性、伦理性、实用性。

3. 护患书面语言沟通的技巧

护士在临床护理工作过程中，要掌握好护患书面语言沟通，必须做到"四勤"——勤于阅读、勤于积累、勤于思考、勤于写作。

（二）护患口头语言沟通

口头语言由音和义结合而成，是以说和听为传播方式的有声语言。护士在日常护理活动中，以口头语言与患者及其家属沟通较为广泛，而这种交流带有职业特点，它与日常生活中的口头交流不同，具有不随意性。不同患者和家属的身份背景迥异，有着不同的社会背景和文化背景，在社会地位、学历层次、人生阅历、人格特点等方面也各不相同，甚至有可能来自不同的国家。而护士每天要面对形形色色的患者，在很大程度上会遇到不同的沟通阻碍，这些都要求护士必须要有强大的内心和足够的耐心。所以护士在为患者提供各项健康服务的时候，应针对个体情况，因人而异地进行有效的交流，而熟练运用护患口头语言沟通的方法和技巧，才能有效沟通，达到事半功倍的效果。

1. 护患口头语言沟通的种类

（1）安慰性语言：护士在给予患者安慰的时候，要注意保持态度诚恳，设身处地的换位思考，并且做到恰如其分，不要使患者产生假心假意的感觉。

（2）鼓励性语言：护士可使用成功的案例和经验给予患者鼓励，增进护患关系的同时，使患者感受到对他的支持，也能够调动患者的积极性和增强其战胜疾病的信心。

（3）指导性语言：护士应运用专业知识为患者提供指导，并在操作过程中告知患者，严格遵照规定执行才能够保证治疗和护理的顺利进行，但切记要避免使用命令和居高临下的语气。

（4）解释性语言：当患者及其家属对疾病不了解而提出疑问并需要解答时，护士应根据患者的具体情况给予恰如其分的解释。

（5）劝说性语言：当护理工作中遇到患者不愿意配合的情况时，护士应积极说服患者，取得配合。

（6）疏导性语言：当患者的情绪和心理受到影响时，护士可使用诱导的方式，使患者倾诉内心想法，使患者感受到关怀，避免不良事件的发生。

2. 护患口头语言沟通的原则

护患口头语言沟通的原则包括尊重性、通俗性、科学性、委婉性、严肃性、真诚性及幽默性。

3. 护患口头语言沟通的技巧

美好的语言交流具有特殊的魅力，它可以使人听了之后心情愉悦，感到亲切温馨。一名合格的护士应掌握并合理运用语言的艺术，以热情的态度、真挚的关怀和温暖的话语来调动患者的积极性，使之配合治疗，促进疾病的好转和康复，以达到事半功倍的效果。切忌使用伤害性语言，如指责、压制、威胁、挖苦、谩骂、讽刺。在沟通过程中，需要注意运用以下技巧。

（1）全神贯注：关注患者的需求，不受外界环境干扰，避免有表现分心的小动作。

（2）反应：运用语言或非语言方式表示在倾听，可答复或复述对方陈述的关键内容，但不加以评论，以表示能理解对方的意思，可使患者重新评估自己的话，促进谈话的进行。

（3）倾听：倾听在口头语言沟通中占的比例很大，在倾听时应做到注意力集中、耐心，积极使用体态语言，保持目光的交流。一般情况下，不因患者的语言、语速等而分心，不宜随便打断他人的话，即使话题需要中断，也应注意方式，讲究技巧。不对患者做是非判断，注意领会患者的隐含深意，注意患者的非语言沟通。同时可鼓励患者将非语言信息用语言表达出来。

（4）核对：是指交谈者在倾听过程中，为了证明自己理解准确所采用的技巧。核对的方法有澄清问题、重复内容和总结归纳等。通过核对，患者可以知道护士正在认真倾听自己的讲述，并理解其内容。

（5）阐释：阐释是叙述并解释的意思。在护患口头语言沟通过程中，明白自己的观点是必要的。如护士在进行护理操作时，应不断向患者阐释该项护理的目的、注意事项，患者也可及时向护士反馈自己的感受。

（6）沉默：适当运用沉默的技巧，可使患者感到舒适。沉默是一种重要的沟通方式。沉默既可以表达接受、关注和同情，也可以委婉表达否认和拒绝，还可以给护患双方思考和调适的机会。在实际工作中正确选择沉默的时机、场景并合理运用是比较重要的。

（7）提问：提问是一种重要方式，可引导谈话进行，除了达到核对的目的外，还可使沟通向纵深发展。提问有开放式和封闭式两种方式，开放式提问允许患者做出广泛的、不受限制的回答；封闭式提问只要求患者做出肯定或否定的回答。

（8）申辩：在与患者及其家属进行沟通时，应避免与其争辩。可通过申辩的方法使他人了解自己的观点和态度。

（9）劝告：在必要时可给予指导性的劝告，但有可能会影响患者用自己的思维方式去思考问题，所以护士可以提供患者所需要的信息，让他们自己去选择。

（10）安慰：在护患口头语言沟通过程中，需要经常对患者运用安慰性的语言。明确患者的需求，对于不同的对象采用不同的安慰方法，给予患者鼓励和自信，让他们看到人生的希望。

四、护患非语言沟通

非语言沟通是指不以自然语言为载体，而以人的仪表、服饰、标签、动作、姿态等为沟通媒介进行信息传递、交流思想、表达感情，以达到某种目的的一种社会活动。在沟通过程中，非语言信息较语言信息占有更大的比重，恰当地运用非语言沟通对提高沟通的有效性具有重要的意义。

1. 护患非语言沟通的种类

常见的非语言沟通是多种多样的，在人与人进行交流的过程中，都会使用非语言来辅助有声语言传递信息。护患非语言沟通的常见种类如下。

（1）仪表着装：护士应根据医院的统一要求规范着装，保持工作服的清洁整齐，污染后及时更换，注意做好面部及头发的修饰，适当化淡妆。

（2）体态语言：体态语言不仅可以修饰我们的口头语言，还可以表达口头语言难以表达出来的情感。护士的体态语言，可以反映出职业修养，所以护士应该加强体态语言沟通技巧的培训，把良好的体态语言合理地运用到护理工作中。

①面部表情：护士的面部表情是护士的仪表、行为、举止的集中体现。护士在与患者进行沟通的过程中，要注意观察患者的面部表情变化，以间接获得信息。护士真诚的微笑不仅能够消除患者的陌生感，使患者感受到亲切、温暖，也可增加患者对护士的信任感。②目光：护士不仅要善于从患者传情达意的目光中判断其心态和问题，还要运用恰当的目光交流，给予患者关切、鼓励、信任，表示对其尊重、理解，愿意聆听。护患沟通交谈时，双方的目光以水平位置相同或相近为宜，不卑不亢，注意适度。在临床护理工作中，护士走进病房进行巡视，应将视线首先落在患者身上，并环顾每一位患者，使患者感受到被尊重、被重视；在进行治疗操作时，要专注于自己的操作部位，使患者产生信任感；出病房前，以亲切的目光巡视每一位患者，使患者觉得你把心留在了病房。若想建立良好的人际关系，在整个沟通过程中，与对方的目光接触应达到 30%～60%。③手势：在护理工作中，应恰当地使用手势，动作过多或过大则会给人一种轻浮的感觉。例如在患者入院时，护士应使用口头语言加指示手势向其介绍病区内相关区域等；当患者或家属在病区内大声喧哗时，护士在凝视的同时使用示指压唇的手势，比直接用口头语言批评制止更为有效；在进行治疗操作时，护士的手要敏捷且温柔，如果动作笨重，且操作时毛手毛脚，就会给患者一种不负责和技术不精的感觉；护士在观察发热患者病情变化时，可以用手触摸患者的额头，更加能够体现出护士对患者的关心。④触摸：触摸是非语言沟通的一种特殊形式，也是一种无声的安慰，可使不安的患者平静，脆弱的患者坚强。当患者产生焦虑、恐惧的情绪时，护士可以轻拍其肩背，使患者感受到无言的关心和理解。触摸还可以用于护理评估，例如在进行静脉穿刺时，触摸患者的手背，可以了解其静脉的弹性和定位，提高穿刺成功率；触摸患者的腹部，可了解其腹痛的范围及性质等。但触摸必须谨慎、有度，要考虑患者的性别、年龄、社会文化背景、触摸的形式等。如触摸不当，可能产生消极和负面的作用。

2. 护患非语言沟通的原则

护患非语言沟通是特定的相互交流形式，广泛运用于护理工作中，在大多数情况下，这种行为是一种无意识的表现。在使用过程中，护士应当遵循尊重患者、适度得体、敏捷稳重、因人而异、注重反馈的原则。

3. 护患非语言沟通的技巧

护士良好的行为举止可以使患者产生尊敬感、信任感并增强战胜疾病的信心，这正是现代医学模式要求的。护士在与患者沟通时，做到面带微笑，态度诚恳，并通过不断的学习，了解非语言沟通的知识与技巧，恰到好处地应用非语言沟通，避免给患者造成不必要的误解和身心伤害，让患者有亲切感和安全感，使其更好地配合医疗操作、护理操作，早日康复。

五、与特殊患者的沟通

1. 愤怒的患者

患者一般是在知道了自己患有某种难以治疗的疾病后，以愤怒的方式发泄自己害怕、悲哀、焦虑等情绪，护士在这种情况下，应将其看作一种健康应激反应。护士要耐心倾听患者的诉说，尽量为患者提供宣泄情绪和表达焦虑或不满的机会，同时充分运用沟通的技巧来了解患者的真实感受及愤怒的原因，缓解其心理压力，解决实际问题，使其身心尽快恢复平静，再表示接受和理解，尽可能及时满足患者的需要，使其恢复正常的情绪状态。

2. 抑郁的患者

抑郁的患者往往说话比较迟缓，不积极主动，反应简单，注意力不集中，有悲观情绪，或者显得很疲乏，护士与其沟通起来较为困难。护士在与抑郁的患者沟通时，应尽量提一些较为简短的问题，并以亲切和蔼的语气和态度及时地对患者的需要做出反应，以实际行动使患者感受到护士的关心、重视和照顾。

3. 感官有缺陷的患者

在与这一类患者沟通时，护士不要使用患者不能感知的沟通方式。当护士走进或离开丧失听力或视力的患者病房时，要及时地告诉患者。例如对听力障碍的患者，可以应用非语言沟通的技巧如面部表情、手势、书面语言、图片等与患者沟通；对视力障碍的患者，可以用触摸的方式让患者感受到护士的关心，在进行治疗操作之前，应充分沟通，简述操作步骤，告知患者如何做好配合工作，并对发出的声响做出及时的解释。

4. 哭泣的患者

患者遭受不能承受的打击时，往往表现为失落、沮丧、悲哀，甚至号啕大哭等，此时护士不应要求患者立即停止哭泣，而应鼓励患者表达自己的感受，及时说出哭泣的原因，运用倾听、沉默等技巧，理解、支持和关心患者，多陪伴患者，帮助患者，使其自觉主动地接受治疗。

5. 冷漠的患者

排除了患者感官有缺陷（如视力障碍、听力障碍）后，一般有以下几种情况。

（1）患者对治疗或护理有意见，表面未说，但实际上心里有想法。此时，护士应当进行自我反省，发现根本问题所在，并主动关心及帮助患者，充分体现出护士对患者的关心、爱心和责任心，消除患者心中的不良想法，增进护患关系，使其积极地配合治疗。

（2）患者注意力不集中，忙于做其他事情而忽略了护士的存在。此时，护士应当积极帮助患者解决他现有的问题或困难。如果是需要患者自行解决的问题，就不应打断他，并告诉患者，稍后再与其沟通。

6. 要求较高的患者

要求较高的患者，一般会认为他人不重视其所患的疾病，长期住院的患者更是如此，并且容易抱怨周围的一切，以提高要求的方法来唤起他人的重视。护士应该充分理解患者的行为，多与其沟通，允许其抱怨，有时可用非语言沟通的技巧让患者感受到护士的关心及重视，并仔细观察患者的表现，对患者的合理要求及时做出回应。对一些不合理要求，如果没有特殊的原因，护士在对患者表示理解的同时，要对患者的不合理要求进行一定的限制。

7. 不合作的患者

此类患者的主要表现为不遵守医院及科室的各项规章制度，不愿与医护人员配合，不服从治疗等。由于患者的不配合，护患之间可能会产生矛盾，如果沟通处理不及时，甚至会引起不必要的纠纷。对于此类患者，护士应主动与其沟通，或者与家属沟通，了解患者不合作的根本原因，从根源上解决问题，使患者更好地面对现实，积极地配合治疗。

8. 危重患者

与危重患者沟通时，护士应以不加重患者的负担为前提，交谈时间尽量缩短，尽量运用非语言方式与之沟通。对有意识障碍的患者，护士可以多次重复一句话，以同样的语调反复与患者交谈，观察患者的反应。对昏迷的患者，护士则可以根据具体情况适当增加刺激以观察患者能否做出反应。

（肖　蓉）

第三节　医护沟通

虽然医疗和护理是两个不同的学科，有着各自独立的体系，但在临床医疗过程中两者是密不可分的。在治疗疾病的过程中二者发挥同等重要的作用，缺一不可。只有医生和护士协同工作，才能满足患者各方面的要求，提高医疗效果，解除患者疾苦，使患者早日康复。

在医护人员的交往和沟通中，医护沟通的作用和地位十分显著，理想的医护关系模式应是：交流-协作-互补型。即①有关患者的信息应及时相互交流；②医护双方对工作采取配合、支持、协作态度，尤其在患者病情突变或需急救时，能应急处理，注意满足彼此的角色期待；③切实按尊重、信任、协作、谅解、制约、监督的原则处事。

一、医护沟通的重要性与必要性

在当前复杂的医疗环境下，有效的沟通是医院安全管理的基础，医护人员与患者及其家属之间的不良沟通是发生医疗不良事件的主要原因。

（一）共同的工作目标需要医护沟通

医生和护士从事救死扶伤、保护人体健康的特殊工作。虽然医生与护士各自发挥自己的专业职能，不能相互替代，但是医护的服务对象相同，工作目标一致，都是为了使患者获得最佳医疗效果，医护有必要交流意见、反馈有关信息并密切配合与协调。医生、护士在同一个病室工作，朝夕相处，医护沟通有着十分便利的条件。

（二）整体护理需要医护沟通

整体护理的核心是以患者为中心，目的是使患者达到完整意义上的健康状态。但整体护理不仅仅是护理的事，还需要医院各部门中各级各类人员的理解和支持，医生应该首先做到这一点。医生应该增强现代医学观念，学习整体护理知识，了解整体护理运作，支持整体护理实施，配合整体护理行动，让自己的言行举止与整体护理氛围和谐一致，并且要主动与护士互通信息，交换意见，默契配合。整体护理需要医护沟通，反过来，医护沟通也有助于整体护理的深入和完善。在开展整体护理的情况下，护士加强了与患者的沟通，密切了护患关系，及时了解患者的病情变化及心理、生理状态，获得更科学、更全面的信息。这些信息不仅对改进护理工作有作用，而且还有助于医生明确疾病诊断、调整治疗方案与确保医疗安全。

二、影响医护人员沟通的因素

（一）人类记忆力的有限性

心理学家对人类记忆力的研究发现，人们只能比较清晰地回忆起约 7 个片段的信息。当工作环境复杂、压力大、疲劳的时候，记忆力将会变差；当需要同时处理的问题超过 3 个时，工作的精确性会明显降低。而医护人员要面对各种不同的患者，处理各种不同来源的信息，特别是在患者病情变化大、人员流动性大的监护室、急诊室、手术室等重点部门，记忆力的有限性会直接降低沟通的有效性。

（二）噪声繁多的复杂医疗环境

医院的繁多噪声增加了医护人员的压力，影响医护人员对信息的获取，从而导致错误的发生。研究发现，噪声增加时，医护人员的压力会相应增加，易导致抑郁和易怒，从而难以集中注意力。医院环境中的有些噪声是不可避免的，例如人群交流、仪器运行、报警设施等，而这些都有可能影响信息的有效传递。

（三）护士和医生不同的专业教育背景

在不同的专业教育背景下，护士倾向于简单描述看到的问题，而医生倾向于精简和提炼信息，做出决策，往往会对护士的描述不耐烦。护士在和医生沟通时，有时会表现出迟疑和害怕，有时会延迟重要信息的传递，耽误患者的治疗。有些没有经验的护士，在沟通时无法提供全面的信息，或对医生提出的问题无法做出及时的回答。这些都严重影响了医护人员的有效沟通。

（四）其他因素

另外，还有很多其他因素会导致沟通不良，如护士个人因素，包括提供的无关信息过多、重要信息遗漏、同事关系不佳、语言沟通问题、理解能力不足等；组织环境因素，包括医疗机构的等级管理问题、缺乏沟通标准、沟通被打断、需要提供的信息多等。

三、现行医护关系存在的问题

(一) 医护制度不健全

部分医院缺乏规范系统的医护制度，致使医生和护士没有可以遵循的制度，难以规范和约束自己。在涉及医生和护士切身利益时，应按照规章制度公平、公正地处理问题，发挥医生和护士的长处，激励医生和护士的信心和干劲。如果产生纠纷和冲突，院方要认真分析原因，根据医院的规章制度科学合理地处理问题，做到按规章制度办事。

(二) 医护角色差异

医疗和护理是医学上两个不同的专业。医生和护士在医院工作中均有自己独特的角色功能，并在自己的角色范围内工作。医生和护士都属于医疗工作者，在地位上、工作重要性上是平等的，他们之间应相互尊重、相互理解，建立一种和谐的医护关系。在传统观念中，护士是医疗工作中的配角，是被动的执行者，"重医轻护"现象存在。部分医生和护士对对方的地位互不认同、互不满意、互相抵触。部分医生认为治病救人主要依靠医生而不是护士，认为医生都有学士、硕士、博士学历，而护士只有专科或本科学历，护士只是为医生服务的，处于从属地位，可有可无，忽视了护士的重要性，从而医护关系紧张。

(三) 医护沟通不畅

在医院里，护士就是医生和患者之间的桥梁和纽带。良好的医护互动是保证医疗过程完整性的基本条件，医护之间要不断传递和及时反馈治疗信息，保证医疗质量。当前，医护双方在医疗活动中都承受着精神压力，这不利于良好医护关系的形成。在临床工作中，如果出现医疗事故，彼此都强调对方的错误，互相推诿，谁也不想承担责任，就会给患者带来不必要的痛苦，给医院造成不必要的麻烦。出现这种状况的原因主要是医生和护士沟通不畅，协调程度不够，双方之间互不支持、互不理解、互不尊重，医护之间产生不信任感，最终影响了医护关系的和谐。

四、建立良好医护关系的方法

(一) 医护观念的转变

科主任作为科室主要领导，在医院建设和管理上发挥着关键作用，同样在开展整体护理的工作中也起着重要作用。许多医院整体护理模式病房取得的经验表明，领导重视和大力支持是重要的保障。护理部应首先与科主任取得联系，将工作计划、实施方案等向科主任介绍，争取获得科主任的支持，使科主任把这项工作当作科内一件大事来抓，并要求医生积极配合与支持，让医生了解新的护理模式及护理内容。这样医生与护士才能在思想上达成共识，才能自觉沟通、交流与配合。

(二) 明确医护职责，良好沟通合作

目前，医院内部医护人员的管理模式是把医护人员整合在一个团队内进行管理，

而在患者的治疗过程中，医护人员各自的职责分工还是明确的，护士不能擅自做主，对患者进行诊治，医生也不能主动改变护理规则。医生和护士既独立又联系，既分工又协作，既相互补充，又各自独立。

（1）医生的主要职责是对患者的病情做出明确的临床诊断和制订出可行的治疗方案。

（2）护士要认真地执行医嘱，协助医生治疗和人性化护理患者。在护理工作中，主动观察病情变化，实施对患者身心全面的整体护理。

（3）对医嘱要采取审慎的态度予以执行，若有疑问要及时沟通，不断修改、补充和完善医疗护理过程。

（4）医护人员在制订医疗和护理方案时要从患者的角度出发，既要考虑疾病的救治，又要考虑患者的经济状况，积极为对方排忧解难，共同制订出科学合理的医疗和护理方案。

（5）医护沟通与交流除小范围进行外，还可在更大范围的正式场合进行；除自发进行外，还可用制度加以保证，如晨会、整体护理查房、护理组长或护士随医生及科主任查房等。查房时，不仅主管医生要报告病情，护理组长或责任护士也要报告病情，并记录。

（6）医护人员要始终把患者的利益放在首位，在合作中步调一致，做到相互了解、适应和补充，密切合作，以形成融洽的医护关系。

（三）提高医护自身素质

医护人员的自身素质不仅关系到医疗效果，还关系到医疗纠纷及医德、医风建设情况。为此，医护人员要非常重视自身素质的提高，为建立和谐的医护关系打下良好的基础。

（1）医护人员在临床工作中要克服急躁情绪，努力矫正个性弱点，疏导不良情绪，以免延误对患者的治疗。

（2）作为护士，在对本专业知识，如心理学、社会学、伦理学、各项护理理论和技术等学习及提高的同时，要向医生虚心求教，从更深的理论角度把握疾病的诊疗过程，使医疗与护理互相渗透、互相启迪，提出新的疾病诊治护理理论，推动医学的不断发展。

（四）医护人员在人格上要相互尊重

医生和护士都是医疗的主体，只有分工不同，没有高低贵贱之分。医护人员之间的工作关系最为密切，接触最多，因此，在沟通中，要互相尊重，互相支持，以诚相待。护士在与医生的接触中，应使用礼貌客气的语言、诚恳的语气和适当的语调，配合端庄的表情、文雅大方的举止，只有这样，才能得到对方的尊重和配合，共同为患者做好治疗和护理，切忌粗俗、轻浮的举止和言行，以免有损护士的形象和职业尊严。同时，医生应多给护士以支持，在患者面前注意树立护士的威信；在业务上，医生应给护士以指导，主动热情地给护士传授疾病诊断依据、治疗原则及药物毒副作用等方面的知识，帮助护士提高业务素质。

（五）加强医护管理

医护关系的和谐也需要医院在规章制度及政策上给予一定的保证。把医护工作放在同等重要的位置，在医院内部的分配制度上应以人为本，制订合理的医护制度、奖金分配制度，通过不同的途径体现医护的价值。

医疗和护理是临床医疗工作的两个主要组成部分。医护人员的沟通有赖于双方的知识水平、道德意识和相互的理解与支持，在处理具体的医护关系时只有遵循互相配合、互相尊重、平等合作的原则，才能建立互相协作、互相信任的新型、和谐的医护关系。一个团结友爱的医疗护理集体，能有效地提高医疗护理质量，实践医院服务社会的神圣使命。

（甘 泉）

第三章　育龄女性生育期营养

健康的身体状况、合理膳食、均衡营养是孕育新生命必需的物质基础。育龄女性肩负着妊娠、分娩及哺育下一代的重要使命，育龄女性备孕期、孕期及哺乳期的营养状况对新生命的孕育至关重要。

第一节　备孕期女性营养指导

备孕是指育龄女性对计划怀孕及优孕进行必要的前期准备，是优孕与优生优育的重要前提。备孕期女性的营养状况直接关系着孕育和哺育新生命的质量，并对女性及其下一代的健康产生长期影响。为保证成功妊娠、提高生育质量、预防不良妊娠结局，夫妻双方都应做好充分的孕前准备。

备孕期女性应接受健康体检及膳食和生活方式指导，使健康状况与营养状况尽可能达到最佳后再怀孕。为避免相关炎症及营养素缺乏对受孕和妊娠结局的不良影响，健康体检时要特别关注感染性疾病以及血红蛋白、血浆叶酸、尿碘等反映营养状况的相关检测。

备孕期女性在一般人群基础上需特别注意以下 3 条内容：①调整孕前体重至适宜水平；②常吃含铁丰富的食物，选用碘盐，孕前 3 个月开始补充叶酸；③禁烟酒，保持健康生活方式。

一、调整孕前体重至适宜水平

孕前体重与新生儿出生体重、婴儿死亡率以及孕期并发症等有密切关系。低体重或肥胖的育龄女性是发生不良妊娠结局的高危人群，备孕期女性宜通过平衡膳食和适量运动来调整体重，尽量使体重指数（body mass index，BMI）达到 $18.5 \sim 23.9 \text{kg/m}^2$ 的理想范围，以最佳的生理状态孕育新生命。

（一）备孕期女性应调整体重至适宜水平

（1）低体重（$\text{BMI} < 18.5 \text{kg/m}^2$）者可通过适当增加食物量和规律运动来增加体重，每天可有 $1 \sim 2$ 次的加餐，如每天增加牛奶 200 ml 或粮谷/畜肉类 50 g 或蛋类/鱼类 75 g。

（2）肥胖（$\text{BMI} \geqslant 28.0 \text{kg/m}^2$）者应改变不良饮食习惯，减慢进食速度，避免过量进食，减少高热量、高脂肪、高糖食物的摄入，多选择低升糖指数（glycemic index，GI）、富含膳食纤维、营养素丰富的食物。同时，应增加运动，推荐每天进行 $30 \sim 90$ min 中等强度的运动。

（二）孕前不适宜体重可增加发生不良妊娠结局的风险

（1）孕前低体重会增加新生儿低出生体重或早产儿的发生风险，而胎儿生长受限又与成年期的心血管疾病、糖尿病等慢性病有关。

（2）孕前肥胖会使妊娠期高血压、妊娠期糖尿病、巨大儿、剖宫产的风险增加，而且危险度随着肥胖程度增加而增加。孕前患糖尿病和肥胖不仅增加胎儿先天畸形的发生风险，还与子代成年后肥胖及代谢综合征的发生相关。

由于孕前不适宜体重与不良妊娠结局有密切关系，因而低体重或肥胖的备孕期女性需调整体重至适宜水平，避免体重过低或过高对妊娠结局造成的不良影响。

二、注意饮食调理

（一）多吃含铁丰富的食物，增加身体铁储备

育龄女性是铁缺乏和缺铁性贫血患病率较高的人群。孕前如果缺铁，可导致早产、胎儿生长受限、新生儿低出生体重以及妊娠期缺铁性贫血。因此，备孕期女性应经常摄入含铁丰富、利用率高的动物性食物，铁缺乏和缺铁性贫血者应纠正后再怀孕。

1. 饮食指导

备孕期铁的推荐摄入量为 20 mg/d。动物血、肝脏及红肉中铁含量及铁的利用率均较高，每餐应进食畜肉 50～100 g，每周进食 1 次动物血或畜禽肝脏 25～50 g。在摄入富含铁的畜肉、动物血或畜禽肝脏的同时摄入含维生素 C 较多的蔬菜和水果，可提高膳食铁的利用率。

2. 科学依据

（1）正常成年女性体内储存铁量为 0.3～1.0 g，但育龄女性因生育和月经失血，体内铁储备往往不足。

（2）孕前和孕早期缺铁或贫血，可影响妊娠结局和母子双方的健康，导致流产、胎儿生长受限以及新生儿低出生体重，还易发生妊娠期缺铁性贫血。

（3）孕期贫血导致胎儿肝脏储存的铁量不足，不仅影响早期血红蛋白合成，引起贫血，而且影响血红素的合成及脑内多巴胺 D2 受体的产生，对智力和行为发育产生不可逆的影响。

（4）由于孕期对铁的需要量显著增加，而良好的铁营养状况是成功妊娠的必要条件，故从计划怀孕开始，育龄女性应尽可能多摄入含铁丰富的动物性食物，为妊娠储备足够的铁。

（二）选用碘盐，多吃含碘丰富的食物

碘是合成甲状腺激素不可缺少的微量元素，为避免孕期碘缺乏对胎儿智力和体格发育产生的不良影响，备孕期女性除选用碘盐外，还应每周摄入 1 次富含碘的海产品。备孕期女性碘的推荐摄入量为 120 μg/d。

1. 饮食指导

（1）由于食物中普遍缺乏碘，因而选用碘盐可确保有规律的碘摄入。我国现行食

盐碘含量为 25 mg/kg，碘的烹调损失率为 20%，按每天食盐摄入量 6 g 计算，可摄入碘 120 μg/d，达到推荐量。

（2）考虑到孕期对碘的需要量增加、碘缺乏对胎儿的严重危害及孕早期妊娠反应会影响对碘的摄入，建议备孕期女性除规律食用碘盐外，每周摄入 1 次富含碘的海产品，如海带、紫菜，以增加一定量的碘储备。

2. 科学依据

（1）碘营养状况与子代智力和体格发育有关。人体内的碘主要储存在甲状腺，为 8～15 mg，可维持机体 2～3 个月的需要。碘缺乏引起甲状腺激素合成减少，甲状腺功能减退，进而影响新陈代谢及蛋白质合成，并对胎儿智力发育造成不可逆的损伤。

（2）女性孕前和孕期碘摄入量低于 25 μg/d 时，新生儿可发生克汀病。孕期不及时补碘会增加胎儿神经系统发育迟缓的风险，碘缺乏患者在孕早期补碘对胎儿的益处明显大于孕晚期补碘。孕前和孕期良好的碘营养状况可预防碘缺乏对胎儿神经系统和体格发育的不良影响。

（三）孕前 3 个月开始补充叶酸

叶酸缺乏可影响胚胎细胞增殖、分化，增加神经管畸形及流产的风险。备孕期女性应从孕前 3 个月开始每天补充 400 μg 叶酸，并持续整个孕期。

1. 饮食指导

（1）天然食物中的叶酸是结构复杂的多谷氨酸叶酸，进入体内后必须分解出小分子的单谷氨酸叶酸，才能被小肠吸收，生物利用率约为 50%，而且对热、光和酸敏感，烹调损失率可达 50%～90%。

（2）人工合成的叶酸补充剂为叶酸单体，稳定性好，可被肠道直接吸收，空腹服用的生物利用率为 100%，与膳食混合后的生物利用率为 85%，是天然食物中叶酸的 1.7 倍。因此，备孕期女性应每天补充 400 μg 叶酸。

2. 科学依据

（1）叶酸是一碳单位的主要供体之一，在同型半胱氨酸代谢、DNA 合成、甲基化等方面发挥重要的作用，与正常发育、健康维持以及多种疾病的发生风险有关，是细胞增殖、组织生长与机体发育不可缺少的微量营养素。

（2）胚胎神经管分化发生在受精后 2～4 周，即 4～6 孕周，而女性意识到自己怀孕通常在第 5 孕周以后，此时再补充叶酸预防神经管畸形，无疑为时已晚。

（3）育龄女性每天补充 400 μg 叶酸 4 周后，体内叶酸缺乏的状态得到一定改善，持续补充 12～14 周后，血清叶酸或血浆叶酸浓度达到有效水平和稳定状态。因此，必须从孕前 3 个月开始每天补充 400 μg 叶酸，只有这样才能保证胚胎早期有较好的叶酸营养状态，满足其神经管分化对甲基的需要，降低子代神经管和多器官畸形发生的风险。曾有过神经管畸形儿生育史和怀疑有叶酸缺乏的女性，应在医生指导下补充更大剂量的叶酸。

（四）注意锌的补充

锌是 200 种金属酶的组成成分或辅酶，是调节 DNA 复制、翻译和转录的 DNA 聚合酶的必需组成成分，所以孕期缺锌会增加胎儿神经系统畸形、早产或流产的风险。

备孕期需注意锌的补充，富含锌的食物主要有牡蛎、动物肝脏、肉类、鱼类、蛋黄、奶类、虾皮、紫菜、芝麻、蘑菇等。锌的推荐摄入量是 9.5 mg/d，耐受摄入量是 40 mg/d。备孕期推荐摄入营养素见表 3-1-1。

表 3-1-1　备孕期推荐摄入营养素表

项目	摄入营养素			
	铁	碘	叶酸	锌
推荐剂量	20 mg/d	120 μg/d	400 μg/d	9.5 mg/d
注意事项	食补，可联合维生素 C	食补	推荐人工合成补充剂	食补

为满足相应营养素的摄入，备孕期推荐一日饮食见表 3-1-2。

表 3-1-2　备孕期推荐一日饮食表

食物种类	建议量
谷类/薯类①	250～300 g
蔬菜类②	300～500 g
水果类	200～350 g
鱼、禽、蛋、肉类（含动物内脏）	130～180 g
牛奶	300 ml
大豆类	15 g
坚果	10 g
油	25～30 g
食盐	＜6 g
叶酸	400 μg
水	1 700～1 900 ml

注：①谷物和杂豆不少于 1/3；②绿叶蔬菜和红黄色等有色蔬菜占 2/3 以上。

三、保持健康生活方式

良好的身体状况和营养贮备是成功孕育新生命最重要的条件。健康的生活方式、均衡的营养、有规律的运动和锻炼、充足的睡眠、愉悦的心情等，均有利于优孕和优生优育，夫妻双方应共同为受孕进行充分的营养、身体和心理准备，纠正可能存在的营养素缺乏和治疗相关疾病，保持良好的卫生习惯和健康的生活方式。

（一）禁烟酒，讲卫生，规律作息

1. 生活习惯指导

在孕前 6 个月夫妻双方均应停止吸烟、饮酒，并远离吸烟环境。还应注意保持良好的卫生习惯，避免感染、炎症及接触有毒有害物质。保持规律作息，避免熬夜和过度劳累，保证充足睡眠，保持愉悦心情，准备孕育新生命。

2. 科学依据

夫妻一方或双方经常饮酒、酗酒，可影响受孕和下一代的健康。

（1）酒精可导致内分泌紊乱，影响精子或卵子发育，造成精子或卵子畸形，受孕时形成异常受精卵。

（2）影响受精卵顺利着床和胚胎发育，受酒精损害的生殖细胞形成的胚胎往往发育不正常而导致流产。

（3）男性长期或大量饮酒，引起慢性或急性酒精中毒，使精子数量减少、活力降低，畸形精子、死亡精子的比例升高，进而影响受孕和胚胎发育。

（4）酒精可以通过胎盘进入胎儿血液，造成胎儿宫内发育不良、中枢神经系统发育异常、智力低下等。

烟草中的有害成分通过血液循环进入生殖系统，会直接或间接地产生毒性作用，孕前夫妻一方或双方经常吸烟可增加下一代发生畸形的风险。男性吸烟时间愈长，畸形精子愈多。停止吸烟 6 个月后，精子方可恢复正常。

因此，计划怀孕前 6 个月夫妻双方均应戒烟、禁酒。计划怀孕的女性还应远离吸烟环境。

（二）检查身体，纠正营养素缺乏，治疗疾病

计划怀孕前夫妻双方均应进行健康体检，及时发现可能存在的营养素缺乏或疾病，遵循平衡膳食原则，纠正营养素缺乏，积极治疗相关疾病，避免带病怀孕。

1. 健康生活方式有利于提高生育质量

（1）运动可以避免超重和肥胖，保持健康体重；增强心肺功能，改善血液循环与呼吸系统及消化系统的功能，提高抗病能力，增强机体的适应能力；调节情绪，改善生理和心理状态，有助于睡眠。

（2）少动久坐的生活方式可因能量消耗减少而使体内脂肪堆积，导致超重和肥胖，还可诱发颈椎病、腰椎病，也是心血管疾病、糖尿病等慢性病的危险因素。少动久坐的生活方式容易导致孕期增重过多，增加不良妊娠结局的风险。

（3）备孕期女性应坚持每天进行至少 30 min 中等强度的运动，改变少动久坐的不良生活方式，为受孕和妊娠的成功奠定基础。孕前接受健康生活方式指导和干预有助于获得良好妊娠结局，提高生育质量。

2. 孕前的疾病影响受孕和妊娠结局

如母亲患牙周炎是早产和新生儿低出生体重的独立危险因素，可能与牙菌斑中的致病厌氧菌及其代谢产生的细胞因子侵入胎盘有关。怀孕期间接受牙周炎治疗，改善牙周健康状况可降低早产和新生儿低出生体重的风险。备孕的育龄女性应坚持每天早晚2次有效刷牙和餐后漱口，及时清除牙菌斑，并应定期检查与治疗牙周炎，以预防早产和新生儿低出生体重的发生。

（周　冬）

第二节　孕期女性营养指导

孕期是生命早期1 000 d的起始阶段，营养对母子双方的近期和远期健康都将产生至关重要的影响。孕期女性的膳食应在非孕女性的基础上，根据胎儿生长发育速度及母体生理和代谢的变化进行适当的调整。孕期女性的膳食应是由多样化食物组成的均衡膳食。孕早期胎儿生长发育速度相对缓慢，所需营养与孕前无太大差别。孕中期开始，胎儿生长发育逐渐加速，母体生殖器官的发育也相应加快，对营养的需要增加，应合理增加食物的摄入量。

孕育生命是一个奇妙的历程，要以积极的心态适应孕期的变化，愉快享受这一过程。母乳喂养对孩子和母亲都是最好的选择，孕期应了解相关的知识，为产后尽早开奶和成功母乳喂养做好各项准备。

孕期女性膳食应特别注意以下5条内容：①补充叶酸，常吃含铁丰富的食物，选用碘盐；②孕吐严重者，可少量多餐，保证摄入含必要量碳水化合物的食物；③孕中晚期适量增加奶、鱼、禽、蛋、瘦肉的摄入；④适量活动，维持孕期适宜增重；⑤禁烟酒，愉快孕育新生命，积极准备母乳喂养。

一、注意饮食调理

（一）整个孕期应口服叶酸补充剂400 μg/d，每天摄入绿叶蔬菜

叶酸对预防神经管畸形和高同型半胱氨酸血症、促进红细胞成熟和血红蛋白合成极为重要。建议孕期叶酸的摄入量应达到每天600 μg，除常吃含叶酸丰富的食物外，还应补充叶酸400 μg/d，叶酸最高耐受量为1 000 μg/d。

1. 饮食指导

（1）富含叶酸的食物有动物肝脏、蛋类、豆类、酵母、绿叶蔬菜、水果及坚果类。但天然食物中存在的叶酸是四氢叶酸的各种衍生物，均为还原型，烹调加工或遇热易分解，生物利用率较低。

（2）合成的叶酸是氧化型单谷氨酸叶酸，稳定性好，生物利用率高。孕期除了常吃富含叶酸的食物外，还应补充叶酸400 μg/d，以满足需要。

（3）除补充叶酸400 μg/d外，每天仍需保证摄入400 g各种蔬菜，且其中1/2以上为新鲜绿叶蔬菜，可提供叶酸约200 μg。举例见表3-2-1。

表 3-2-1　提供 200 μg 叶酸的蔬菜一日搭配举例①

食物名称	重量（g）	叶酸含量（μg）
例1		
小白菜	100	57
甘蓝	100	113
茄子	100	10
四季豆	100	28
合计	400	208
例2		
韭菜	100	61
油菜	100	104
辣椒	100	37
丝瓜	100	22
合计	400	224

注：① 依据《中国食物成分表 2004》计算。

2. 科学依据

（1）孕期叶酸的需要量增加。叶酸作为一碳单位的供体之一，在体内参与氨基酸和核酸的代谢，对细胞增殖、组织生长和机体发育起着重要作用。

（2）孕早期叶酸缺乏或使用叶酸拮抗剂（抗癫痫药物等）可引起死胎、流产或胎儿神经管发育畸形。

（3）叶酸是细胞 DNA 合成过程中的重要辅酶。孕中晚期血容量和红细胞生成增加，如叶酸缺乏则会影响幼红细胞核中 DNA 的合成，使细胞核的成熟和分裂延缓、停滞，影响血红蛋白的合成，导致巨幼红细胞性贫血。

（4）叶酸是体内蛋氨酸循环的甲基供体，叶酸缺乏导致高同型半胱氨酸血症，损伤血管内皮细胞，并可激活血小板的黏附和聚集，诱发妊娠期高血压。孕妇血浆中同型半胱氨酸水平升高还与习惯性流产、胎盘早剥、胎儿生长受限、畸形、死胎、早产等的发生密切相关。

（二）孕中晚期应每天吃含铁丰富的食物

为预防早产、流产，满足孕期血红蛋白合成增加和胎儿铁储备的需要，孕期应常吃含铁丰富的食物，铁缺乏严重者可在医生指导下适量补铁。

1. 饮食指导

（1）由于动物血、肝脏及红肉中铁含量较为丰富，且所含的铁为血红素铁，生物利用率较高，因而可通过适当增加这类食物的摄入来满足孕期对铁的需要。

（2）孕中晚期每天吃 20～50 g 红肉，可获得铁 1～2.5 mg；每周吃 1～2 次动物血或肝脏，每次 20～50 g，可获得铁 7～15 mg，基本可以满足孕期需要。

2. 科学依据

（1）孕中晚期对铁的需要量增加。随着妊娠的进展，孕妇血容量和红细胞数量逐渐增加，胎儿、胎盘组织的生长均额外需要铁，整个孕期额外需要铁 600～800 mg，孕中晚期女性应适当增加铁的摄入量。

（2）孕期铁摄入不足容易导致孕妇及婴儿发生铁缺乏或缺铁性贫血。

（3）孕期缺铁性贫血是我国孕妇常见病，发生率约 30％，对孕妇和胎儿的健康均会产生许多不良影响。①胎盘缺铁易发生妊娠期高血压及妊娠期高血压性心脏病；②铁缺乏或缺血性贫血还使孕妇抵抗力下降，导致孕妇身体虚弱，容易并发产褥期感染、产后大出血、心力衰竭等，甚至危及生命；③孕期缺铁性贫血还会增加早产、新生儿低出生体重及儿童期认知障碍发生的风险。

孕中期和孕晚期铁的推荐摄入量：在孕前 20 mg/d 的基础上，分别增加 4 mg/d 和 9 mg/d，达到 24 mg/d 和 29 mg/d，最高耐受量为 42 mg/d。

（三）孕期常吃含碘丰富的海产品

碘是合成甲状腺激素的原料，是调节新陈代谢和促进蛋白质合成的必需微量元素，除选用碘盐外，每周还应摄入 1～2 次含碘丰富的海产品。

1. 饮食指导

（1）以食盐中加碘量 25 mg/kg、每天摄入盐 6 g、烹调损失率 20％ 计算，每天从碘盐中可摄入碘 120 μg，仅能满足普通人群碘的需要。

（2）孕期碘的推荐摄入量为 230 μg/d，比非孕时增加近 1 倍，食用碘盐仅可获得推荐量的 50％ 左右。为满足孕期对碘的需要，建议孕妇常吃含碘丰富的海产品。海带（鲜，100 g）、紫菜（干，2.5 g）、裙带菜（干，0.7 g）、贝类（30 g）、海鱼（40 g）可分别提供碘 110 μg。

2. 科学依据

（1）碘是合成甲状腺激素的主要原料，甲状腺激素对调节新陈代谢、促进蛋白质合成具有极其重要的作用。

（2）孕期新陈代谢增强，甲状腺激素合成增加，对碘的需要量显著增加。

（3）碘缺乏导致甲状腺激素合成不足，影响蛋白质合成和神经元的分化，使脑细胞数量减少、体积缩小、质量减轻，严重影响胎儿大脑发育。孕期碘缺乏，轻者导致胎儿大脑发育落后、智力低下、反应迟钝；严重者导致先天性克汀病，患儿有矮、呆、聋、哑、瘫等症状。

（4）妊娠期缺碘导致的甲状腺激素合成不足还使早产、流产及死胎发生率增加，妊娠期高血压、胎盘早剥等严重妊娠期并发症的发生率也相应增加。

（5）由于多数食物中缺乏碘，因而碘盐能确保有规律的碘摄入。

二、孕吐严重者饮食指导

孕早期胎儿生长相对缓慢，对能量和各种营养素的需要量无明显增加，应维持孕前膳食。如果早孕反应严重，可少量多餐，选择清淡或适口的膳食，保证摄入含必要量碳水化合物的食物，以预防酮血症对胎儿神经系统的危害。

（一）孕早期无明显早孕反应者应继续保持孕前膳食

孕早期胎儿生长相对缓慢，所需能量和营养素并无明显增加，孕妇应继续保持孕前膳食，无须额外增加食物摄入量，以免孕早期体重增长过多。

备孕期的良好营养贮备可以维持孕妇和胎儿在孕早期的营养需要，若不能维持孕前膳食，只要保证基本的能量供应即可，不必过分强调平衡膳食，也无须过早增加能量和各种营养素的摄入。

（二）孕吐较明显或食欲不佳的孕妇不必过分强调平衡膳食

早孕反应是许多孕妇在孕早期都会出现的正常生理反应，不必过于担心和焦虑，保持稳定的情绪，注意食物色、香、味的合理调配，有助于缓解和减轻症状。

早孕反应明显时，不必过分强调平衡膳食，也无须强迫进食。可根据个人的饮食嗜好和口味选用容易消化的食物，少量多餐。进餐的时间地点可依个人的反应特点而异，可清晨醒来起床前进食，也可在临睡前进食。

（三）孕期每天必需摄取至少 130 g 碳水化合物，首选易消化的粮谷类食物

1. 饮食指导

（1）孕吐严重影响进食时，为保证脑组织对葡萄糖的需要，预防酮血症对胎儿的危害，每天必需摄取至少 130 g 碳水化合物。

（2）应首选富含碳水化合物、易消化的粮谷类食物，如米、面、面包、馒头片、饼干等。各种糕点、薯类、根茎类蔬菜和一些水果中也含有较多碳水化合物，可根据孕妇的口味选用。

（3）食糖、蜂蜜等的主要成分为简单碳水化合物，易于吸收，进食少或孕吐严重时食用可迅速补充身体需要的碳水化合物。

（4）进食困难或孕吐严重者应寻求医生的帮助，考虑通过静脉输注葡萄糖的方式补充必要量的碳水化合物。

2. 科学依据

（1）孕早期受黄体酮等激素分泌增加的影响，消化系统功能发生一系列变化，如胃肠道平滑肌松弛、张力减弱、蠕动减慢，使胃排空延迟，食物在肠道中停留的时间延长，孕妇容易出现饱胀感及便秘；消化液和消化酶分泌减少，易出现消化不良；贲门括约肌松弛，胃内容物可反流入食管下部，引起胃灼热、反胃或呕吐。

（2）因严重孕吐而不能摄入足够碳水化合物时，机体需要动员身体脂肪来产生能量以维持基本生理需要。

（3）大量脂肪酸在肝脏经氧化产生乙酰乙酸、β-羟丁酸和丙酮，三者统称为酮体。当酮体生成量超过机体氧化能力时，血液中酮体浓度升高，称为酮血症或酮症酸中毒。血液中过高的酮体可通过胎盘进入胎儿体内，影响胎儿神经系统的发育。

（4）为避免孕早期酮血症对胎儿神经系统发育的不利影响，即使是早孕反应进食困难者，也必须保证每天摄入不低于 130 g 的碳水化合物。

可提供 130 g 碳水化合物的食物有①200 g 左右的全麦粉；②170～180 g 精制小麦粉或大米；③大米 50 g、小麦精粉 50 g、鲜玉米 100 g、薯类 150 g 的食物组合。

三、孕中晚期饮食营养指导

孕中期开始，胎儿生长发育速度加快，应在孕前膳食的基础上，增加奶类 200 g/d，孕中期增加动物性食物（鱼、禽、蛋、瘦肉）50 g/d，孕晚期需再增加 75 g/d（合计增加 125 g/d），以满足对优质蛋白质、维生素 A、钙、铁等营养素和能量的需要。建议每周食用 2～3 次鱼类，以提供对胎儿大脑和视网膜发育有重要作用的 ω-3 长链多不饱和脂肪酸。

（一）孕中期开始，每天增加奶类 200 g，使奶类的总摄入量达到 500 g/d

1. 饮食指导

（1）奶类是钙的最好食物来源，孕中晚期需要摄入各种奶类 500 g/d，可选用液态奶、酸奶，也可用奶粉冲调，可在正餐或加餐时食用。孕期体重增长较快时，可选用低脂奶，以减少能量摄入。

（2）要注意区分乳饮料和乳类，多数乳饮料中含乳量并不高，不能代替奶类。

2. 科学依据

（1）孕中晚期对钙的需要量增加。从孕 18 周起胎儿的骨骼和牙齿开始钙化，至分娩时新生儿体内约有 30 g 钙沉积。这些钙主要在孕中晚期逐渐沉积于胎儿骨骼和牙齿中，孕中期每天需沉积钙约 50 mg，孕晚期每天沉积增至 330 mg。尽管孕期钙代谢发生适应性变化，孕妇可通过增加钙的吸收率来适应钙需要量的增加，但膳食钙摄入仍需增加 200 mg/d，使总量达到 1 000 mg/d。

（2）孕期钙缺乏时，母体会动用自身骨骼中的钙来维持血钙浓度并满足胎儿骨骼生长发育的需要。因此，孕期钙营养不足对母体健康的危害更加明显。

（3）孕期饮食中不含奶类的中国女性产后骨密度比同龄非孕女性低。孕期低钙摄入增加妊娠期高血压风险，孕妇增加奶类的摄入可降低妊娠期高血压、子痫前期及早产的发生率。

（二）孕中期每天增加鱼、禽、蛋、瘦肉共计 50 g，孕晚期再增加 75 g

1. 饮食指导

（1）孕中期孕妇每天需要增加蛋白质 15 g、钙 200 mg、能量 300 kcal（1 kcal＝4.184 kJ），在孕前平衡膳食的基础上，额外增加奶类 200 g，可以提供优质蛋白 5～6 g、钙 200 mg 和能量 70～120 kcal，再增加鱼、禽、蛋、瘦肉共计 50 g，可提供优质蛋白质约 10 g，能量 80～150 kcal。

（2）孕晚期孕妇每天需要增加蛋白质 30 g、钙类 200 mg、能量 450 kcal，应在孕前平衡膳食的基础上，每天增加奶类 200 g，再增加鱼、禽、蛋、瘦肉共计 125 g。

（3）同样质量的鱼类与畜禽类相比，提供的优质蛋白质含量相差无几，但鱼类所含脂肪和能量明显少于畜禽类。当孕妇体重增长较多时，可多食用鱼类而少食用畜禽类，食用畜禽类时尽量剔除皮和肉眼可见的肥肉，可优先选择牛肉。

2. 科学依据

孕中晚期对蛋白质和能量的需要量增加。

（1）孕妇蛋白质需要包括两部分，一部分是根据体重增长计算得到的蛋白质维持量，另一部分是蛋白质的储存量。

（2）2007 年，世界卫生组织（World Health Organization，WHO）、联合国粮食及农业组织（Food and Agriculture Organization，FAO）和联合国大学（United Nations University，UNU）指出孕早、中、晚期（中间时间）体重分别增加 0.8 kg、4.8 kg 和 11.0 kg；整个孕期孕妇和胎儿需要储存蛋白质约 930 g，其中包括胎儿 440 g、胎盘 100 g、羊水 3 g、子宫增大 166 g、乳腺发育 80 g、血液增加 135 g。

（3）孕 10 周以前每天仅需储存蛋白质约 0.6 g，孕中晚期日均分别需要储存 1.9 g 和 7.4 g，按机体蛋白质的利用率 47% 计算，从估计平均需要量（estimated average requirement，EAR）推算推荐营养素摄入量（recommended nutrient intake，RNI），孕中晚期日均蛋白质推荐摄入量分别为 15 g 和 30 g。

（4）孕期蛋白质-能量营养不良会直接影响胎儿的体格和神经系统发育，导致早产和胎儿生长受限、新生儿低出生体重。而早产儿、低出生体重儿成年后发生向心性肥胖、胰岛素抵抗、代谢综合征、2 型糖尿病等代谢性疾病的风险增加。

（三）每周最好食用 2～3 次深海鱼类

鱼类尤其是深海鱼类，如三文鱼、鲱鱼、凤尾鱼等，含有较多 ω-3 长链多不饱和脂肪酸，其中的二十二碳六烯酸（docosahexaenoic acid，DHA）对胎儿大脑和视网膜发育有益，每周最好食用 2～3 次。

不同孕期每天营养素的推荐摄入量见表 3-2-2。

表 3-2-2　不同孕期每天营养素的推荐摄入量

类别	孕早期	孕中期	孕晚期
叶酸	400 μg	400 μg	400 μg
碘	230 μg	230 μg	230 μg
铁	20 mg	24 mg	24 mg
钙	800 mg	1 000 mg	1 200 mg
碳水化合物	130 g	130 g	130 g
蛋白质	4.7 g	15 g	30 g

孕中期及孕晚期孕妇一天食物建议量见表 3-2-3。

表 3-2-3　孕中期及孕晚期孕妇一天食物建议量

食物种类	建议量	
	孕中期	孕晚期
谷类/薯类[a]	275～325 g	300～350 g
蔬菜类[b]	300～500 g	300～500 g
水果类	200～400 g	200～400 g
鱼、禽、蛋、肉类（含动物内脏）	150～200 g	200～250 g
牛奶	300～500 ml	300～500 ml
大豆类	20 g	20 g
坚果	10 g	10 g
油	25～30 g	25～30 g
食盐	<6 g	<6 g
叶酸	400 μg	400 μg
水	1 700～1 900 ml	1 700～1 900 ml

注：[a]谷物和杂豆不少于 1/3；[b]绿叶蔬菜和红黄色等有色蔬菜占 2/3 以上。

四、维持孕期适宜增重

体重增长是反映孕妇营养状况的最实用的直观指标，与胎儿出生体重、妊娠并发症等妊娠结局密切相关。为保证胎儿正常生长发育、避免不良妊娠结局，应使孕期体重增长保持在适宜的范围。

膳食平衡和适量的身体活动是维持孕期体重适宜增长的基础，身体活动还有利于愉悦心情和自然分娩，健康的孕妇每天应进行不少于 30 min 的中等强度身体活动。

（一）孕期适宜增重有助于获得良好妊娠结局，应重视体重监测和管理

1. 生活方式指导

（1）应从孕前开始对体重进行监测和管理。孕早期体重变化不大，可每月测量 1 次，孕中晚期应每周测量体重，并根据体重增长速率调整能量摄入水平。

（2）体重增长不足者，可适当增加高能量密度的食物摄入；体重增长过多者，应在保证营养素供应的同时注意控制总能量的摄入，并适当增加身体活动。

（3）除了使用校正准确的体重秤外，还要注意每次称重前均应排空大小便，脱鞋帽和外套，仅着单衣，以保证测量数据的准确性和监测的有效性。

2. 科学依据

（1）我国目前以美国医学研究院（Institute of Medicine，IOM）2009 年推荐的女性孕期体重增长适宜范围和速率作为监测和管理孕期体重适宜增长的参考。

（2）孕早期体重增长不明显，早孕反应明显的孕妇还可能出现体重下降，均为正

常。应注意避免孕早期体重增长过快。

（3）不同孕前体重指数（body mass index，BMI）单胎女性孕期体重总增长范围及孕中晚期增长速率参考值见表 3-2-4。

表 3-2-4　美国医学研究院 2009 推荐的孕期适宜体重增长范围及增长速率（单胎）

孕前体重指数（kg/m²）	孕期体重增长		
	总增重范围（kg）	孕早期增重速率（kg/周）	孕中晚期增重速率（kg/周）
低体重（<18.5）	12.5～18.0	1.0～3.0	0.51（0.44～0.58）
正常体重（≥18.5～<25.0）	11.5～16.0	1.0～3.0	0.42（0.35～0.50）
超重（≥25.0～<30.0）	7.0～11.5	1.0～3.0	0.28（0.23～0.33）
肥胖（≥30.0）	5.0～9.0	0.2～2.0	0.22（0.17～0.27）

双胎孕妇孕期体重总增长范围见表 3-2-5。

表 3-2-5　美国医学研究院 2009 推荐的孕期适宜体重增长范围（双胎）

孕前体重指数（kg/m²）	总增重范围（kg）
正常体重（≥18.5～<25.0）	16.7～24.3
超重（≥25.0～<30.0）	13.9～22.5
肥胖（≥30.0）	11.3～18.9

孕期体重适宜增长具有重要意义。孕期体重平均增长约 12.5 kg，其中胎儿、胎盘、羊水、增加的血容量及增大的子宫和乳腺属于必要性体重增加，为 6～7.5 kg，孕妇身体脂肪蓄积 3～4 kg。孕期体重增长过多是孕妇发生妊娠并发症如妊娠期高血压、妊娠期糖尿病等的危险因素，也是女性产后体重滞留的重要原因，还会增加女性远期发生肥胖和 2 型糖尿病的风险，与绝经后发生乳腺癌的危险性呈中度相关。孕期体重增长不足和过多，均会影响产后乳汁的分泌，不利于母婴健康。

能量摄入和身体活动是控制孕期体重增长的 2 个关键要素。在维持身体活动水平不变的前提下，推荐孕中晚期每天能量摄入比孕前分别增加 300 kcal 和 450 kcal，如果孕期身体活动水平比孕前有明显下降，则容易导致能量过剩和体重增长过多。

（二）健康孕妇每天应进行不少于 30 min 的中等强度身体活动

1. 生活方式指导

（1）若无医学禁忌，多数运动对孕妇都是安全的。孕中晚期每天应进行 30 min 中等强度的身体活动。

（2）中等强度身体活动需要中等程度的体力，可明显加快心率，一般运动后心率达到最大心率的 50%～70%，主观感觉稍疲劳，但 10 min 左右可恢复正常。最大心率可用 220 减去年龄计算得到，如年龄 30 岁，最大心率为 220－30＝190 次/min，活动后的心率以（95～133）次/min 为宜。

（3）常见的中等强度身体活动包括：快走、游泳、打球、跳舞、孕妇瑜伽、各种家务劳动等。应根据自己的身体状况和孕前的运动习惯，结合主观感觉选择活动类型，量力而行，循序渐进。

2. 科学依据

（1）孕期进行适宜的规律运动有益于母子健康。孕期进行适宜的规律运动除了增强身体的适应能力，预防体重过多增长外，还有利于预防妊娠期糖尿病和孕妇产后远期 2 型糖尿病的发生。

（2）身体活动还可促进胎盘的生长及血管分布，从而减少氧化应激和炎性反应，减少疾病相关的内皮功能紊乱。

（3）身体活动还有助于愉悦心情；身体活动使肌肉收缩能力增强，还有利于自然分娩。

（4）只要没有医学禁忌，孕期进行常规活动都是安全的，而且对孕妇和胎儿均有益处。

五、禁烟酒

（一）孕妇应禁烟酒，还要避免被动吸烟和不良空气环境

烟草、酒精对胚胎发育的各个阶段都有明显的毒性作用，容易引起流产、早产和胎儿畸形。有吸烟饮酒习惯的女性必须戒烟禁酒，远离吸烟环境，避免二手烟。

1. 生活方式指导

（1）禁止吸烟饮酒。

（2）避免被动吸烟的影响，尽量避免身处于通风不良和人群聚集的环境中。

2. 科学依据

（1）烟草和烟雾中含有大量的有毒物质，除了人们所熟知的尼古丁外，还有氢氰酸、一氧化碳、二氧化碳、吡啶、芳香族化合物和焦油等。这些物质可随着烟雾主动或被动吸入孕妇体内，使母体血液和胎盘循环中氧含量降低，导致胎儿缺氧，从而影响生长发育。

（2）烟雾中的尼古丁可使子宫与胎盘的小血管收缩，导致胎儿缺氧，从而引起流产、死胎等。

（3）烟雾中的氰化物可导致胎儿大脑和心脏发育不全、腭裂、唇裂、智力低下等先天缺陷。

（4）孕妇饮酒容易使胎儿患酒精中毒综合征。这种中毒胎儿的典型特征为：低体重、心脏及四肢畸形、中枢神经系统发育异常、智力低下。

（5）孕妇饮酒可增加早产和流产的风险，平均每周饮用 4～5 杯葡萄酒即会损害胎儿的脑神经，导致儿童期多动症和智力低下。

（二）孕妇情绪波动时应多与家人和朋友沟通、向专业人员咨询

孕期身体的各种变化都可能会影响孕妇的情绪，需要以积极的心态去面对和适应，

愉快享受这一过程。

1. 生活方式指导

（1）孕妇要积极了解孕期生理变化特点，学习孕育知识，定期进行孕期检查，出现不适时能正确处理或及时就医，遇到困难多与家人和朋友沟通以获得必要的帮助和支持。

（2）家人也应多给孕妇一些精神上的安慰和支持。

（3）适当进行户外活动、向专业人员咨询等均有助于释放压力，愉悦心情。

2. 科学依据

（1）怀孕是一个艰辛而又幸福的过程，良好的心态、融洽的感情是孕妇优孕优生的重要条件。

（2）健康向上、愉快乐观的情绪会增加血液中有利于健康发育的化学成分，使胎儿发育更好，分娩时也较顺利。反之，不良的情绪会使血液中有害于神经系统和其他组织器官的物质剧增，并通过胎盘影响胎儿发育。

（3）孕妇长期忧伤会损害激素的正常调节能力，使血液循环中胎源性促肾上腺皮质激素释放激素的水平提前升高，过高的促肾上腺皮质激素释放激素及其他激素如皮质醇、蛋氨酸、脑啡肽可通过胎盘影响正常妊娠，导致流产、胎儿生长受限、早产、新生儿低出生体重，甚至影响胎儿对刺激的适应性。

（三）孕中期以后应积极准备母乳喂养

母乳喂养对孩子和母亲都是最好的选择，成功的母乳喂养不仅需要健康的身体准备，还需要积极的心理准备。孕妇应尽早了解母乳喂养的益处、增强母乳喂养的意愿、学习母乳喂养的方法和技巧，为产后尽早开奶和成功母乳喂养做好各项准备。

母乳喂养需做好以下准备。

1. 思想准备和心理准备

母乳喂养可给婴儿提供全面的营养和充分的肌肤接触，促进婴儿的生长发育，还有助于产妇子宫和产后体重的恢复、降低乳腺癌的发病率，对母体有很多益处。健康女性都应选择母乳喂养，纯母乳喂养至产后6个月，最好坚持哺乳至满2周岁。

2. 营养准备

孕期膳食平衡和适宜的体重增长，使孕妇身体有适当的脂肪蓄积和各种营养储备，有利于产后泌乳。正常情况下，孕期增重中有3～4 kg的脂肪蓄积是为产后泌乳贮备的，母乳喂养有助于这些脂肪的消耗和产后体重的恢复。

3. 乳房护理

孕中期开始乳房逐渐发育，应适时更换胸罩，选择能完全罩住乳房并能有效支撑乳房底部及侧边、不挤压乳头的胸罩，避免过于压迫乳头、妨碍乳腺的发育。孕中晚期应经常对乳头、乳晕进行揉捏、按摩和擦洗，以增强乳头、乳晕的韧性和对刺激的耐受性。用温水擦洗乳头，忌用肥皂、洗涤剂或酒精等，以免破坏保护乳头和乳晕的天然油脂，造成乳头皲裂，影响日后哺乳。乳头较短或内陷者，不利于产后宝宝的吸吮，自孕中期开始可每天向外牵拉加以矫正。

（周　冬）

第三节　哺乳期女性营养指导

哺乳期是母体用乳汁哺育新生子代，使其获得最佳生长发育，并奠定一生健康基础的特殊生理阶段。哺乳期女性（乳母）既要分泌乳汁、哺育婴儿，还需要逐步补偿妊娠、分娩时的营养素损耗并促进各器官、系统功能的恢复，因此比非哺乳女性需要更多的营养。乳母的膳食仍由多样化食物组成，营养均衡，除保证哺乳期的营养需要外，还通过乳汁的口感和气味，潜移默化地影响较大婴儿对辅食的接受和后续多样化膳食结构的建立。

世界卫生组织（WHO）建议婴儿6个月内应纯母乳喂养，并在添加辅食的基础上持续母乳喂养到2岁甚至更长时间。乳母的营养状况是泌乳的基础，如果哺乳期营养不足，将会减少乳汁分泌量，降低乳汁质量，并影响母体健康。此外，产后情绪、心理、睡眠等也会影响乳汁分泌。

哺乳期女性饮食应注意以下5条内容：①增加富含优质蛋白质及维生素A的动物性食物和海产品，选用碘盐；②产褥期食物多样但不过量，重视整个哺乳期营养；③愉悦心情，充足睡眠，促进乳汁分泌；④坚持哺乳，适度运动，逐步恢复适宜体重；⑤忌烟酒，避免浓茶和咖啡。

一、增加富含优质蛋白质及维生素 A 的动物性食物和海产品

每天比孕前增加 80～100 g 的鱼、禽、蛋、瘦肉（每天总量为 220 g），必要时可部分用大豆及其制品替代。每天比孕前增饮 200 ml 的牛奶，使饮奶总量达到每天 400～500 ml。

1. 饮食指导

（1）乳母的营养状况是泌乳的基础，尤其蛋白质营养状况对泌乳有明显影响。动物性食物如鱼、禽、蛋、瘦肉等可提供丰富的优质蛋白质和一些重要的矿物质和维生素，乳母每天应比孕前增加 80～100 g 的鱼、禽、蛋、瘦肉。如条件限制，可部分采用富含优质蛋白质的大豆及其制品替代。

（2）奶类是钙的最好食物来源，乳母每天应增饮 200 ml 的牛奶，每天饮奶总量达 400～500 ml，可获得约 540 mg 的钙，加上所选用的深绿色蔬菜、豆制品、虾皮、小鱼等含钙较丰富的食物，可达到推荐摄入量 1 000 mg/d，满足其对钙的需要。为增加钙的吸收和利用，乳母还应补充维生素 D 或多做户外活动。可提供约 1 000 mg 钙的食物组合举例见表 3-3-1。

· 42 ·

表 3-3-1　获得 1 000 mg 钙的食物组合举例

食物种类	食用量	钙含量（mg）
组合一①		
牛奶	500 ml	540
豆腐	100 g	127
虾皮	5 g	50
蛋类	50 g	30
绿叶菜（如小白菜）	200 g	180
鱼类（如鲫鱼）	100 g	79
合计	—	1 006
组合二		
牛奶	300 ml	324
豆腐干	60 g	185
芝麻酱	10 g	117
蛋类	50 g	30
绿叶菜（如小白菜）	250 g	270
鱼类（如鲫鱼）	100 g	79
合计	—	1 005

注：①有 1/2 以上的钙来自牛奶，而牛奶中的钙易于吸收利用。若实在不习惯饮牛奶，可参照组合二增加其他含钙丰富的食品（如豆腐干、绿叶菜、芝麻酱等）的摄入，以保证获得足够的钙。此外，不习惯饮牛奶或有乳糖不耐受的乳母也可用酸奶替代。"—"指无数据。

（3）乳母所需膳食蛋白质在一般成年女性基础上每天应增加 25 g，达到每天 80 g，并保证优质蛋白质的供给。最好每天选用 3 种以上食物，数量适当，合理搭配，以获得所需要的优质蛋白质和其他营养素。表 3-3-2 列举了可提供 25 g 优质蛋白质的食物组合，可供参考。

表 3-3-2　获得 25 g 优质蛋白质的食物组合举例

食物种类	食用量	蛋白质含量（g）
组合一①		
牛肉	50 g	10.0
鱼类	50 g	9.1
牛奶	200 ml	6.0
合计	—	22.8

食物种类	食用量	蛋白质含量（g）
组合二②		
瘦猪肉	50 g	10.0
鸡肉	60 g	9.5
鸡肝	20 g	3.3
合计	—	22.8
组合三		
鸭肉	50 g	7.7
虾	60 g	10.9
豆腐	80 g	6.4
合计	—	25.0

注：①既可提供 25 g 优质蛋白质，还可提供 216 mg 钙，补充乳母对钙的需要。若不增加牛奶，则应考虑每天补钙 200 mg。②既可提供 25 g 优质蛋白质，还可提供维生素 A 2 100 μg 视黄醇活性当量，每周 1 次相当于每天增加维生素 A 300 μg 视黄醇活性当量。"—"指无数据。

2. 科学依据

（1）优质蛋白质可提高乳汁的质与量。乳母的膳食蛋白质的质和量对泌乳有明显影响。当蛋白质与能量摄入降低时，泌乳量可减少到正常的 40%～50%。如果乳母的膳食蛋白质质量差，摄入量又不足，就会影响乳汁中蛋白质的含量和组成。

（2）增饮奶类有利于乳母骨骼健康。若乳母的膳食钙摄入量不能满足需要，母体将动员自身骨骼中的钙来维持母乳中钙的相对稳定，而乳母可因缺钙出现骨质软化症。为保证母体的钙平衡和骨骼健康，乳母应增加钙摄入量。乳母的膳食钙推荐摄入量比孕前增加 200 mg，总量为每天 1 000 mg。

（3）我国乳母分泌的乳汁中蛋白质含量平均为 11.6 g/L，泌乳量平均为 750 ml/d，故从乳汁中排出的蛋白质约为 8.7 g/d。考虑到膳食蛋白质的转换效率及生理价值等因素，乳母每天应在原基础上增加摄入蛋白质 25 g，达到每天 80 g，并保证优质蛋白质的供给。

（4）鱼、禽、蛋、瘦肉是优质蛋白质的最好来源，同时提供多种重要的矿物质和维生素，乳母每天应比孕前增加 80～100 g 的鱼、禽、蛋、瘦肉。如条件限制，可部分采用富含优质蛋白质的大豆及其制品替代。

（一）每周吃 1～2 次动物肝脏（总量为 85 g 猪肝，或 40 g 鸡肝）

1. 饮食指导

乳母的维生素 A 推荐量比一般成年女性增加 600 μg 视黄醇活性当量（retinol activity equivalent，RAE），而动物肝脏富含维生素 A，若每周增加 1～2 次猪肝（总量 85 g）或鸡肝（总量 40 g），则平均每天可增加维生素 A 600 μgRAE。

2. 科学依据

（1）增加富含维生素 A 的动物性食物有利于提高乳汁中维生素 A 的水平。

（2）乳汁中维生素 A 的含量与乳母膳食密切相关，成熟乳中维生素 A 含量平均约为 40 μg/100 ml，乳母对维生素 A 吸收、储存和乳汁分泌的效率约为 70%，再增加 20% 安全范围，则乳母的维生素 A 推荐摄入量应在孕前基础上增加 600 μgRAE/d，达到 1 300 μgRAE/d。

（3）为提高母乳的维生素 A 含量，满足婴儿对维生素 A 的需要，乳母需要多选择富含维生素 A 的食物，如富含视黄醇的动物肝脏、蛋黄、奶类，富含维生素 A 原的深绿色和红黄色蔬菜水果。

（4）动物性食物中的维生素 A 是视黄醇，可直接吸收利用，尤应注意选用。

（二）至少每周摄入 1 次海鱼、海带、紫菜、贝类等海产品，采用碘盐烹调食物

为保证乳汁中 ω-3 长链多不饱和脂肪酸（如 DHA）和碘的含量，乳母应选用碘盐烹调食物，并适当摄入海带、紫菜、海鱼、贝类等富含碘或 DHA 的海产品。

1. 碘

乳母对碘的需要较孕前增加 1 倍，达到 240 μg/d，仅依靠碘盐或海产品均不能满足需要。因此，乳母除摄入碘盐外，还需要增加富含碘的海产品摄入，如海带、紫菜和鱼虾。

2. DHA

海产鱼虾富含 ω-3 长链多不饱和脂肪酸。乳母增加海产品摄入可使乳汁中 DHA、碘等的含量增加，从而有利于婴儿的生长发育，特别是脑和神经系统的发育。故哺乳期应注意适当增加海鱼、贝类、海带、紫菜等海产品的摄入，并选用碘盐烹调食物。

哺乳期营养素摄入量见表 3-3-3。

表 3-3-3　哺乳期营养素摄入量

营养素	较孕前日增加摄入量	日摄入量
蛋白质	25 g	80 g
钙	200 mg	1 000 mg
维生素 A	600 μgRAE	1 300 μgRAE
碘	120 μg	240 μg

二、产褥期食物多样但不过量

乳母的营养状况是影响乳汁质与量的重要因素，保证哺乳期营养充足均衡非常必要。产褥期食物应多样但不过量，重视整个哺乳期的营养，以保证乳汁的质与量，为持续进行母乳喂养提供保障。

（一）产褥期膳食应是由多样化食物构成的平衡膳食，无特殊食物禁忌

产褥期一天膳食搭配举例如下。

早餐：肉包子、小米红枣稀饭、拌海带丝。

上午加餐：牛奶。

午餐：豆腐鲫鱼汤、炒黄瓜、米饭。

下午加餐：苹果。

晚餐：炖鸡汤、虾皮炒小白菜、米饭。

晚上加餐：牛奶、煮鸡蛋。

（二）产褥期饮食不应过量

产褥期每天应吃肉、禽、鱼、蛋、奶等动物性食物，但不应过量。吃各种各样蔬菜水果，保证每天摄入蔬菜 500 g。

乳母一天食物建议量：谷类 250～300 g，薯类 75 g，全谷物和杂豆不少于 1/3；蔬菜类 500 g，其中绿叶蔬菜和红黄色等有色蔬菜占 2/3 以上；水果类 200～400 g；鱼、禽、蛋、肉类（含动物内脏）每天总量为 220 g；牛奶 400～500 ml；大豆类 25 g；坚果 10 g；烹调油 25 g；食盐不超过 6 g。为保证维生素 A 的供给，建议每周吃 1～2 次动物肝脏，总量为 85 g 猪肝，或 40 g 鸡肝。

根据乳母一天各类食物摄入量的建议值，乳母一天食谱举例见表 3-3-4。

表 3-3-4　乳母一天食谱举例

餐别	摄入食物	食物原料	量
早餐	肉包子	面粉	50 g
		猪肉	25 g
	红薯稀饭	大米	25 g
		红薯	25 g
	拌黄瓜	红糖	10 g
		黄瓜	100 g
上午加餐	牛奶	牛奶	250 ml
	煮鸡蛋	鸡蛋	50 g
	苹果	苹果	150 g
午餐	生菜猪肝汤	生菜	100 g
		猪肝	20 g
		植物油	5 g
	丝瓜炒牛肉	丝瓜	100 g
		牛肉	50 g
	大米饭	植物油	10 g
		大米	100 g
下午加餐	橘子	橘子	150 g

续表

餐别	摄入食物	食物原料	量
晚餐	青菜炒千张	小白菜	200 g
		千张	50 g
		植物油	10 g
	香菇炖鸡汤	鸡肉	75 g
		香菇	适量
	玉米面馒头	玉米粉	30 g
		面粉	50 g
	蒸红薯	红薯	50 g
晚上加餐	牛奶煮麦片	牛奶	250 ml
		麦片	10 g
		白糖	10 g

（三）保证整个哺乳期的营养充足和均衡以持续进行母乳喂养

乳母的营养状况是影响乳汁质与量的重要因素。乳汁中蛋白质、脂肪、碳水化合物等宏量营养素的含量一般相对稳定，而维生素和矿物质的浓度比较容易受乳母膳食的影响。最易受影响的营养素包括维生素 A、维生素 C、维生素 B_1、维生素 B_2、维生素 B_6、维生素 B_{12}、碘等。因此必须注重哺乳期的营养充足和均衡，以保证乳汁的质和量。

三、保持愉悦心情和充足睡眠

（一）家人应充分关心乳母，帮助其调整心态，舒缓压力，树立母乳喂养的自信心

乳母应生活规律，每天保证 8 h 以上睡眠时间。

乳汁分泌包括泌乳和排乳两个环节，分别受催乳素和催产素调控。乳母的情绪、心理及精神状态可直接兴奋或抑制大脑皮质来刺激或抑制催乳素及催产素的释放，从而影响乳汁分泌。增加泌乳量需注意以下几点。

（1）愉悦心情，树立信心。家人应充分关心乳母，经常与乳母沟通，帮助其调整心态，舒缓压力，愉悦心情，树立母乳喂养的自信心。

（2）尽早开奶，频繁吸吮。分娩后开奶越早越好；坚持频繁吸吮（24 h 内至少 10 次）；吸吮时将乳头和乳晕的大部分同时放入婴儿口中，让婴儿吸吮时能充分挤压乳晕下的乳窦，既能使乳汁排出，又能有效刺激乳头上的感觉神经末梢，促进泌乳反射，使乳汁越吸越多。

（3）生活规律，保证睡眠。尽量做到生活有规律，每天保证 8 h 以上睡眠时间，避免过度疲劳。

（二）乳母每天需水量应比一般人增加 500～1 000 ml，每餐应保证有带汤水的食物

乳母每天摄入的水量与乳汁分泌量密切相关，因此乳母宜多喝汤水。但汤水的营养密度不高，过量喝汤会影响其他食物如主食和肉类等的摄入，造成贫血和营养不足等营养问题，因此喝汤也应讲究科学。需注意以下几点。

（1）餐前不宜喝太多汤。餐前多喝汤可减少食量达到减肥的效果，但对于需要补充营养的乳母而言，应该增加而不是减少食量，所以餐前不宜喝太多汤。可在餐前喝半碗至一碗汤，待到八九成饱后再喝一碗汤。

（2）喝汤的同时要吃肉。肉汤的营养成分大约只有肉的 1/10，为了满足母婴的营养，应该连肉带汤一起吃。

（3）不宜喝多油浓汤。太浓、脂肪太多的汤不仅会影响乳母的食欲，还会引起婴儿脂肪消化不良性腹泻。煲汤的材料宜选择一些脂肪含量较低的肉类，如鱼类、瘦肉、去皮的禽类、瘦排骨等，也可喝蛋花汤、豆腐汤、蔬菜汤、面汤及米汤等。

（4）根据传统说法，也可加入对"补血"有帮助的煲汤材料，如红枣、红糖、猪肝等，还可加入对催乳有帮助的食材，如鸡、黄豆、猪蹄、花生等。

四、坚持哺乳，适度运动，逐步恢复适宜体重

孕期体重过度增加及产后体重滞留，是女性肥胖发生的重要原因之一。坚持哺乳和适度运动是减轻体重、预防产后肥胖的 2 个最重要的措施。因此，乳母除注意合理膳食外，还应适当运动和做产后健身操，这样可促使机体复原，逐步恢复适宜体重，且有利于预防远期糖尿病、心血管疾病、乳腺癌等慢性非传染性疾病的发生。

（一）产后 2d 开始做产褥期保健操

产褥期保健操应根据产妇的分娩情况和身体状况循序渐进进行。自然分娩产妇一般在产后第 2 d 就可以开始，每 1～2 d 增加 1 节，每节做 8～16 次。6 周后可选择新的锻炼方式。

（二）产后 6 周开始规律有氧运动如散步、慢跑等

产后 6 周开始进行有氧运动，如散步、慢跑等。一般从每天 15 min 逐渐增加至每天 45 min，每周坚持 4～5 次，形成规律。剖宫产的产妇应根据身体状况如贫血和伤口恢复情况，缓慢增加有氧运动及力量训练。

五、生活禁忌

乳母吸烟、饮酒会影响乳汁分泌，烟草中的尼古丁和酒精可通过乳汁进入婴儿体内，影响婴儿睡眠及精神运动发育。此外，茶和咖啡中的咖啡因有可能造成婴儿兴奋，乳母应避免饮用浓茶和咖啡。

（一）乳母忌吸烟饮酒，母亲及婴儿应避免吸入二手烟

（1）烟草中的尼古丁可进入乳汁，且吸烟可通过抑制催产素和催乳素进而减少乳汁的分泌。

（2）尽管乳腺不存储酒精，但乳汁中的酒精含量与母亲血液中的酒精含量呈正相关。母亲饮酒除了降低泌乳量外，还可改变乳汁的气味，进而减少婴儿对乳汁的摄取。母亲饮酒对婴儿睡眠亦有影响，母亲饮酒后 3.5 h，婴儿睡眠时间显著减少。

（二）乳母应避免饮用浓茶和咖啡，以免摄入过多咖啡因

浓茶和咖啡中含有较多的咖啡因，研究显示乳母摄入咖啡因可引起婴儿烦躁及影响婴儿睡眠质量，长期摄入可影响婴儿神经系统发育。因此，哺乳期间，母亲应忌烟酒，避免饮用浓茶和咖啡。

（周　　冬）

第四章 妊娠期特殊营养素的摄入管理

第一节 叶酸的摄入管理

叶酸是一种水溶性维生素，为人体细胞生长和增殖所必需，可用于治疗由叶酸缺乏引起的贫血，是孕妇的营养素补充剂。

一、叶酸状况评价

（1）血清叶酸和红细胞叶酸是评价临床叶酸缺乏/不足的特异性指标。

（2）血浆同型半胱氨酸（homocysteine，Hcy）是评价叶酸功能性缺乏的非特异性指标。

二、叶酸营养状况改善

（1）平衡膳食是改善叶酸营养状况的首选措施。

（2）对于叶酸缺乏的高危人群和特殊人群，可采取叶酸补充或强化食物等措施改善叶酸营养状况。

三、叶酸在备孕和孕产期人群中的应用

（一）备孕、孕早期女性

1. 一般人群

（1）对于无高危因素的女性，建议从可能妊娠或孕前至少 3 个月开始，增补叶酸 400 μg/d，直至妊娠满 3 个月。

（2）个性化增补：存在以下情况的女性，可酌情增加补充剂量或延长孕前增补时间，①居住在北方地区，尤其北方农村地区；②新鲜蔬菜和水果食用量小；③血液叶酸水平低；④备孕时间短。

（3）建议备孕和孕早期女性多食用富含叶酸的食物如绿叶蔬菜和新鲜水果，养成健康的生活方式，保持合理体重，从而降低胎儿神经管缺陷（neural tube defects，NTDs）的发生风险。

2. 特殊人群

（1）对于 NTDs 生育史女性，建议从可能妊娠或孕前至少 1 个月开始，增补叶酸 4 mg/d，直至妊娠满 3 个月。

（2）如夫妻一方患 NTDs，或既往有 NTDs 生育史，建议备孕女性从可能妊娠或孕前至少 1 个月开始，增补叶酸 4 mg/d，直至妊娠满 3 个月。

（3）对于患先天性脑积水、先天性心脏病、唇腭裂、肢体缺陷、泌尿系统缺陷，或有上述缺陷家族史，或一、二级直系亲属中有 NTDs 生育史的女性，建议从可能妊娠或孕前至少 3 个月开始，增补叶酸 0.8～1.0 mg/d，直至妊娠满 3 个月。

（4）对于患糖尿病、肥胖、癫痫、胃肠道吸收不良性疾病，或正在服用增加胎儿 NTDs 发生风险药物，如卡马西平、丙戊酸、苯妥英钠、扑米酮、苯巴比妥、二甲双胍、氨甲蝶呤、柳氮磺吡啶、甲氧苄啶、氨苯蝶啶、考来烯胺等的女性，建议从可能妊娠或孕前至少 3 个月开始，增补叶酸 0.8～1.0 mg/d，直至妊娠满 3 个月。

（5）对于高同型半胱氨酸血症女性，建议增补叶酸至少 5 mg/d，且在血清 Hcy 水平降至正常后再受孕，并持续增补叶酸 5 mg/d，直至妊娠满 3 个月。

（6）MTHFR 677 位点 TT 基因型女性，可根据个体情况酌情增加补充剂量或延长孕前增补时间。

（二）孕中晚期女性

（1）推荐孕中晚期女性除经常摄入富含叶酸的食物外，继续增补叶酸。

（2）孕中晚期叶酸增补剂量建议为 400 μg/d。

（3）除常吃含叶酸丰富的食物外，还应补充叶酸 400 μg/d，相当于每天补充叶酸 600 μgDFE/d。

（三）哺乳期女性

（1）推荐哺乳期女性除经常摄入富含叶酸的食物外，继续增补叶酸。

（2）哺乳期叶酸增补剂量建议为 400 μg/d。

（周　　冬）

第二节　铁剂的摄入管理

孕期贫血以缺铁性贫血为主。铁缺乏是全球育龄女性最常见的问题，在孕期更常见，主要与孕期铁需要量增加有关。

一、定义和发病率

世界卫生组织（WHO）将孕期血红蛋白（hemoglobin，Hb）浓度＜110 g/L 及产后 Hb＜100 g/L 定义为贫血。有关铁缺乏的诊断标准不一致，中华医学会围产医学分会《妊娠期铁缺乏和缺铁性贫血诊治指南》建议按血清铁蛋白浓度小于 20 μg/L 诊断铁缺乏。妊娠合并贫血是一个全球性健康和公共卫生问题，全球孕妇贫血患病率为 41.8%，我国孕妇妊娠合并贫血患病率为 42%～73%，城市孕妇为 34%，农村孕妇为 46%，孕早期、中期和晚期的贫血患病率为分别为 36%、52% 和 60%。

二、病因和孕期的铁需求

因孕期生理和病理变化，妊娠合并缺铁性贫血较为常见，主要与铁需要量增加和铁摄入不足相关。

1. 铁需要量增加

正常妊娠时总铁需要量约为 1 240 mg，其中红细胞量增加需要铁 500～600 mg，胎儿和胎盘铁需要量约为 300 mg。孕妇的铁需要量约为 4.4 mg/d（从孕早期 0.8 mg/d 升至孕晚期 7.5 mg/d），平均铁吸收率约 10%，食物中铁需要量为 40 mg/d。

2. 铁摄入不足

孕早期呕吐或偏食可影响铁摄入。

3. 铁吸收障碍

营养不良或偏食常伴蛋白质摄入不足，影响铁吸收；胃肠功能紊乱如胃酸缺乏、胃黏膜萎缩或慢性腹泻，均妨碍铁吸收。

4. 铁丢失增加

孕期出血性疾病（如前置胎盘）和慢性疾病（包括感染、慢性肝肾疾病等）也可导致贫血。

5. 铁储存不足

孕前贫血可延续到孕期或在孕期加重。约 40% 女性孕前就存在铁贮存少或铁缺乏（血清铁蛋白＜30 μg/L），超过 90% 的女性贮存铁＜500 mg/L（血清铁蛋白＜70 μg/L），这些都不能满足孕期及产后增加的铁需求。铁需要量在孕早期为 0.8 mg/d，孕晚期增加至 7.5 mg/d。孕期铁缺乏及缺铁性贫血的高危人群主要包括：孕前铁缺乏、营养不良、多胎妊娠、孕 3 个月后、产后、经产、两次妊娠间隔时间短等患者。

三、贫血的危害

（一）母体风险

（1）孕期母体血液循环会发生一系列生理性变化，血液稀释使贫血和心脏负担加重。

（2）贫血时血液携氧能力降低，轻度贫血对妊娠影响小，但重度贫血可造成严重后果。贫血时氧储备不足，产妇对失血耐受力差，增加了输血和输血并发症的机会，即使产时或产后失血不多，也易引起休克甚至死亡。

（3）孕期贫血的结局与病因相关。母体并发症包括：妊娠期高血压、胎膜早破、产褥期感染、产后抑郁和母婴互动关系不良等。大量失血可致母体死亡、母体心血管负担加重、躯体和精神功能减弱、围生期血液储备减少和围生期输血的风险增加。贫血还引起孕产妇心动过速和低血压，长期贫血可导致心肌肥厚。贫血相关妊娠并发症导致剖宫产率亦增加。

（二）胎儿风险

（1）贫血时胎盘氧供应不足，可导致胎儿生长受限、胎儿窘迫、流产、早产、死胎、死产、新生儿窒息和缺血缺氧性脑病。

（2）母体 Hb＜90 g/L 可增加早产、胎儿生长受限、死胎及输血的风险，且流产和早产的发生率随贫血程度加重而升高。

（3）间断及持续的铁缺乏和贫血与病理性胎儿-胎盘改变相关，孕早期铁缺乏可增加早产风险。

（三）新生儿风险

（1）贫血孕妇的新生儿发病率和死亡率均增高。

（2）当母体铁储存耗尽时，胎儿铁储存减少，引起生后第 1 年贫血或铁缺乏，铁缺乏儿童会出现行为异常和低 Bayley 精神发育指数。

（3）补铁可改善母体铁储存量和增加新生儿铁储存量，亦可预防生后第 1 年铁缺乏，降低新生儿死亡率。

在新生儿期和婴儿期，乳汁铁的吸收率和生物利用率较高，可能与铁吸收蛋白和转铁蛋白高表达相关。膳食与营养水平影响乳汁营养成分，营养不良时铁摄入影响乳汁铁含量。新生儿及婴儿的铁水平主要取决于出生前铁储存量，胎儿及新生儿铁储存量取决于孕妇的铁储存量。如果胎儿有足够铁储存，乳汁通常能为 6 个月内婴儿提供足量铁。而母体铁缺乏的新生儿，出生后铁储存常不能满足其铁需求，以致不宜纯母乳喂养。由于新生儿、婴儿及儿童生长较快，铁需求也相应增加，因此他们是铁缺乏及缺铁性贫血的高危人群。在胎儿及婴儿中，铁优先用于红细胞生成，如果铁供应不能满足这一需求，可能导致骨骼肌、心和脑组织等铁缺乏。铁缺乏母亲分娩的婴儿和儿童大脑认知功能发展和智商均落后于铁充足母亲分娩的婴儿和儿童。

四、筛查和诊断

（一）筛查

对所有孕妇在首次产前检查时筛查贫血，在妊娠 28 周时重复筛查。Hb 测定是确定贫血的初筛试验，有条件者可检测血清铁蛋白。在 Hb 下降前孕妇即可能出现缺铁，建议有条件者检测血清铁蛋白，可根据血清铁蛋白水平决定是否补铁和如何补铁。对不能检测血清铁蛋白者，根据流行病学原则补铁，即根据本地区孕妇贫血患病率决定是否补铁和如何补铁。

（二）诊断

1. 孕期根据 Hb 低于 110 g/L 诊断妊娠合并贫血

按 Hb 水平将贫血分为①轻度贫血：Hb 100～109 g/L。②中度贫血：Hb 70～99 g/L。③重度贫血：Hb<40～70 g/L。④极重度贫血：Hb<40 g/L。

2. 按铁储存检验指标，将缺铁性贫血分 3 期

（1）第 1 期：铁减少期，体内铁储存下降，血清铁蛋白<15 μg/L，Hb 及血清铁等指标正常。

（2）第 2 期：细胞生成缺铁期，红细胞摄入铁降低，除血清铁蛋白<15 μg/L 外，转铁蛋白饱和度<15%，Hb 正常。

（3）第3期：缺铁性贫血期，红细胞内血红蛋白明显减少，血清铁蛋白<15 $\mu g/L$，转铁蛋白饱和度<15％，Hb<110 g/L。

3. 对补铁治疗失败患者进一步检查

确定其是否存在其他疾病、吸收障碍、依从性差、失血或非缺铁性贫血。在遗传性贫血患病率高的地区，如广东、广西、海南、湖南、湖北、四川、重庆等地，在首次产前检查时还需要筛查遗传性贫血，如地中海贫血。

4. 如果孕期 Hb 水平低于生理水平下限，首先考虑缺铁性贫血

需要根据实验室检查诊断贫血和铁缺乏，妊娠合并缺铁性贫血的实验室检查如下。

（1）血常规检查。通常诊断贫血的首选检查是血常规检查，包括：Hb 浓度、血细胞比容、平均血细胞容积（如果低于 70 fL 且铁蛋白是正常的，提示地中海贫血）、平均血红蛋白含量、红细胞计数和网织红细胞计数。大多数情况下，这些参数在持久而显著的铁缺乏时会有明显改变。许多女性尽管存在铁缺乏，但 Hb 水平仍处于正常范围。为了早发现铁缺乏及预防缺铁性贫血，需要选用灵敏度和特异度更高的检查方法。

（2）血清铁蛋白。测定血清铁蛋白是当前实验室检查中诊断缺铁性贫血的金标准。不管 Hb 水平如何，血清铁蛋白<15 $\mu g/L$ 时可诊断铁缺乏。如果合并感染，尽管血清铁蛋白正常，也可能存在铁缺乏。

（3）血清铁、可溶性转铁蛋白受体和转铁蛋白饱和度。血清铁易受多种因素影响，是不可靠的铁储存状态诊断指标。血清可溶性转铁蛋白受体随铁缺乏状态或细胞铁需要量增加而增加，不受感染影响。转铁蛋白饱和度受昼夜变化和营养等因素影响，是不可靠的铁储存状态诊断指标。血清铁蛋白正常而转铁蛋白饱和度<15％是潜在铁缺乏的标志。铁缺乏及缺铁性贫血的实验室指标变化特征见表 4-2-1。

表 4-2-1　铁缺乏及缺铁性贫血的实验室指标变化特征

诊断	血红蛋白	血细胞比容	血清铁蛋白	转铁蛋白饱和度	可溶性转铁蛋白受体
铁缺乏	N	N	↓	N	N
缺铁性贫血	↓	N 或 ↓	↓	↓	↑

注：N-正常；↓-降低；↑-升高。

五、治疗

在决定治疗方法时，需要考虑以下因素：孕周、贫血严重程度、其他风险（如早产等）、母体合并其他疾病及患者治疗选择意愿（如严重贫血时拒绝输血）。贫血治疗方法包括：口服铁剂、注射铁剂、输血及产科处理。

（一）口服铁剂

（1）口服铁剂是治疗轻至中度缺铁性贫血的方法。

（2）二价铁盐是治疗贫血最常用的口服铁制剂，包括铁硫酸盐、铁延胡索酸盐、琥珀酸盐和葡萄糖酸盐等，其药效学和药代学及副作用发生率均相当。

（3）右旋糖酐铁（三价）是少有的可吸收口服铁剂之一，属于缓释铁剂。多聚麦芽糖作为三价铁的包膜，使铁从复合物中慢慢释放。这种铁剂的优势有：①因其慢释放，此种铁盐的副作用比二价铁盐少；②可以用餐时服用，与铁盐相比，多聚麦芽糖铁复合物形成氧自由基和血浆脂过氧化物减少，毒性更低，其生物利用度与二价铁盐相同。

（4）萎缩性胃炎、胃大部切除术后、胃酸缺乏、慢性腹泻等患者口服补铁效果欠佳，不建议口服补铁。

（5）茶、咖啡、牛奶、豆腐等会影响铁的吸收；四环素类、氢氧化铝、磷酸盐、钙盐等药物可与铁剂形成络合物，影响铁的吸收，应避免同时服用；忌与鞣酸蛋白、碳酸氢钠、考来烯胺、胰酶同服。

（6）铁剂与维生素 C 共同服用可增加吸收率。维生素 C 与铁螯合形成螯合铁，有利于铁的吸收，还在肠道中作为还原剂将 Fe^{3+} 还原为 Fe^{2+}，进一步促进铁的吸收。小剂量铁加维生素 C 共同服用时，铁的吸收率可升高 3 倍。

（7）对胃酸缺乏的贫血患者，给铁剂的同时，配合浓度小于 10% 的稀盐酸，同时服用维生素 C，可起到辅助治疗的作用。

（8）铁的吸收率与服用剂量成反比。每天 100～200 mg 铁，不仅可升高 Hb，而且是依从性最好的剂量。然而，多达 50% 的患者出现与剂量相关的胃肠道副作用，如便秘、胃痛及恶心等，一旦出现这些副作用，必须减量或使用其他药物替代。未被吸收的铁剂会随粪便排出体外，因此可能会出现黑便、便秘现象，停药后会恢复正常。常用口服铁剂的规格、元素铁含量、补充元素铁量及作用特点见表 4-2-2。

表 4-2-2　常用口服铁剂的规格、元素铁含量、补充元素铁量及作用特点

名称	规格	元素铁含量	补充元素铁量	作用特点
多糖铁复合物	150 mg/片	150 mg/片	150～300 mg/d	以分子形式被吸收，生物利用度较好，不受胃酸减少、食物成分的影响
富马酸亚铁	200 mg/片	60 mg/片	60～120 mg/次，3次/d	起效较快，不良反应少，但口感差
琥珀酸亚铁	100 mg/片	30 mg/片	60 mg/次，3次/d	疗效高于其他铁剂，吸收平稳，在蛋白膜保护下，避免胃酸和胃蛋白酶作用，不良反应少，对胃黏膜刺激性小
硫酸亚铁	300 mg/片	60 mg/片	60 mg/次，3次/d	胃肠道刺激性大，且存在很大的铁锈味
硫酸亚铁控释片	525 mg/片	100 mg/片	100 mg/d	胃肠道刺激性大，且存在很大的铁锈味

续表

名称	规格	元素铁含量	补充元素铁量	作用特点
葡萄糖酸亚铁	300 mg/片	36 mg/片	36～72 mg/次，3 次/d	吸收易受食物中的盐类、纤维素及生物氧化作用的影响。起效快，胃肠反应较轻
蛋白琥珀酸铁口服液	15 ml/支	40 mg/支	40～80 mg/次，2 次/d	不损伤胃黏膜，不良反应少，易吸收，生物利用度高，无金属口味，口感较好

（二）注射铁剂

注射铁剂不经过肠道吸收，也不与相关蛋白结合，游离铁直接进入血循环，能使血红蛋白快速并持续增长，疗效较好。但有毒性游离铁易与羟自由基和氧自由基结合，导致细胞和组织过氧化损伤。仅在患者铁含量已知的情况下使用，以免造成潜在铁过量。注射铁剂的适应证包括：

（1）口服铁剂无效。

（2）严重贫血。

（3）肠道疾病所致的口服铁剂吸收不良。

（4）不能耐受口服铁剂。

（5）口服铁剂有不良反应。

（6）拒绝输血。

（7）距离分娩或手术时间短。

（8）妊娠合并症（如前置胎盘等）术前及术后。

目前认为蔗糖铁最安全，应用右旋糖酐铁可能会出现过敏反应。常用注射铁剂的规格、元素铁含量、用法和补充元素铁量见表 4-2-3。

表 4-2-3 常用注射铁剂的规格、元素铁含量、用法和补充元素铁量

名称	规格（ml/支）	元素铁含量（mg/支）	用法	补充元素铁量
山梨醇铁	2	100	肌内注射	100 mg/d
右旋糖酐铁	1	25	肌内注射	25 mg/d
蔗糖铁	5	100	静脉滴注	100～200 mg，2～3 次/周

（三）输血

输浓缩红细胞是治疗重度贫血的重要方法之一。Hb＜70 g/L 时建议输血，Hb 在 70～100 g/L 时，根据患者手术与否和心脏功能等因素决定是否需要输血。由于贫血孕

妇对失血耐受性低，因而如产时出现明显失血应尽早输血，有出血高危因素者应在产前备血。所有输血均应获得书面知情同意。

（四）产科处理

（1）孕妇规范产前检查，通常可避免发生贫血。

（2）在产前诊断和治疗缺铁性贫血可减少产时输血机会。

（3）患缺铁性贫血的孕妇需要终止妊娠或临产时，应采取积极措施，最大限度地减少分娩过程中失血。在胎儿娩出后应用缩宫素、前列腺素、米索前列醇等药物可减少产后失血。

（4）对产后出血或在产前未纠正贫血者，在产后 48 h 复查 Hb。对 Hb＜100 g/L 的无症状产妇，在产后每天补充元素铁 100～200 mg，共 3 个月，在治疗结束时复查 Hb 和血清铁蛋白。

六、预　防

（1）对所有孕妇在首次产科就诊时（最好在孕 12 周以内）筛查全血细胞计数，在妊娠 28 周时重复筛查。

（2）全血细胞计数测定是确定贫血的初筛试验，有条件者可检测血清铁蛋白。其他相关检测指标如血清铁、转铁蛋白饱和度、总铁结合力和红细胞游离原卟啉测定也有助于诊断缺铁性贫血。

（3）鼓励孕妇多吃富含铁的食物和可促进铁吸收的食物。对于膳食中铁摄入较低而存在患缺铁性贫血危险的孕妇，应指导其优化膳食铁摄入。

（4）建议所有孕妇在妊娠开始时至产后 3 个月口服铁剂补铁，每天剂量为 30～60 mg。每天补充铁剂可降低 30％～70％母体缺铁性贫血的风险。间断补充铁剂（1～3 次/周）与每天补铁效果一致且依从性更好。合并缺铁性贫血患者每天需要额外补充 30～120 mg 铁直至贫血得以纠正。

（5）对于所有孕妇，补铁可预防或降低分娩时妊娠合并缺铁性贫血患病率及分娩后缺铁性贫血或铁缺乏，也可降低再次妊娠后出现缺铁性贫血和铁缺乏的风险。

（周　冬）

第三节　钙剂的摄入管理

根据膳食调查，我国女性在孕期的每天钙摄入量为 300～400 mg，低于孕中晚期每天推荐的 1 000～1 200 mg 的钙摄入量。由于饮食习惯的原因，我国大部分女性每天摄入的钙量是远远不足的，特别是在钙需要量更大的孕期，更应该补钙。

一、缺钙的危害

如果母体缺钙严重，除了会有头晕、贫血、四肢无力、腰酸背疼等非特异性症状外，还会出现肌肉痉挛、小腿抽筋以及手足抽搐或手足麻木，还会导致产后骨质疏松。胎儿缺钙会导致胎儿骨骼及牙齿发育不良、宫内发育迟缓，新生儿先天性佝偻病、新生儿低钙惊厥，婴儿出牙晚、牙齿排列不齐，还可导致先天性喉性喘鸣、婴儿水肿、免疫功能下降等。这对子代健康是十分不利的。

二、补钙建议

世界卫生组织（WHO）发布孕妇补钙指南，提出了孕妇补钙的具体建议，对于钙摄入量低的孕妇，建议将补钙纳入产前保健，以预防先兆子痫的发生，尤其是高血压发生风险较高的孕妇。孕妇补钙建议概要见表 4-3-1。

表 4-3-1 孕妇补钙建议概要

类别	建议概要
剂量	1.5～2.0 g 钙元素/d[①]
服用方式	每天分 3 次服用（随餐服用，效果更佳）
疗程	从妊娠第 20 周开始服用，直至妊娠结束
目标人群	所有孕妇，尤其是妊娠高血压发生风险较高的孕妇[②]
目标地区	钙摄入量低的地区

注：[①]1 g 钙元素等同于 2.5 g 碳酸钙或 4 g 柠檬酸钙。[②]如果具有以下一项或几项风险因素，孕妇将发生高血压或先兆子痫：肥胖、以往曾发生过先兆子痫、糖尿病、慢性高血压、肾病、自身免疫病、未经产、孕妇高龄、青春期妊娠、胎盘前置和胎盘大（如双胎妊娠）。

孕产妇不同阶段，推荐补钙量见表 4-3-2，最高摄入量不超过 2 000 mg/d。

表 4-3-2 不同孕期推荐补钙量

时期	推荐补钙量（mg/d）
孕早期	800
孕中期	1 000
孕晚期	1 200
哺乳期	1 200

补钙时需注意以下几点。

（1）应由临床医生评估孕妇妊娠高血压发生风险。

（2）应密切观察孕妇全天的钙摄入量（饮食、营养补充和抗酸剂）。每天钙摄入总量不应超过相应地区的规定上限。在缺少相应标准的情况下，可以将 3 g/d 作为钙摄入量上限。

（3）关于钙降低妊娠高血压的机制，需要进一步的研究。如果饮食中钙摄入量不足，补钙可以减少孕妇先兆子痫的发生风险。在平均钙摄入量符合该建议标准时不建议孕妇补钙，否则可能会增加不良事件的发生风险。补钙时应考虑同时补充维生素和矿物质，以预防高钙血症的发生。

（4）膳食钙摄入量低的孕妇和所在地区缺乏钙含量高食物的孕妇可通过饮食进行补钙。

（5）建议大众（包括孕妇）履行健康膳食计划，即通过摄入地方性富含钙食物满足钙摄入量。

（6）补钙与补铁可能互相干扰，建议钙和铁的摄入时间最好间隔几小时。

（7）应确保实现及时、连续的补钙。应由医务人员对孕产妇进行补钙和定向监测、评估。

（8）可以摄入钙片或钙胶囊。片剂包括可溶片剂、泡腾片剂、咀嚼片剂和缓释片剂。

三、补钙误区

1. 所有人都需要补钙？

正常年轻人的身体能维持钙的摄入和排出平衡，没有什么特殊疾病，多数情况下不用专门吃钙片，食补就行。

2. 骨头汤能补钙吗？

骨头里的钙很难溶解到汤里，即使加了醋也很难，煮出来的白汤中多数都是脂肪、嘌呤，比起补钙，更可能让你变胖。

3. 只吃钙片就能补钙了吗？

虽说钙片是补钙的最好方法，但是平时如果不注意科学的饮食，不注意多晒太阳促进钙的合成的话，也不能达到最佳的补钙效果。

4. 液体钙比固体钙容易吸收？

钙是否能吸收，和维生素 D、年龄、肝肾情况、肠道内酸碱度有关，和剂型没关系。液体钙只是口感好，吸收率和其他的钙剂相比没差别。

5. 有维生素 D 的钙片吸收更好？

维生素 D 的确能促进钙吸收，但是补充太多反而会引起中毒。年轻人一般每天需要 200 IU，多吃肉类就能补充，年龄较大的人需要额外药补。

6. 钙片随便嚼嚼咽下去就行？

市面上大部分的钙片都是碳酸钙，钙片咀嚼 5 min 之后再咽下去，能够减少胃肠道的负担，促进钙的吸收。

7. 芝麻、海带补钙效果更好？

100 g 芝麻含有 110 mg 钙，海带、芝麻、紫菜的含钙量确实比牛奶高。可牛奶中的钙更容易被人体吸收、利用，折损率低，是当之无愧的"补钙之王"。

8. 晒太阳就能补钙？

紫外线能促进维生素 D 合成，促进钙吸收，但涂抹防晒霜、打太阳伞、隔着玻璃晒太阳都会隔绝紫外线，达不到合成维生素 D 的作用。

9. 蔬果能促进钙吸收？

蔬果中的维生素 C 的确有利于钙的吸收，但青菜中的草酸容易和钙结合成不易分解的草酸钙，影响钙的吸收，蔬果和钙最好分开吃。

10. 补钙最佳时机是什么时候？

原则上说，早晚吃一片孕妇钙，补钙效果是最好的，特别是临睡前吃钙片更有利于预防妊娠期静脉曲张。

11. 孕晚期补钙会导致胎盘钙化？

胎盘钙化是判断胎盘成熟度的指标之一，与补钙并无直接关系，孕晚期补钙对孕妇自身和胎儿的生长发育都大有益处。

12. 补钙过多宝宝骨头硬，不好生？

形成胎儿骨肉的是蛋白质，不是钙！胎头是胎体最大的部位，胎头具有可塑性，在分娩过程中，颅缝可以轻度重叠，会使头颅径线缩小，便于娩出。

（周　冬）

第四节　DHA 的摄入管理

DHA 作为一种长链多不饱和脂肪酸，是细胞膜的重要成分，集中在大脑和视网膜，与细胞膜流动性、渗透性、酶活性及信号转导等多种功能有关。机体缺乏 DHA 会影响细胞膜稳定性和神经递质传递。在体内 DHA 可通过亚麻酸合成，但转化率低。人体所需 DHA 主要通过膳食摄取，主要来源为富脂鱼类和蛋黄，还包括母乳、海藻等。尽管 DHA 属非必需脂肪酸，可由 α-亚麻酸合成，但因其转化率低且对脑和视网膜发育至关重要，因此对于孕期和哺乳期女性而言，DHA 亦可视为条件必需脂肪酸。

一、DHA 与母婴健康

维持机体适宜的 DHA 水平，有益于改善妊娠结局、促进婴儿早期神经和视觉功能发育，也有益于改善产后抑郁以及婴儿免疫功能和睡眠模式等。

DHA 与发育的关系

（1）DHA 与神经功能发育

DHA 在神经功能发育方面有积极作用。孕中晚期至子代 2 岁期间是中枢神经快速发育关键期，脑组织内 DHA 浓度呈线性增加；同时孕妇孕期海产品摄入不足影响儿童智力、行为、精细动作等神经功能的发育，提示 DHA 对神经功能发育可能有重要意义。

（2）DHA 与视觉发育

DHA 占视网膜 ω-3 长链多不饱和脂肪酸总量的 93%，DHA 可增加视杆细胞膜盘的可塑性。临床研究可见，孕期和婴儿期补充 DHA 与婴儿视觉发育有关。

（3）DHA 调节免疫功能

有过敏史母亲自孕 25 周起每天补充 ω-3 长链多不饱和脂肪酸（含 1.1 g DHA）至哺乳期，能显著降低其婴儿食物过敏发生率和 IgE 相关性湿疹发病率。母亲孕 30 周至分娩期补充含 DHA 的鱼油，可显著降低子代从出生至 16 岁患过敏性哮喘的风险。

（4）DHA 与新生儿睡眠

母亲孕晚期血浆 DHA 浓度与新生儿睡眠状态有关，DHA 浓度高的母亲所生新生儿出生后活跃睡眠与安静睡眠之比更小，活跃睡眠时间少，睡眠质量更高。孕 24 周至分娩间补充 DHA 能显著减少新生儿睡眠惊醒次数。

二、如何补充 DHA

（1）孕妇和乳母需合理膳食，维持 DHA 水平，以利母婴健康。

（2）中国营养学会提出，孕妇和乳母每天摄入 DHA 不少于 200 mg。可通过每周食鱼 2～3 餐且有 1 餐以上为富脂海鱼，每天食鸡蛋 1 个，来加强 DHA 摄入。

（3）中国地域较广，DHA 摄入量因地而异，需适时评价孕期女性 DHA 摄入量。若膳食不能满足推荐的 DHA 摄入量，调整膳食结构后仍不能达到推荐摄入量，可应用 DHA 补充剂。

（4）婴幼儿每天 DHA 摄入量宜达到 100 mg。

（5）母乳是婴儿 DHA 的主要来源，需倡导和鼓励母乳喂养，母乳喂养的足月婴儿不需要另外补充 DHA。

（6）在无法母乳喂养或母乳不足情形下，可应用含 DHA 的配方奶粉，其中 DHA 含量应为总脂肪酸的 0.2%～0.5%。对于幼儿，宜调整膳食以满足其 DHA 需求。特别应关注早产儿对 DHA 的需求。

（周　　冬）

第五节　维生素的摄入管理

一、脂溶性维生素

脂溶性维生素随脂肪经淋巴系统吸收，吸收后除参与代谢外，不能从尿排出，极少量可随胆汁排出，可在体内有较大储备。孕产妇有必要补充维生素 A 和维生素 D。维生素 A 存在较为丰富的膳食来源，补充剂并不是必需方案。维生素 D 没有充足的膳食来源，如果不能得到充分的阳光照射，补充剂则是唯一的补充方案。维生素 E 和维生素 K 均存在非常丰富的膳食来源，额外补充的必要性不大。

（一）维生素 A

中国营养学会推荐的孕产妇每天维生素 A 的最高可耐受摄入量为维生素 3 000 μg（仅限制动物性食物和补充剂来源的视黄醇，不包括蔬菜水果中的胡萝卜素等维生素

A 原）。

维生素 A 缺乏，胎儿有畸形的可能，如腭裂、唇裂、小头畸形等。过量摄入维生素 A 又会引起中毒，并能导致先天畸形。建议自孕中期开始每天维生素 A 的摄入量为 900 μg。

（二）维生素 D

随着生活方式的变迁，缺少阳光照射，导致维生素 D 缺乏成为一个健康问题。补充剂使维生素 D 的获取更为方便、有保障，经济代价也可以接受。

建议孕期每天维生素 D 摄入量为 10 μg。如果孕妇维生素 D 缺乏，会影响胎儿的骨骼发育，并会导致新生儿的牙齿发育不良和低钙血症。孕期过量摄入维生素 D 也可引起中毒，会导致新生儿出现精神障碍、尿酸中毒和动脉硬化。

（三）维生素 E

通常中年女性较少出现缺乏维生素 E 的情况。过量服用维生素 E 可造成新生儿腹痛、乏力和腹泻。孕妇每天维生素 E 的推荐摄入量为 14 mg。

二、水溶性维生素

（一）维生素 B_1

孕妇维生素 B_1 缺乏可能会引起胎儿先天性脚气病。随着单纯食用精白米的情况增多，孕妇发生维生素 B_1 缺乏的情况有所增加。建议每天的饮食中维生素 B_1 的摄入量为 1.5 mg。各种粮豆类、肉类及谷类都是维生素 B_1 的丰富来源。

（二）维生素 B_2

维生素 B_2 含量较高的食物主要有蛋、奶、动物内脏等动物性食物，绿叶蔬菜及豆类也含有一定量。随着孕期的进程出现维生素 B_2 缺乏症的人数增多，建议孕期每天的饮食中维生素 B_2 的摄入量为 1.7 mg。

（三）维生素 B_6

在孕 20 周以后，维生素 B_6 需要量增加，我国将每天的摄入量定为 1.9 mg。日常食物，如卷心菜、畜禽肉、动物内脏、谷物种子的外皮及豆类等含量较多，完全可以满足孕妇对于维生素 B_6 的需求。

（四）维生素 B_{12}

维生素 B_{12} 对造血及神经系统功能非常重要。建议每天摄入 2.6 μg。维生素 B_{12} 的主要食物来源为肉、动物肝脏、鱼、奶、蛋等，一般植物性食物不含维生素 B_{12}。

（五）维生素 C

维生素 C 的主要食物来源为水果和新鲜蔬菜，如鲜枣、柑橘、青椒等含量很丰富，刺梨、猕猴桃等野果也含有大量维生素 C。适量补充维生素 C（每天 130 mg）可以预防胎儿先天性畸形，但是摄入过量（超过 1 000 mg）会影响胚胎发育，长期过量服用还会让胎儿在出生后发生坏血症。此外，服用超过正常剂量维生素 C，可刺激孕妇胃黏膜导致出血并形成尿路结石。

（周 冬）

第六节 蛋白质的摄入管理

蛋白质是组成人体的重要成分之一，是生命的物质基础，是人体氮的唯一来源。人体的一切细胞都由蛋白质组成，可以说没有蛋白质就没有生命。对于孕妇来说，胎儿在孕期生长发育需要蛋白质的支持，充足的蛋白质是胎儿生长发育和孕妇保持健康必不可少的物质，所以孕期要合理摄入蛋白质。

一、缺乏蛋白质的危害

1. 孕妇
低蛋白血症、水肿、贫血等，会导致机体抵抗力下降，易发生感染。

2. 胎儿
脑细胞分化缓慢，脑细胞总数减少，造成不可逆的损伤，影响智力发育。

二、蛋白质的功能

1. 构造身体器官
人体的各个器官都含有蛋白质，同时蛋白质也是机体细胞的重要组成部分，是人体组织更新和修补的主要原材料。如毛发、皮肤、肌肉、骨骼、内脏、大脑、血液、神经、内分泌等都由蛋白质组成。所以蛋白质对早期胎儿的器官形成以及人体的生长发育都非常重要。

2. 构成人体细胞
人的身体由百兆亿个细胞组成，细胞可以说是生命的最小单位，它们处于永不停息的衰老、死亡、不断更新的新陈代谢过程中。如果组织受损后不能得到及时和高质量的营养修补，机体便会加速衰退或出现功能障碍。孕早期更是胎儿身体各个组织形成的最佳时期，需要摄入适量蛋白质。

3. 载体的运输
蛋白质维持人体正常的新陈代谢，并且具有输送体内各类物质的重要作用。比如载体蛋白对维持人体的正常生命活动是至关重要的，故孕妇缺乏蛋白质可能出现贫血症状。

4. 人体的能量来源
蛋白质是三大供能物质之一，虽然不承担主要供能作用，但却有着极其重要的作用。人体在饥饿、疾病等特殊状态下，会靠分解蛋白质获取更多能量。孕吐会导致孕妇能量来源不足、体重下降，易出现营养不良。

5. 提高免疫力

白细胞、淋巴细胞、巨噬细胞、抗体（免疫球蛋白）、补体、干扰素等，7 d更新一次。当蛋白质充足时，如遇感冒等疾病，身体可在数小时内使免疫细胞的数量增加100倍。充足的蛋白质可增强孕妇的免疫力。

6. 酶的催化

构成人体必需的具有催化和调节功能的各种酶。我们体内有数千种酶，每一种只能参与一种生化反应。人体细胞每分钟要进行一百多次生化反应。酶有促进食物消化、吸收、利用的作用。相应的酶充足，反应就会顺利、快捷的进行，我们就会精力充沛，不易生病。否则，反应就变慢或者被阻断。孕期营养与流产、早产、胎膜早破等关系密切，蛋白质缺乏可导致碱性磷酸酶偏低，易出现流产、早产、发育迟缓、智力低下等情况，应引起重视。

7. 提供胶原蛋白

胶原蛋白占蛋白质的1/3，形成结缔组织，构成身体骨架，如骨骼、血管、韧带等，决定了皮肤的弹性，保护大脑（大脑脑细胞中，很大一部分是胶原细胞，并且形成血脑屏障来保护大脑），如缺乏易出现胎儿畸形或发育不良。

8. 激素的调节

调节体内各器官的生理活性，如胰岛细胞分泌的胰岛素能参与血糖的代谢调节，降低血液中葡萄糖的含量，孕妇如缺乏蛋白质易出现妊娠期糖尿病。

三、蛋白质的作用

1. 保障胎儿正常发育

在胎儿发育过程中，各组织细胞增殖或细胞增大，都必须要有充足的蛋白质，孕5个月时胎儿对蛋白质的需要明显增加。母体摄入蛋白质不足，可引起胎儿细胞分化减慢，从而使某些器官细胞数目减少，影响胎儿的正常发育，容易发生流产、早产、死产或畸胎。

2. 胎儿大脑发育的基础营养

胎儿脑细胞在孕12周到20周时增殖速度极快，是脑细胞生长的第一个高峰。此时胎儿大脑对母体代谢异常敏感，如蛋白质供给不足，直接影响胎儿脑细胞的发育，致脑细胞数目减少，分化迟滞。

3. 为母体健康提供重要原料

孕妇补充蛋白质能够增强自身免疫力，蛋白质中有丰富的活性免疫球蛋白等物质，可以通过胎盘传递，从而增强胎儿的免疫力。另外随着孕周的增加，孕妇的乳房、胎盘、卵巢、羊水、子宫、血液和肌肉等组织都需要一定的增重。孕妇需要摄入足够的蛋白质，以保证这些组织在整个孕期的变化。

4. 缓解孕期不适

孕期水肿、疲倦等都是很常见的现象，补充足量的蛋白质，能在一定程度上缓解水肿、贫血、疲倦等症状，也能在产后及时补充因分娩造成的身体蛋白质的损耗。

5. 减少妊娠纹产生的概率

补充足量的蛋白质可以维持甚至提高皮肤弹性，减少妊娠纹产生的概率。同时蛋白质联合维生素 C 的补充也可增加胎膜弹性，降低胎膜早破的风险。

6. 促进睡眠并稳定情况

蛋白质充足还可以帮助孕妇保证睡眠质量，同时也能够帮助她们调节情绪。如睡前喝牛奶有助于提高睡眠质量，就是因为有乳清蛋白在发挥着作用。

7. 提高母乳质量

产后第三个月为婴儿脑细胞发育的第二高峰，如蛋白质不足，则母乳质量会下降，从而影响新生儿脑的发育。

四、蛋白质的分类

常见蛋白质分为食物蛋白和蛋白营养补充剂，食物蛋白包括植物蛋白和动物蛋白，具体见表 4-6-1。

表 4-6-1　蛋白质的分类、成分及含量

食物蛋白				蛋白营养补充剂
植物蛋白		动物蛋白		
主要种类	含量	主要种类	含量	孕妇首选
1. 豆类 2. 干果类 3. 谷类	1. 大豆蛋白质含量最高（35%～40%），吸收利用度高，易消化 2. 谷类含蛋白质 10%，是生活中的主要摄取物	1. 鱼类 2. 肉类 3. 蛋类 4. 奶类	1. 最优质的动物蛋白：牛奶（3%～3.5%），鸡蛋（11%～14%） 2. 肉类蛋白质含量15%～20% 3. 鱼虾类蛋白质含量15%～20% 4. 肉蛋奶类氨基酸比较平衡，是人体优质蛋白质的重要来源	1. 孕妇奶粉 2. 蛋白质粉

五、优质蛋白质以及食物来源

蛋白质是由 20 种氨基酸组成的，其中有 8 种氨基酸是人体不能合成的，必须从食物中摄取，称为人体必需氨基酸。而衡量蛋白质的优劣，主要取决于食物所含的 8 种人体必需氨基酸是否齐全，配比是否均衡。如含有 8 种必需氨基酸，称完全蛋白质；8 种必需氨基酸配比均衡，则称为优质蛋白质。

1. 特点

（1）生物价高：优质蛋白质极少有过多的氨基酸经肝肾代谢而释放能量或由尿排出多余的氮，可大大减少肝肾的负担。

（2）易于消化吸收：优质蛋白质的氨基酸模式与人体氨基酸模式相近，易于消化吸收。而非优质蛋白质如植物性食物（除豆类）中的膳食纤维会一定程度影响蛋白质的消化吸收。

2. 优质蛋白质的食物来源

《中国居民膳食指南（2016）》里面推荐的富含优质蛋白质的食物类别主要为水产类、禽畜肉类、蛋类、奶类和豆类及其制品（表4-6-2）。

表 4-6-2　优质蛋白质的食物来源、成分及每天摄入量

类别	食物来源	成分	每天摄入量
水产类	鱼、虾、蟹和贝类	蛋白质、矿物质、维生素、多不饱和脂肪酸、EPA、DHA	40～75 g
禽畜肉类	鸡、鸭、鹅、猪、牛、羊	氨基酸组成与人体需要接近，利用率高，含有较多的赖氨酸，与谷类搭配食用最佳	40～75 g
蛋类	鸡蛋、鸭蛋、鹅蛋、鹌鹑蛋	蛋类的各种营养成分比较齐全，营养价值高，其中胆固醇含量高，但适量摄入不会明显影响血清胆固醇水平	1 个蛋
奶类	液态奶、奶粉、酸奶、奶酪、炼乳	其内必需氨基酸比例符合人体需要，属优质蛋白质。且钙含量丰富，易吸收	液态奶 300 ml 或相当 300 ml 液态奶量的奶制品
豆类及其制品	含较多蛋白质和脂肪的大豆类（黄豆、青豆、黑豆）及其制品	蛋白质、不饱和脂肪酸、钙、钾、维生素 E、大豆异黄酮、植物甾醇等	15～25 g 或相当 15～25 g 大豆量的豆制品

六、孕妇摄入蛋白质的安全剂量

《孕期妇女膳食指南（2016）》指出孕 10 周以前每天仅需储留约 0.6 g 蛋白质，孕中、晚期日均分别需要储留 1.9 g 和 7.4 g 蛋白质，按机体蛋白质的利用率 47% 计算，从需要量推算推荐摄入量，孕中、晚期日均蛋白质推荐摄入量分别为 15 g 和 30 g。孕期妇女蛋白质需要量应在非孕妇女的基础上，根据胎儿生长速度及母体生理和代谢的变化进行适当的调整。

（1）孕早期应维持孕前平衡膳食。此阶段胎儿生长速度相对缓慢，所需营养与孕前无太大差别。

（2）孕中期孕妇每天需要增加蛋白质 15 g。在孕前平衡膳食的基础上，额外增加 200 ml 奶，可提供 5～6 g 优质蛋白质；增加鱼、禽、蛋、瘦肉共计 50 g 左右，可提供优质蛋白质约 10 g。

（3）孕晚期孕妇每天需要增加蛋白质 30 g。应在孕前平衡膳食的基础上，每天增加 200 ml 奶，再增加鱼、禽、蛋、瘦肉共计 125 g。每天蛋白质的推荐摄入量占膳食总热量的 15%～20%。提供 15 g 蛋白质的食物量及其能量见表 4-6-3。

表 4-6-3　提供 15 g 蛋白质的食物量及其能量

食物名称	量	能量（kcal）	食物名称	量	能量（kcal）
鸡蛋	113 g	163	瘦猪肉	74 g	106
牛奶	500 ml	270	黄豆	43 g	154
鱼虾类	80～90 g	80～96	豆腐干	93 g	130
瘦羊肉	73 g	86	花生（炒）	69 g	406
瘦牛肉	74 g	78	葵花籽（炒）	66 g	406

注：引自《中国食物成分表 2002》。

女性在怀孕期间对蛋白质的需要量平均每天为 80～85 g，以同时满足母体、胎盘和胎儿生长的需要。而《中国孕妇饮食营养现状分析》数据表明，我国大多数育龄女性由于各种原因，蛋白质尤其是优质蛋白质的摄入还达不到正常水平。孕妇摄入蛋白质不足，会引发妊娠期高血压、贫血和营养不良性水肿，同时也会对胎儿的发育不利。已有大量的研究证实，孕期蛋白质-能量营养不良会直接影响胎儿的体格和神经系统发育，导致早产和胎儿生长受限、低体重儿。而早产儿、低体重儿成年后发生向心性肥胖、胰岛素抵抗、代谢综合征、2 型糖尿病等代谢性疾病的风险增加。

孕期妇女平日膳食既要有量的保证，也更应重视质的要求，动物蛋白和豆类蛋白两者搭配食用，可使食物中的氨基酸得到互补，增加蛋白质的利用率。

七、素食主义者蛋白质补充

2016 年，美国营养与饮食学会（Academy of Nutrition and Dietetics）表示，纯素食饮食可以满足成年人的所有营养需求。那么对于不吃肉或不吃动物食品的孕期妇女来说，时刻关注自己是否获得足够的蛋白质、必需的维生素和矿物质，就显得非常重要了，素食中优质蛋白质来源见表 4-6-4。

表 4-6-4　素食中优质蛋白质来源

种类	成分及含量
豆腐	豆腐包含每 100 g 约含 24.6 g 蛋白质
黄豆	黄豆每 100 g 约含 36.3 g 蛋白质

种类	成分及含量
扁豆	每 100 g 约含 30.7 g 蛋白质，还含有膳食纤维、铁和钾
花生	花生富含蛋白质及有益健康的脂肪，可以改善心脏健康
杏仁	坚果中杏仁提供的蛋白质最多，开心果紧随其后，含有不饱和脂肪，可以降低胆固醇水平
螺旋藻	含有丰富的营养物质，如蛋白质、铁、维生素 B 和锰
藜麦	藜麦是一种高蛋白质的谷物，含有完整的蛋白质，还含有镁、铁、膳食纤维和锰
奇亚籽	奇亚籽是蛋白质的完整来源，每汤匙含有 2 g 蛋白质
土豆	土豆含有丰富的蛋白质，还富含钾和维生素 C
蔬菜	许多深色的绿叶蔬菜含有蛋白质，如西蓝花
燕麦	燕麦中蛋白质含量十分丰富（15.6%），是大米、小麦粉的 1.6～2.3 倍，在禾谷类粮食中居首位，含有 18 种氨基酸，其中 8 种是人体必需氨基酸
糙米	含有丰富的蛋白质、脂肪、维生素、矿物质、膳食纤维等营养成分。每 100 g 糙米中含有 8.07 g 蛋白质
芝麻	含有大量蛋白质、丰富的维生素 E。芝麻蛋白质含量为 19%～31%，平均 25% 左右
小麦胚芽	含有丰富的蛋白质、维生素 B 及维生素 E

（张文凯）

第七节　膳食纤维的摄入管理

　　膳食纤维是指植物中天然存在的、提取的或合成的碳水化合物的聚合物。在小肠中不被消化吸收，在大肠中能部分或全部发酵，有润肠通便、调控血糖、降血脂、预防癌症等多种生理功能。膳食纤维是蛋白质、脂肪、碳水化合物、维生素、矿物质、水，之后第七大营养素。膳食纤维是一类物质的总称，它包括：纤维素、半纤维素、木质素、果胶、菊粉等。

一、膳食纤维的分类、功能及食物来源

　　膳食纤维的分类及功能见表 4-7-1。膳食纤维的食物来源见表 4-7-2。

表 4-7-1　膳食纤维的分类及功能

可溶性膳食纤维		不可溶性膳食纤维	
种类	功能	种类	功能
果胶	1. 能溶于水且吸水膨胀	纤维素	1. 不能溶于水
菊粉	2. 能酵解利用并吸附肠毒素	半纤维素	2. 不被大肠中微生物酵解
植物胶	3. 能帮助排胆汁	木质素	3. 具有吸收水分的特性
藻类多糖	4. 能调整糖类及脂类代谢		4. 可清理宿便，净化肠道
	5. 能降低胆固醇		5. 预防便秘

表 4-7-2　膳食纤维的食物来源

种类	食物来源	摄入量
谷类	燕麦、大麦、红薯、土豆	低能量膳食为 25 g/d
豆类	魔芋、豆类麸皮	中能量膳食为 30 g/d
蔬菜	卷心菜、苜蓿、豌豆、蚕豆、芹菜、胡萝卜	高能量膳食为 35 g/d
水果	苹果、柠檬、柑橘、菠萝、香蕉	

二、膳食纤维的功能

1. 调节肠道功能

（1）产生反射性收缩作用，促进肠蠕动，减少食物在肠道中停留时间，促进肠道正常的排空。膳食纤维在大肠内经细菌发酵，直接吸收纤维素中的水分，使大便变软，产生通便作用，可显著增加排便次数和排便量。

（2）防治痔疮：痔疮的发生是因为大便秘结而使血液长期阻滞与淤积。膳食纤维的通便作用，可降低肛门周围的压力，使血流通畅，从而起到防治痔疮的作用，对存在便秘的孕妇尤其重要。

（3）改善肠内菌群：肠内益生菌、双歧杆菌比例可从 6% 升高到 19%。

（4）改善腹泻：腹泻时使用可减少水样便次数，增加糊状便次数。

（5）提高钙吸收率：水溶性膳食纤维对钙生物利用率有积极影响，提高肠道钙吸收、钙平衡和骨矿密度作用，对胎儿的发育具有促进作用。

2. 控制体重

肥胖大都与食物中热量摄入增加或体力活动减少有关。增加膳食纤维摄入，可减少热量摄入，消耗体脂而减肥。水溶性纤维，遇水会膨胀成数十倍原体积的凝胶团，能增加饱足感，减少食物摄入量，不会提供热量，因而对肥胖者控制体重很有帮助。

3. 降血脂

膳食纤维有利于胆固醇的排出。在结肠内益生菌作用下，有的可以结合胆固醇，有的可以结合胆固醇代谢产物胆酸，当它们不被回吸收直接从粪便排出时，有利于降低血液中的胆固醇，降低血脂，预防心脑血管疾病。

4. 清除体内毒素和垃圾，降低患癌概率

水溶性膳食纤维，在肠道内形成保护膜，大量吸收水分，膨胀增大，把坏死细胞、重金属、过多的肠道细菌、毒素，甚至核放射物质等"打包"进粪便，刺激肠蠕动并加速排出，从而调节内分泌系统等。膳食纤维摄入越少，结肠癌发病率越高。对于孕期妇女来说，便秘、肥胖以及毒素的累积是代谢性疾病的源头。

5. 控制餐后血糖

（1）预防餐后血糖急剧升高：膳食纤维既不甜，也不会被分解，可抑制双糖分解，减缓葡萄糖的吸收速度，使进餐后血糖不会急剧上升，提高肌细胞和脂肪细胞对胰岛素的敏感性，这对孕妇预防糖尿病发生和控制妊娠期糖尿病的血糖水平有积极意义。

（2）减肥：肥胖是增加糖尿病患病风险的因素之一，因此从某种意义上说，控制体重也是在预防糖尿病。美国哈佛大学医学院对膳食纤维和糖尿病的关系进行了 2 次大型研究，结果表明，高膳食纤维的人群比低膳食纤维的人群患上糖尿病的概率要低 40%。

6. 防治胆结石

胆结石的形成与胆汁中胆固醇含量过高有关，增加膳食纤维含量，可使胆汁中胆固醇含量降低，减少胆结石发生。

7. 防治肠道憩室病

膳食纤维能增加粪便体积，能吸水，降低了粪便硬度和黏度，减少了肠道憩室病发生。

8. 降血压

膳食纤维能够吸附离子，与肠道中的钠离子、钾离子进行交换，从而降低血液中的钠钾比值，从而起到降血压的作用。

膳食纤维的八大主要功能在孕期起着不可替代的作用，而且在预防孕妇的血糖、血压及血脂异常等方面有着举足轻重的地位，因此孕期膳食纤维的摄入十分重要。

三、膳食纤维的摄入标准

联合国粮食及农业组织（FAO）要求膳食纤维每天摄入量最低警戒线是 27 g。《中国居民膳食指南（2016）》中推荐每天膳食纤维摄入量为 25～30 g。常见食物膳食纤维含量见表 4-7-3。

表 4-7-3　常见食物膳食纤维含量（每 100 g）

食物	膳食纤维含量（g）	食物	膳食纤维含量（g）
燕麦片	6.0	洋葱	0.9
米饭	0.3	西蓝花	1.6
红薯	1.6	干海带	6.1
春笋	2.8	春笋	2.8

食物	膳食纤维含量（g）	食物	膳食纤维含量（g）
菠菜	1.7	杧果	1.3
韭菜	1.4	苹果	1.2
芹菜	1.4	梨	3.1
番茄	0.5	猕猴桃	2.6
金针菇	2.7	菠萝	1.3

实际上我国人均膳食纤维摄入量 13.3 g/d，不足推荐摄入量的 50%。城市人口人均更低，仅 11 g 左右，如广州 8.6 g、上海 9.1 g、天津 12.7 g，并且仍呈逐年下降的趋势。

四、缺乏膳食纤维的危害

通常情况下，孕妇缺膳食纤维会出现便秘、痔疮、肠胃功能不佳、血糖高、糖尿病等，严重影响孕妇的日常生活，对胎儿的生长也会产生不利的影响。孕妇出现便秘后，应当以预防和调理为主，首先要养成每天定时排便的良好习惯，适当增加身体的活动量；同时，每天要安排合理的饮食，多吃含膳食纤维多的食物。

哺乳期婴儿所有的营养都是通过妈妈的乳汁获取的，若膳食纤维摄取不足，乳汁的质和量就会受影响，还会出现便秘、痔疮和钙质流失等情况，这对婴儿营养的吸收是不利的。有效补充膳食纤维能保持消化系统的健康，有增强免疫力、通便、清肠健胃的益处，只有妈妈营养摄入充足，宝宝才能健康成长。

五、粗纤维食物

粗纤维食物是很好的健康食品，适合成年人与孕妇食用，对于疾病有很好的预防作用。粗纤维食物主要分为豆类、水果类、蔬菜类、菌类等（表 4-7-4）。

表 4-7-4　粗纤维食物的主要类别

类别	食物来源
豆类	黑豆、绿豆、蚕豆、黄豆、青豆、赤豆等
水果类	苹果、柿子、菠萝、草莓、梨子等
蔬菜类	芹菜、韭菜、黄花菜、黄豆芽、蒜苗等
菌类	香菇、木耳、金针菇、蘑菇等

粗纤维食物不宜过多食用，营养学上对于粗纤维食物的推荐摄入量是每人每天 20～35 g，多吃反而会降低其他营养素的利用率。其纤维比较粗，难以消化、吸收，会加重胃的负担，故儿童和胃肠功能差、经常腹泻的人不要多吃。

（张文凯）

第八节　益生菌的摄入管理

益生菌不但能调节肠胃功能和增强免疫力，对于孕期也有着很多意想不到的功效。肠道菌群的平衡对于孕妇的免疫系统起着重要作用，甚至直接关系胎儿的健康。益生菌是我们人体肠道内本身就存在的有益菌。作为我们身体内本身就有的一部分，一般不会和正在服用的任何保健品或者药品产生冲突，也不用担心过量补充，对孕妇是安全的。

一、孕妇补充益生菌的必要性

1. 有效增强母体免疫力

多项研究表明，肠道菌群的平衡和人们身体的健康有着直接的联系。孕期服用益生菌补充剂，可以有效增强孕妇的新陈代谢、免疫功能，进而提高健康水平，用天然的方法抵御各种疾病的入侵。2012 年 5 月在《流行病学》（*Epidemiology*）杂志上发表的一项研究发现：孕期和哺乳期坚持服用益生菌补充剂可以有效提高孕妇免疫力，进而能够有效预防孕期高发的湿疹和各种过敏症状。

2. 有助于婴儿的健康

（1）在 2011 年《美国医药营养学杂志》（*American Journal of Clinical Nutrition*）上发表的一项研究表明：在怀孕期间，孕妇肠道菌群内的菌种和含量的平衡，对于维护孕妇体内正常的新陈代谢至关重要，甚至会直接影响新生儿，尤其是顺产和母乳喂养的新生儿。

（2）母体的羊水中有少量的微生物，其种类、数量都很少，这是婴儿接触的第一类微生物。接下来，婴儿的微生物环境会受到出生后遇到的第一个外环境影响：如果是正常顺产，其体内微生物群来自母体；如果是剖宫产，其体内微生物群来自母体的皮肤环境。

（3）婴儿的肠道菌群直到出生并且接受母乳喂养后才会逐渐建立起来，孕期服用益生菌补充剂可以有效改善母体中的肠道菌群，进而有助于提升婴儿的免疫力和健康的肠道生态环境。临床试验证明：孕期坚持服用益生菌的妈妈产下的婴儿，在 2～6 个月期间，腹泻、疝气、便秘的概率比其他婴儿要低。

3. 可以有效控制孕期体重

《产妇胎儿与新生儿医学杂志》（*Journal of Maternal－Fetal and Neonatal Medicine*）2013 年 5 月的一项研究显示：服用益生菌补充剂的孕妇，增加的体重要比没有服用的孕妇明显减少，这应该源于益生菌可以帮助营养的吸收。孕妇的体重增加和妊娠糖尿病、妊娠期高血压等的发生有着密不可分的关系。所以，服用益生菌补充剂控制体重，是孕期保持健康状态的有效办法。

4. 可以有效预防妇科炎症

益生菌，作为孕期和哺乳期可以安全服用的保健品，也是预防妇科炎症最有效的产品之一。在国外，用益生菌治疗和预防妇科炎症其实已经有相当长的一段历史。服用益生菌，有助于保护阴道的菌群平衡，辅助降低念珠菌感染的机会，从而在一定程度上预防妇科炎症的发生和治愈后复发。

4. 可以有效减少妊娠期糖尿病

近年来，世界各地科学家发现，孕妇服用益生菌有利于其机体营养维持在平衡状态，从而减少妊娠糖期尿病的发生。Erika 研究发现在孕早期补充益生菌，是减少妊娠期糖尿病发生最为安全有效的方法。在该研究中，256 名妇女被随机分成 3 组（分别用膳食干预、安慰剂和益生菌），其中服用益生菌组仅有 13％的孕妇出现妊娠期高血糖，而相比之下，其他两组的高血糖现象达到 36％左右。这项实验充分证明了益生菌对妊娠期糖尿病的预防功效。

6. 有效预防和改善便秘、胃肠道不适等

双歧杆菌能够促进平滑肌的收缩，进而使肠道蠕动加速，增强肠道推进功能，从而有效预防和改善便秘、胃肠道不适等。

7. 有利于对"三高"的预防

益生菌通过调节肠胃功能，调节人体对食物中糖分、脂质等物质的吸收，进而调节人体血糖、血脂，预防高血压、高血糖和高血脂等的发生。

总的来说，益生菌对于孕妇及胎儿的健康意义可能远远超乎你的想象。从孕早期服用益生菌，可以在很大程度上提升孕妇整体的健康水平，预防各种孕期疾病的发生，甚至可以为即将出生的宝宝打下良好结实的健康基础。

（张文凯）

第五章　常见妊娠合并症与妊娠指导

第一节　妊娠期高血压与妊娠指导

妊娠期高血压是妊娠与高血压并存的一组疾病，是导致孕产妇和胎儿死亡的重要原因。近年来，随着三孩政策的实施，我国高龄孕产妇比例增加，妊娠期高血压患病率增加。

一、定义

妊娠期高血压是指妊娠与高血压并存的一组疾病。包括妊娠前诊断为高血压或妊娠 20 周前新发现的高血压以及妊娠 20 周后发生的高血压。

二、危险因素

(1) 年龄≥35 岁。

(2) 肥胖：孕前体重指数＞28 kg/m²。

(3) 遗传：有妊娠期高血压的家族史（尤其是母亲及姐妹）。

(4) 既往妊娠期高血压病史：既往有子痫前期、HELLP 综合征。

(5) 既往妊娠期糖尿病病史。

(6) 孕前合并疾病：孕前合并抗磷脂综合征、系统性红斑狼疮、肾脏疾病、高血压、易栓症、糖尿病、睡眠呼吸暂停低通气综合征等。

(7) 子宫张力过高：羊水过多、双胎、多胎、巨大儿及葡萄胎等。

(8) 情绪因素：孕期精神紧张、负面情绪。

(9) 初次妊娠：子痫前期更容易发生于无其他明显危险因素的健康初次妊娠者。

(10) 应用辅助生殖技术怀孕。

(11) 再次妊娠与上次妊娠间期＞10 年。

(12) 膳食因素：低镁低钙饮食。

三、妊娠期高血压诊断、分类与评估

（一）诊断

妊娠期高血压定义为间隔至少 4 h，2 次收缩压≥140 mmHg（1 mmHg＝0.133 kPa）和/或舒张压≥90 mmHg。若血压低于 140/90 mmHg，但较基础收缩压升高≥30 mmHg 和/或舒张压升高≥15 mmHg，虽不作为诊断依据却需要密切随访。

（二）分类

2018 年颁布了《ISSHP 国际实践建议：妊娠期高血压疾病的分类、诊断和管理指南》，将妊娠期高血压分为两大类 6 个亚型。

1. 第一类

妊娠前诊断为高血压病或妊娠 20 周前（＜20 周）新发现的高血压，包括以下 3 个临床亚型。

（1）慢性高血压（包括原发性和继发性）：慢性高血压是指在妊娠前或妊娠 20 周前（＜20 周）出现的高血压，孕妇通常有高血压病家族史，一经诊断，需完善病史、体格检查及相应的辅助检查。慢性高血压多为原发性，继发性少见，如果有明显继发性高血压临床线索，需针对继发性高血压病因完善相应的辅助检查，并应立即进行靶器官损害的评估。

（2）白大衣高血压：诊室血压升高（≥140/90 mmHg），而家庭血压正常（＜130/80 mmHg）即为白大衣高血压。孕妇中白大衣高血压患病率为 16％。对怀疑白大衣高血压的孕妇应行 24 h 动态血压监测或家庭自测血压监测。还应警惕白大衣高血压孕妇发展为妊娠期高血压及子痫前期。

（3）隐匿性高血压：诊室血压正常（＜140/90 mmHg）而 24 h 动态血压监测或家庭自测血压升高（≥130/80 mmHg）即为隐匿性高血压。临床上很难识别隐匿性高血压，且缺乏相应的研究支持。因此对于孕早期如合并左心室肥厚、慢性肾病、视网膜病变等高血压靶器官损害，但诊室血压无明显升高者，应警惕隐匿性高血压的可能。怀疑隐匿性高血压的孕妇应行 24 h 动态血压监测或家庭自测血压监测以明确诊断。

2. 第二类

妊娠 20 周后（≥20 周）发生的高血压，包括以下 3 个临床亚型。

（1）一过性妊娠期高血压：一过性妊娠期高血压指在检查时发现血压升高，但随后重复测量血压均正常。一过性妊娠期高血压无须治疗，可自行缓解。但有研究认为，约 20％的一过性高血压可发展为妊娠期高血压，另有约 20％会发展为子痫前期。

（2）妊娠期高血压：妊娠 20 周后血压升高（收缩压≥140 mmHg 和/或舒张压≥90 mmHg），但不伴有蛋白尿、脏器功能损害和胎儿生长受限。一经诊断妊娠期高血压，应严密监测血压。

（3）子痫前期：包括新发或由慢性高血压发展的。在诊断妊娠期高血压的基础上，合并有以下一条及以上情况的，诊断为子痫前期。

①蛋白尿：24 h 尿蛋白定量≥300 mg。临床上 24 h 尿蛋白定量可用尿微量白蛋白/肌酐比替代，≥30 mg/mmol 或 0.3 mg/mg 可诊断。②合并其他靶器官功能障碍，包括急性肾损伤（肌酐≥90 μmol/L）、肝脏受累（转氨酶升高，谷丙转氨酶或谷草转氨酶为正常值上限 2 倍以上）伴/不伴有右上腹痛、神经系统并发症（如子痫、脑功能障碍、视觉障碍、严重头痛）、血液系统并发症（如弥散性血管内凝血、血小板计数＜100×10^9/L、溶血）。③子宫胎盘功能障碍：如胎儿生长受限、脐动脉多普勒血流波形异常、死胎。

（三）孕前评估及建议

1. 评估

拟妊娠女性孕前进行诊断评估是预防妊娠期高血压的重要手段。

（1）对拟妊娠女性，孕前应详细了解病史（如既往有无高血压病史、孕产史、妊娠期高血压或子痫史、肾病史）及是否曾经或正在服用降压药物等情况。

（2）对既往有高血压的女性，应了解是否存在靶器官损害及继发性高血压。检查项目一般包括肾动脉超声、心脏超声心动图、动态血压监测、血常规、血浆肾素/醛固酮水平、尿常规、凝血功能、肝功能、肾功能、血糖、血尿酸、尿微量白蛋白/肌酐、尿蛋白定量检测等。

（3）对无继发性因素、不合并靶器官损害、未经药物治疗的高血压女性，均建议行生活方式干预，包括减重、限盐，严格限盐应在备孕阶段实施。

（4）降压药物可选择拉贝洛尔、硝苯地平片及硝苯地平缓释片等，建议血压<140/90 mmHg 时备孕。对于已经应用降压药物治疗的女性，应停用孕期禁用的降压药物，换成孕期相对安全的降压药物，治疗血压达标后观察 4～8 周再考虑备孕。

（5）对高血压 2 级及以上（≥160/100 mmHg）和伴有靶器官损害及继发性因素的女性，建议于高血压专科规范诊断及治疗 3～6 个月后再次进行孕前评估。

拟妊娠女性孕前的评估流程如下（图 5-1-1、图 5-1-2）。

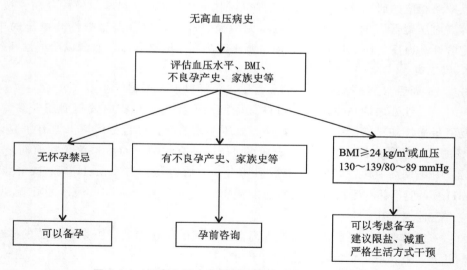

图 5-1-1　无高血压病史拟妊娠女性孕前血压评估流程

2. 妊娠期血压监测及指导建议

（1）无高血压病史的孕妇也应当防范妊娠期高血压，每次产科检查都应进行规范的血压测量。

（2）对已经明确有妊娠期高血压的孕产妇，应预防子痫前期的发生，包括密切监测血压和尿蛋白水平。

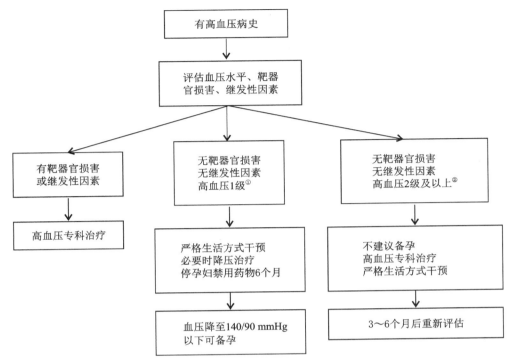

图 5-1-2　有高血压病史拟妊娠女性孕前血压评估流程

注：①血压≥140/90 mmHg，②血压≥160/100 mmHg。

（3）24 h 动态血压监测对早期识别妊娠期高血压具有高度的敏感性和特异性。

①孕早期 24 h 收缩压和舒张压明显升高提示具有发生妊娠期高血压或子痫前期的风险。②孕中期夜间血压升高是发生子痫前期的重要危险因素。③孕晚期妊娠期高血压或子痫前期的妇女血压持续线性上升，直到分娩；子痫前期病史的孕妇，发生子痫前期的风险明显增加。

（4）建议在孕早期、中期、晚期至少各进行一次 24 h 动态血压监测，以最大程度保证母婴安全。

四、妊娠期高血压的治疗

（一）非药物治疗

虽然妊娠期高血压与慢性高血压的病理生理机制明显不同，但二者降压治疗原则相似，所有患妊娠期高血压的孕妇均应进行非药物治疗。非药物治疗主要指生活方式干预，即去除不利于身体和心理健康的行为和习惯。它不仅可以预防或延迟高血压的发生，还可以降低血压，提高降压药物的疗效，从而降低心血管风险。具体内容简述如下。

1. 减少钠盐摄入

钠盐可显著升高血压以及高血压的发病风险，而钾盐则可对抗钠盐升高血压的作用。我国各地居民的钠盐摄入量均显著高于目前世界卫生组织每天应少于 6 g 的推荐量，而钾盐摄入量则严重不足，因此，所有高血压患者均应采取各种措施，尽可能减少钠盐的摄入量，并增加食物中钾盐的摄入量。主要措施包括：

（1）尽可能减少烹调用盐，建议使用可定量的盐勺。

（2）减少味精、酱油等含钠盐的调味品用量。

（3）少食或不食含钠盐量较高的各类加工食品，如咸菜、火腿、香肠以及各类炒货。

（4）增加蔬菜和水果的摄入量。

（5）肾功能良好者，使用含钾的烹调用盐。

2. 控制体重

超重/肥胖是导致血压升高的重要原因之一，而以腹部脂肪堆积为典型特征的中心性肥胖还会进一步增加高血压等心血管与代谢性疾病的风险，适当降低体重，减少体内脂肪含量，可显著降低血压。

衡量超重/肥胖最简便和常用的生理测量指标是体重指数和腰围。前者通常反映全身肥胖程度，后者主要反映中心性肥胖的程度。成年人正常体重指数为 $18.5\sim23.9\ kg/m^2$；在 $24\sim27.9\ kg/m^2$ 为超重，提示需要控制体重；BMI$>28\ kg/m^2$ 为肥胖，应减重。成年女性正常腰围$<85\ cm$，如腰围$>85\ cm$，同样提示需控制体重；如腰围$>90\ cm$，也应减重。

最有效的减重措施是控制能量摄入和增加体力活动。在饮食方面，要遵循平衡膳食的原则，控制高热量食物（高脂肪食物、含糖饮料及酒类等）的摄入，适当控制主食（碳水化合物）用量。在运动方面，规律的、中等强度的有氧运动是控制体重的有效方法。减重的速度因人而异，通常以每周减重 $0.5\sim1\ kg$ 为宜。对于非药物措施减重效果不理想的重度肥胖患者，应在医生指导下，使用减肥药物控制体重。

3. 不吸烟

吸烟是一种有损健康的行为，是心血管疾病和癌症的主要危险因素之一。被动吸烟也会显著增加心血管疾病的风险。吸烟可导致血管内皮损害，显著增加高血压患者发生动脉粥样硬化性疾病的风险。戒烟的益处十分肯定，而且任何年龄戒烟均能获益。烟草依赖是一种慢性成瘾性疾病，不仅戒断困难，复发率也很高。因此，医生应强烈建议并督促高血压患者戒烟，并鼓励患者寻求药物辅助戒烟（使用尼古丁替代品、安非他酮缓释片和伐尼克兰等），同时也应对戒烟成功者进行随访和监督，避免复吸。

4. 限制饮酒

长期大量饮酒可导致血压升高，限制饮酒量则可显著降低高血压的发病风险。我国男性长期大量饮酒者较多。每天酒精摄入量男性不应超过 25 g；女性不应超过 15 g。不提倡高血压患者饮酒，如饮酒，则应少量：白酒、葡萄酒（或米酒）与啤酒的量分别少于 50 ml、100 ml、300 ml。

5. 体育运动

一般的体力活动可增加能量消耗，对健康十分有益。而定期的体育锻炼则可产生重要的治疗作用，可降低血压、改善糖代谢等。因此，建议每天应进行适当的 30 min 左右的体力活动；每周应有 1 次以上的有氧体育锻炼，如步行、慢跑、骑车、游泳、做健美操、跳舞和非比赛性划船等。典型的体力活动计划包括三个阶段：①5～10 min 的轻度热身活动；②20～30 min 的耐力活动或有氧运动；③放松阶段，约 5 min，逐渐减少用力，使心脑血管系统的反应和身体产热功能逐渐稳定下来。运动的形式和运动量均应根据个人的兴趣、身体状况而定。

6. 减轻精神压力，保持心理平衡

心理压力或精神压力引起心理应激，即人体对环境中心理因素和生理因素的刺激所做出的反应。长期、过量的心理反应，尤其是负性的心理反应会显著增加心血管疾病的风险。精神压力增加的主要原因包括过度的工作、生活压力以及病态心理，包括抑郁症、焦虑症、A 型性格（一种以敌意、好胜、妒忌心理及时间紧迫感为特征的性格）、社会孤立和缺乏社会支持等。应采取各种措施，帮助患者预防和缓解精神压力以及纠正和治疗病态心理，必要时建议患者寻求专业心理辅导或治疗。

（二）药物治疗

拉贝洛尔作为妊娠期高血压优选降压药物，可用于备孕期及孕期各个阶段。硝苯地平可用于备孕期及孕期各个阶段，尤其是孕中晚期重度高血压。妊娠合并重度高血压或子痫前期的孕妇需应用静脉药物降压时，可使用拉贝洛尔、乌拉地尔、尼卡地平、酚妥拉明、硝普钠。静脉使用降压药物需从小剂量开始，严密监测孕妇血压及其他生命体征和胎儿宫内情况。

无靶器官损害的孕妇：血压≥140/90 mmHg，生活方式干预同时建议启动药物治疗，治疗过程中严密监测血压，将血压控制在 140/90 mmHg 以下。有靶器官损害的孕妇：收缩压≥140 mmHg 和/或舒张压≥90 mmHg，生活方式干预同时启动药物治疗，将血压控制在 135/85 mmHg，治疗过程中严密监测血压及靶器官损害情况。孕妇血压≥160/110 mmHg，属于妊娠期高血压急症，应紧急给予降压药物治疗，必要时启动静脉药物降压治疗。为保证子宫-胎盘血流灌注，孕妇血压不可低于 130/80 mmHg。

妊娠期高血压孕妇的血压评估及诊疗流程见图 5-1-3。

（三）终止妊娠的时机

子痫前期的孕妇在孕 37 周及以后或合并以下情况之一时建议即刻产科就诊住院治疗，经由产科医生评估确认终止妊娠的时机。

（1）应用 3 种降压药物仍反复发作的严重高血压。

（2）进行性的血小板减少。

（3）进行性的肾功能异常或肝酶指标异常。

（4）肺水肿。

（5）异常的神经系统体征（如反复出现的视觉障碍、抽搐）。

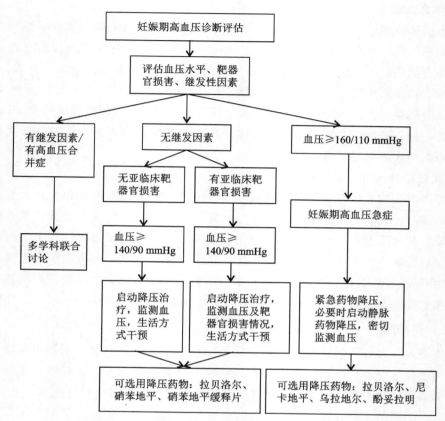

图 5-1-3　妊娠期高血压孕妇的血压评估、诊疗流程

注：1 mmHg＝0.133 kPa。

（6）胎儿状态不稳定。

对孕期＜34 周的妊娠期高血压孕妇，权衡继续妊娠与孕妇疾病进展的相对获益和风险，产科就诊评估，适时终止妊娠。

五、产后及哺乳期高血压的管理

妊娠期高血压的产妇产后应规律监测血压，并至少监测 42 d。子痫前期的产妇需警惕产后子痫，应严密监测血压至少 3 d，并延续产前的降压治疗。建议所有产妇产后 3 个月测量血压、复查尿常规及其他孕期曾出现异常的实验室指标，如仍有持续的蛋白尿或高血压，建议重新评估血压水平、有无高血压靶器官损害及继发性高血压。

（周　冬）

第二节　妊娠合并糖尿病与妊娠指导

妊娠合并糖尿病包含糖尿病合并妊娠（pre-gestational diabetes mellitus，PGDM）

和妊娠期糖尿病（gestational diabetes mellitus，GDM）。随着全球范围内糖尿病患病率不断升高以及妊娠期代谢性疾病筛查的普及，妊娠合并糖尿病患者数量正逐年上升。妊娠合并糖尿病患者中主要为 GDM，其余为孕前已发生 1 型或 2 型糖尿病。妊娠合并糖尿病会不同程度增加母胎相关疾病的发生风险，高血糖未经控制，将大大增加流产、胎儿畸形风险。此外，孕中、晚期高血糖还可能引起胎儿高胰岛素血症、巨大胎儿、胎儿肺发育成熟延迟，进而导致难产、早产、新生儿产伤、低血糖、呼吸窘迫综合征。同时还会增加新生儿远期肥胖及 2 型糖尿病的发生风险。因此，积极控制孕期高血糖对改善母胎近远期并发症具有重要意义。

一、孕前规范化管理

（一）孕前咨询

孕前咨询时，备孕女性应被告知分娩前达到血糖理想控制范围的重要性。妊娠合并糖尿病增加子代先天畸形风险，如无脑儿、小头畸形、先天性心脏病和尾骨退化异常等，这些风险与妊娠前 10 周糖化血红蛋白（HbA1c）数值成正相关。在无低血糖风险时，若 HbA1c 持续稳定的低于 6.5%，子代先天畸形发生风险将降至最低。

为尽可能减少孕期并发症的发生，建议具有生育能力的女性均应接受糖尿病健康知识教育，了解有效避孕措施的重要性，降低意外妊娠所致的胎儿畸形与其他相关并发症的发生风险。

（二）孕前保健

孕前检查应包含风疹、梅毒、乙肝病毒（HBV）、人类免疫缺陷病毒（HIV）检测以及薄层液基细胞学检查（TCT）等。针对妊娠合并糖尿病的检查应包括 HbA1c、甲状腺功能、肌酐、尿蛋白/肌酐比值、眼科检查。如孕前已合并视网膜病变，孕期应重点关注视网膜病变有无进展。

孕前咨询时应针对母胎相关患病风险进行解释及告知降低患病风险的方式，如有效的血糖控制、养成良好生活方式及正确的营养支持。

（三）孕前糖尿病筛查

由于我国定期体检的体系并不完善，孕前糖尿病的漏诊率超过 2/3，需加强孕早期筛查。由于孕前糖尿病合并妊娠的诊断、治疗对母胎结局的影响均与 GDM 存在明显差异，应加强孕早期对孕前糖尿病的筛查。建议有糖尿病高危因素的孕妇，在首次产检时应进行空腹血糖水平筛查，以检出孕前漏诊的糖尿病。

二、孕期规范化管理

（一）掌握 GDM 血糖控制目标，严格血糖监测

妊娠合并糖尿病时孕期血糖控制目标并不过低，且血糖达标的同时减少血糖波动。我国《妊娠合并糖尿病诊治指南（2014）》中指出，GDM 患者孕期血糖应控制在餐前及餐后 2 h 血糖值分别≤5.3 mmol/L、6.7 mmol/L，特殊情况下可测餐后 1 h 血糖

（≤7.8 mmol/L）；夜间血糖不低于 3.3 mmol/L；妊娠期糖化血红蛋白（HbA1c）宜＜5.5%。

HbA1c 即使在正常范围内升高也会增加不良妊娠结局的发生率，血糖异常升高与不良妊娠结局成正相关。孕早期 HbA1c 控制在 6%～6.5%，不良妊娠结局发生率最低。在孕中、晚期，HbA1c 控制在 6% 以内，不良妊娠结局，如大于胎龄儿、早产、子痫前期发生率最低。HbA1c 能反映一段时间内血糖控制的平均水平，但它仍不能确切反映餐后高血糖水平，因此孕妇应更加注重血糖的自我监测。

对于糖尿病合并妊娠患者，血糖的控制通常需要饮食疗法结合胰岛素注射治疗。推荐糖尿病合并妊娠患者在进行血糖自我监测时，同时监测餐前血糖的变化；餐后血糖监测则有助于降低子痫前期的发生率。孕期血糖控制比非孕期更严格，因此，糖尿病孕妇应摄入与胰岛素剂量相符的碳水化合物总量，以避免发生高血糖或低血糖。血糖控制稳定或不需要胰岛素治疗的 GDM 女性，每周至少测定一次全天 4 点（空腹和三餐后 2 h）血糖。其他患者酌情增加测定次数。孕期血糖控制目标见表 5-2-1。

表 5-2-1　妊娠合并糖尿病患者在妊娠期内血糖控制目标

血糖时间检测点	GDM 控制目标	PGDM 控制目标
空腹或餐前血糖（mmol/L）	≤5.3	3.3～5.6
餐后血糖（mmol/L）	1 h≤7.8	5.6～7.1
	2 h≤6.7	
夜间血糖（mmol/L）	≥3.3	3.3～5.6
HbA1c（%）	<5.5	<6.0

（二）重视饮食管理、运动疗法

妊娠合并糖尿病的治疗与管理应遵循"孕前详计划，孕期严达标，产后重随访"的原则，进行全程合理饮食、运动干预。孕前生活方式干预有利于降低 GDM 的发生风险；孕期饮食、运动控制使糖尿病孕妇血糖控制在正常范围内，保证孕妇和胎儿合理营养摄入，减少胎儿并发症的发生，减少妊娠期胰岛素抵抗；产后维持生活方式干预有利于降低 GDM 向 2 型糖尿病发展的趋势，预防再妊娠 GDM 的复发。

1. 饮食管理

孕期的饮食原则为既保证孕妇和胎儿能量需要，又维持血糖在正常范围，而且不发生饥饿性酮症。尽可能选择低升糖指数的碳水化合物。应实行少量多餐制，每天分5～6 餐。

（1）每天总能量摄入。

虽然需要控制糖尿病孕妇每天摄入总能量，但应避免能量限制过度（孕早期＜1 500 kcal，孕晚期＜1 800 kcal），尤其，碳水化合物摄入不足可能导致酮症的发生，对母亲和胎儿都会产生不利影响。每天总能量摄入应基于孕前体重和孕期体重增长速度，详见表 5-2-2。

表 5-2-2　孕妇每天能量摄入推荐

孕前体重类型	能量系数 （kcal/kg 理想体重）	平均能量 （kcal/d）	孕期体重 增长推荐 （kg）	孕中晚期推荐 每周体重增长 （kg）
低体重 （BMI＜18.5 kg/m²）	35～40	2 000～2 300	12.5～18	0.51（0.44～0.58）
理想体重 （BMI 18.5～24.9kg/m²）	30～35	1 800～2 100	11.5～16	0.42（0.35～0.50）
超重/肥胖 （BMI＞25kg/m²）	25～30	1 500～1 800	7～11.5	0.28（0.23～0.33）

孕早期平均每周体重增加 0.5～2 kg；孕中晚期在上述基础上平均增加 200 kcal/d。对于我国常见身高的孕妇（150～175 cm），身高－105 为理想体重值。身材过矮或过高孕妇，需要根据状况调整膳食能量推荐。而多胎妊娠者，应在单胎基础上每天适当增加 200 kcal 营养摄入。具体营养素含量如下。

①碳水化合物。推荐摄入量宜占总能量的 50％～60％，每天碳水化合物不低于 150 g，对维持孕期血糖正常较为合适。应尽量避免食用蔗糖等精制糖。等量碳水化合物食物选择时可优先选择低升糖指数食物。监测碳水化合物的摄入量是血糖控制达标的关键策略，无论采用碳水化合物计算法、食品交换份法或经验估算。当仅考虑碳水化合物总量时，用升糖指数和血糖负荷，可能更有助于血糖控制。②蛋白质。推荐膳食蛋白质占总能量的 15％～20％，能够满足母体的孕期生理调节及胎儿生长发育所需。③脂肪。推荐膳食脂肪量占总能量的 25％～30％。但应适当限制饱和脂肪酸含量高的食物如：动物油脂、红肉类、椰奶、全脂奶制品等，糖尿病患者饱和脂肪酸摄入量不应该超过总能量的 7％；而单不饱和脂肪酸含量丰富的橄榄油、山茶油等应占脂肪供能的 1/3 以上。减少反式脂肪酸摄入量能降低低密度脂蛋白胆固醇，增加高密度脂蛋白胆固醇，所以，糖尿病孕妇应减少或者避免反式脂肪酸的摄入。④膳食纤维。膳食纤维是不产生能量的多糖。水果中的果胶、海带、紫菜中的藻胶、某些豆类中的胍胶和魔芋粉等具有控制餐后血糖上升幅度、改善葡萄糖耐量和降低血胆固醇的作用。推荐每天摄入 25～30 g。可在饮食中多选些富含膳食纤维的燕麦片、苦荞麦面等粗杂粮以及新鲜蔬菜、水果、藻类食物等。⑤补充维生素及矿物质。妊娠时对铁、叶酸、维生素 D 的需要量增加了一倍，钙、磷、硫胺素、维生素 B_6 的需要量增加了 33％～50％，锌、核黄素的需要量增加了 20％～25％，维生素 A、维生素 B_{12}、维生素 C、硒、钾、生物素、烟酸的需要量增加了 18％左右。因此，建议在孕期有计划地增加富含维生素 B_6、钙、钾、铁、锌、铜的食物（如瘦肉、家禽、鱼、虾、奶制品、新鲜水果和蔬菜等）。⑥非营养性甜味剂的使用。美国糖尿病学会（American Diabetes Association，ADA）建议只有美国食品药品监督管理局（Food and Drug Administration，FDA）批准的非营养性甜味剂孕妇才可以使用，并适度推荐，目前相关研究非常有限。美国 FDA 批准的 5 种非营养性甜味剂分别是：乙酰磺胺酸钾、阿斯巴甜、纽甜、食用糖精

和三氯蔗糖。

（2）合理安排餐次。

GDM 孕妇应遵循少量多餐，定时定量进餐将对其血糖控制起到十分重要的作用。早、中、晚三餐的能量应控制在 10%～15%、30%、30%，餐前及睡前每次加餐的能量可以占全天总能量的 5%～10%，有助于预防餐前的过度饥饿，预防餐前和夜间低血糖发生。膳食计划必须实现个体化，要根据文化背景、生活方式、经济条件和教育程度进行合理的膳食安排和相应营养教育。

妊娠合并糖尿病患者全天食谱参考见表 5-2-3。

表 5-2-3　妊娠合并糖尿病患者全天食谱

食谱		食物组成
经典食谱一	早餐	豆腐脑 250 g、杂粮馒头 50 g、水煮鸡蛋一个 50 g
	早点	苏打饼干 25 g
	午餐	盐水河虾 100 g、木耳炒白菜 190 g、虾皮冬瓜汤 100 g、荞麦面条 100 g
	午点	黄瓜汁 150 ml
	晚餐	青椒肉丝 130 g、丝瓜鸡蛋汤 100 g、芹菜拌海米 110 g、二米饭（稻米和小米）100 g
	晚点	牛奶 220 ml
	其他	色拉油 25 g、盐 4 g
经典食谱二	早餐	牛奶 220 g、蒸鸡蛋羹 50 g、杂粮馒头 50 g
	早点	咸切片面包
	午餐	炒苋菜 150 g、冬瓜肉片汤 125 g、莴笋炒肉片 125 g、二米饭 100 g
	午点	黄瓜 150 g
	晚餐	红烧豆腐 50 g、清蒸鱼 100 g、蔬菜水饺 200 g
	晚点	西红柿 150 g
	其他	色拉油 25 g、盐 4 g
经典食谱三	早餐	水煮鸡蛋 50 g、小米粥 50 g、牛奶 220 ml
	早点	豆腐脑 250 g
	午餐	拌黄瓜 80 g、炒绿豆芽 200 g、二米饭 100 g、蒸鳊鱼 100 g、虾皮菜秧榨菜汤 150 g
	午点	梨 100 g
	晚餐	青椒肉丝 130 g、芹菜炒肉 130 g、二米饭 100 g、三丝紫菜汤 110 g
	晚点	西红柿 150 g
	其他	色拉油 25 g、盐 4 g

续表

食谱		食物组成
经典食谱四	早餐	水煮鸡蛋 50 g、牛奶 220 ml、麦麸面包 60 g
	早点	花卷 30 g
	午餐	米饭 100 g、黑木耳烩豆腐 70 g、萝卜丝汤 150 g、青豆虾仁 70 g
	午点	橙子 150 g
	晚餐	鲜蘑清汤 90 g、二米饭 100 g、蒸鳊鱼 100 g、炒苋菜 150 g
	晚点	牛奶 220 ml
	其他	色拉油 40 g、盐 4 g
经典食谱五	早餐	水煮鸡蛋 50 g、豆浆 200 ml、麦麸面包 50 g
	早点	柚 150 g
	午餐	二米饭 100 g、丝瓜鸡蛋汤 100 g、白斩鸡 50 g、苦瓜炒肉丝 125 g
	午点	小花卷 30 g、西红柿 150 g
	晚餐	二米饭 100 g、小白菜汤 120 g、凉拌海带 100 g、洋葱炒鳝丝 150 g
	晚点	牛奶 220 ml
	其他	色拉油 25 g、盐 4 g

2. GDM 的运动疗法

运动疗法可降低孕期的胰岛素抵抗，是 GDM 的综合治疗措施之一。建议孕妇每餐后 30 min 进行中等强度的运动，可选择一种低至中等强度的有氧运动（耐力运动），主要是由机体中大肌肉群参加的持续性运动，常用的一些简单的有氧运动如步行等。运动时间可自 10 min 开始，逐步延长至 30 min，其中可穿插必要的间歇时间，一般认为每周运动 3～4 次为宜。

运动前注意事项如下。

（1）运动前进行相关检查以排除心脏疾患，并需筛查出大血管和微血管的并发症。

（2）GDM 运动疗法的禁忌对象：患有严重心脏病和慢性高血压、前置胎盘、多胎妊娠、宫颈功能不全、先兆早产或流产、胎儿生长受限、妊娠期高血压等。

（3）防止低血糖反应和延迟性低血糖：进食 30 min 后进行运动，每次运动时间控制在 30～40 min，运动后休息 30 min。血糖水平低于 3.3 mmol/L 或高于 13.9 mmol/L 者停止运动。运动时应随身带些饼干或糖果，有低血糖征兆时可及时食用。

（4）运动期间出现以下情况应及时就医：腹痛、阴道流血、阴道流水、憋气、头晕眼花、严重头痛、胸痛、肌无力等。

（5）避免清晨空腹未注射胰岛素之前进行运动。

经过饮食和运动管理，孕期血糖达不到上述标准时，应及时加用胰岛素或口服降糖药物进一步控制血糖。

（三）合理选择药物治疗

对于通过改变生活方式和增加运动量，血糖控制仍欠佳的 GDM 患者，胰岛素应作为首选药物，我国尚未批准任何口服降糖药物用于孕期高血糖的治疗。糖尿病妇女应在计划妊娠前即停止使用口服降糖药物，开始行胰岛素治疗，尽量将血糖控制到孕前血糖正常目标后再妊娠。对于 GDM 孕妇，在确诊 GDM 之后，可先行饮食控制和运动疗法，若血糖水平不达标，则可结合孕妇个体胰岛素的敏感性，合理应用胰岛素治疗。

（四）妊娠合并糖尿病的孕期管理

在孕早期，胰岛素的需要量随孕周进展不断升高，在 9～16 周时降低；而在 16 周后胰岛素抵抗逐渐升高，应每周提高 5% 的胰岛素用量；直至孕晚期，胰岛素用量相比于孕早期约提高一倍。基于妊娠的生理特殊性，在使用胰岛素降糖时，应强调孕妇相对频繁的血糖自我监测，尤其是合并 1 型糖尿病者，更应积极预防低血糖的发生。对于妊娠合并糖尿病者胰岛素的使用剂量，建议根据孕妇个体的实际情况进行调整。

1 型糖尿病合并妊娠孕妇在孕早期发生低血糖的风险较高，在较低血糖时发生酮症酸中毒的风险较高。为孕妇及其家庭成员讲解针对低血糖的预防、认知及治疗的医疗知识十分必要。分娩结束后，对胰岛素的敏感性将明显增加，此时需要及时降低胰岛素用量。持续监测血糖波动并进行相应调整，能有效改善妊娠结局。

2 型糖尿病通常与肥胖相关。对于超重孕妇，孕期推荐体重增长为 6.8～11.3 kg；对于肥胖孕妇，为 4.5～9.1 kg。2 型糖尿病孕妇的血糖相对容易控制，但高血压及其他并发症患病风险可能更高。

妊娠合并糖尿病是子痫前期的危险因素之一。推荐对于子痫前期高风险孕妇，在孕早期每天口服 80 mg 低剂量阿司匹林用于预防子痫前期的发生。

三、产后规范化管理

（一）产后管理

1. 产后胰岛素的应用

产后血糖控制目标以及胰岛素的应用，参照非孕期血糖控制标准。

（1）孕期应用胰岛素的产妇剖宫产术后禁食或未能恢复正常饮食期间，予静脉输液，胰岛素与葡萄糖比例为 1∶（4～6），同时监测血糖水平及尿酮体，根据结果决定是否应用胰岛素并调整胰岛素的用量。

（2）孕期应用胰岛素者，一旦恢复正常饮食，及时行血糖监测。血糖明显异常者，应用胰岛素皮下注射，根据血糖水平调整剂量，所需胰岛素的剂量往往较孕期明显减少。产后血糖恢复正常者无须继续胰岛素治疗。

（3）孕期不需要胰岛素治疗的 GDM 者，产后恢复正常饮食，应避免高糖及高脂饮食。

2. 转诊

产后空腹血糖反复≥7.0 mmol/L，应视为糖尿病合并妊娠，转内科治疗。

3. 母乳喂养

产后母乳喂养时可以减少胰岛素应用，同时，后代发生糖尿病风险下降。

4. 新生儿处理

（1）新生儿生后易出现低血糖，动态监测血糖变化以便及时发现低血糖。建议出生后 30 min 内进行末梢血糖测定。

（2）新生儿均按高危儿处理，注意保暖和吸氧等。

（3）提早喂糖水、开奶，必要时用 10% 的葡萄糖缓慢静脉滴注。

（4）常规检查血红蛋白、血钾、血钙及镁、胆红素。

（5）密切注意新生儿呼吸窘迫综合征的发生。

（二）GDM 的产后随访

GDM 患者及其后代均是公认的糖尿病的高危人群，GDM 患者产后患 2 型糖尿病的风险明显增加。研究显示通过生活方式改变和药物治疗可以使有 GDM 史的女性患糖尿病的比例减少 50% 以上。推荐对所有 GDM 患者在产后 6～12 周，进行随访。

产后随访时应向产妇讲解产后随访的意义；指导其改变生活方式，合理饮食及适当运动，鼓励母乳喂养。

随访时建议进行体质测量，包括：身高、体重、BMI、腰围及臀围。同时建议了解产妇产后血糖的恢复情况，建议所有 GDM 患者产后行 75 g OGTT 试验，测空腹及服糖后 2 h 血糖，明确有无糖代谢异常及种类。有条件者建议检测血脂及胰岛素水平。建议有条件者至少每 3 年进行一次随访。

建议对糖尿病患者后代进行随访以及健康生活方式指导，可进行身高、体重、头围、腹围的测定，必要时进行血压及血糖的检测。

（周　冬）

第三节　超重/肥胖与妊娠指导

近年来，女性超重/肥胖发生率不断上升，随之而来的超重/肥胖孕妇也越来越多。孕妇肥胖和孕期增重过多不仅与不良围产结局有关，还会增加子代全生命周期并发症，如儿童肥胖、糖尿病、心血管疾病、代谢综合征及癌症的发生率。

一、超重/肥胖的流行现状

世界卫生组织（WHO）估计，2016 年全球 18 岁及以上的成年人中逾 19 亿人超重，其中超过 6.5 亿人肥胖，13% 的成年人（男性 11%，女性 15%）肥胖。在成年人中，女性肥胖率普遍高于男性。肥胖发生率的大幅增加也影响到了育龄女性。我国孕妇超重/肥胖的发生率为 25.1%。WHO 针对亚洲人群的特点，将体重指数（BMI）24～27.9 kg/m² 定义为超重，≥28 kg/m² 定义为肥胖。对于中心性肥胖的人群，其参考值为男性腰围 ≥90 cm，女性腰围 ≥85 cm。从肥胖净人口来看，我国已经超过美国成为全球肥胖者最多的国家。

二、超重/肥胖女性孕期增重过多与妊娠并发症

超重/肥胖女性自身易合并慢性疾病，如 2 型糖尿病、高血压、肾脏疾病等，且生育力较低下。此类女性妊娠后也易发生流产和妊娠并发症，如妊娠期糖尿病、妊娠期高血压和子痫前期等。早产、剖宫产和产时并发症的发生率也明显增高。研究显示，在发生 GDM、妊娠期高血压、剖宫产、大于胎龄儿和巨大儿的风险方面，孕前肥胖且孕期增重过多的孕妇是孕前 BMI 正常且孕期增重适宜孕妇的 2.2～5.9 倍。

（一）与 GDM 的关系

（1）孕前超重/肥胖和孕期增重过多，引起体内糖和脂肪堆积，脂肪组织中胰岛素受体含量低导致相对胰岛素不足，胰岛素敏感性减弱，形成胰岛素抵抗，易导致 GDM。

（2）肥胖与 GDM 高度相关，孕前超重/肥胖孕妇 GDM 发生率明显高于孕前体重正常/偏低孕妇，很多 GDM 病例都是由超重/肥胖引起的，是可以预防的。

（二）与妊娠期高血压的关系

1. 孕前肥胖、孕期增重过多、能量摄入增加，是妊娠期高血压的潜在危险因素

（1）孕期体重的过度增加会协同放大肥胖女性患子痫前期的风险。

（2）孕前 BMI 和孕期增重是子痫前期的独立危险因素。

①孕前超重/肥胖女性患子痫前期的风险比孕前 BMI 正常的孕妇高；②孕期增重过多的孕妇比孕期增重适宜者发生子痫前期的风险明显增高；③孕前超重/肥胖且孕期增重过多的女性发生子痫前期的风险最高。

2. 孕前 BMI 与高血压

（1）孕前 BMI 与晚发型子痫前期呈正相关，与早发型子痫前期无相关性。

（2）孕期增重过多增加晚发型子痫前期的发生风险，但不增加早发型子痫前期的风险。

（3）孕前 BMI 作为衡量女性肥胖程度的一个指标，决定了女性孕期的血压水平，而不是血压升高的速度，较高的孕前 BMI 增加了妊娠期高血压和子痫前期风险。

（4）在孕期，无论孕前 BMI 分级如何，孕期 BMI 变化过大都与妊娠期高血压及子痫前期的发生风险增加有关。

（5）孕前超重/肥胖女性，中度（分娩时 BMI－孕前 BMI 为 5.1～10 kg/m^2）到过度的 BMI 变化（分娩时 BMI－孕前 BMI＞10 kg/m^2）可能会增加妊娠期高血压和子痫前期的风险。

（6）孕前减重与限制孕期增重同样重要。

（三）与早产的关系

（1）孕早期较低的 BMI 是早产的危险因素，较高的 BMI 则是早产的保护因素。

（2）孕前超重/肥胖的女性发生自发性早产的风险虽然较低，但医源性早产的发生风险较高。

（3）孕期增重速度过快的女性更易出现未足月胎膜早破、早产和医源性早产。

（4）孕前肥胖/超重是 GDM、妊娠期高血压、子痫前期、羊水过多等代谢性疾病的公认危险因素，因此医源性早产的风险更高。

（四）与胎儿并发症及胎儿结局的关系

（1）孕前超重/肥胖和孕期增重过多都会增加胎儿并发症的风险。

①较高的孕前或孕早期 BMI 与死胎、死产、新生儿死亡和新生儿各种先天性异常的风险增加有关，而孕期增重过多似乎与死胎或死产无关。②孕前 BMI 过高和孕期增重过多也与常见的不良新生儿结局，如早产、低 Apgar 评分、新生儿低血糖和入住新生儿重症监护病房有关，孕前 BMI 过高较孕期增重过多的相关性更强。

（2）孕前超重/肥胖及孕期增重过多与大于胎龄儿的发生风险呈正相关；孕中、晚孕期增重越多，分娩大于胎龄儿的风险就越高。

（3）孕前超重/肥胖和孕期增重过多与社会人口学、生活方式和遗传因素有关，亦与孕妇、胎儿/儿童不良结局的风险增加有关。但与孕前超重/肥胖相比，孕期增重过多对不良妊娠结局的影响有限。

三、超重/肥胖女性孕期增重过多与子代远期健康的关系

孕前超重/肥胖和孕期增重过多对各种儿童不良结局均有持续影响，会增加子代肥胖、心血管系统疾病、代谢系统疾病、呼吸系统疾病和认知不良的风险。

（一）与子代肥胖的关系

母亲孕前超重/肥胖和孕期增重过多也会对后代的脂肪发育产生持续影响。

（1）儿童期超重/肥胖患病率的 21.7%～41.7% 可归因于母亲孕前超重/肥胖，而 11.4%～19.2% 可归因于母亲孕期增重过多。

（2）在孕前已经超重/肥胖的女性中，孕期增重过多对儿童期超重/肥胖风险的额外影响很小。

（3）孕 14 周前的增重与子代肥胖的风险增加有关；但孕 14～36 周时，只有孕期增重高于 500 g/周才与子代肥胖的风险增加有关，建议孕 14～36 周增重 11 kg 是比较安全的。

（二）与子代心血管疾病的关系

（1）孕前超重/肥胖和孕期增重过多会导致子代远期的心血管疾病风险增加。

（2）孕前超重/肥胖程度越重、孕期增重越多，子代患心血管疾病的风险就越大。

（3）孕前超重/肥胖和孕期增重过多对子代的心血管疾病和代谢产生长期不良影响。

（三）与子代呼吸系统疾病的关系

孕妇超重/肥胖与子代哮喘风险增加有关，并可以减慢哮喘气道高反应性改善的速度。

（四）与子代认知不良的关系

（1）孕前超重/肥胖和孕期增重过多与新生儿注意力和情感功能低下有关。

（2）对于孕前超重/肥胖的女性来说，孕期增重过多，其婴儿的调节能力较差，觉醒能力较低，嗜睡程度较高。

（3）母亲在孕前超重/超重或孕期增重过多，儿童患孤独症的风险增加。

（4）孕前超重/肥胖或孕期增重过多孕妇的子代认知障碍的风险增加。

四、孕前超重/肥胖女性孕期增重适宜值探讨

目前我国广泛使用的是中国肥胖工作组的标准，即 BMI $24\sim27.9\ kg/m^2$ 为超重，$BMI\geqslant28\ kg/m^2$ 为肥胖。对于孕期增重推荐，一般采用 IOM 单胎增重推荐标准，即孕前超重者建议孕期增重 $7\sim11.5\ kg$，肥胖者建议孕期增重 $5\sim9\ kg$。

（1）孕前肥胖女性孕期增重 $<5\ kg$，发生妊娠期高血压、子痫、引产和剖宫产的风险降低，但孕期增重 $<5\ kg$ 与新生儿多种不良结局（除巨大儿外）风险增加有关；孕期增重 $>9\ kg$ 的孕前肥胖女性发生多种孕产妇和新生儿不良结局的风险增加。

（2）根据孕前 BMI 推荐的孕期增重范围为，孕前 BMI 在 $25\sim29.9\ kg/m^2$ 之间者推荐增重 $2\sim16\ kg$；肥胖Ⅰ级（BMI $30\sim34.9\ kg/m^2$）者推荐增重 $2\sim6\ kg$；肥胖Ⅱ级（BMI $35\sim39.9\ kg/m^2$）者推荐减重或增重 $0\sim4\ kg$；肥胖Ⅲ级（BMI $\geqslant40\ kg/m^2$）者推荐增重 $0\sim6\ kg$（表 5-3-1）。

表 5-3-1　不同 BMI 孕期增重推荐

肥胖分级	BMI（kg/m^2）	推荐增重（kg）
肥胖 0 级	$25\sim29.9$	$2\sim16$
肥胖Ⅰ级	$30\sim34.9$	$2\sim6$
肥胖Ⅱ级	$35\sim39.9$	$0\sim4$
肥胖Ⅲ级	$\geqslant40$	$0\sim6$

五、孕前超重/肥胖女性体重干预方式

孕期营养管理和体重管理尤为重要，以营养为基础的干预在预防孕期增重过多方面效果显著。生活方式干预措施在控制孕中期和孕晚期增重方面亦是有效的。孕期的高压力和抑郁是母亲和子代健康恶化的危险因素，压力会导致体重过度增加，减轻压力和抑郁可能是防止摄入过多热量和控制孕期增重的一种途径。

（一）孕前肥胖管理

孕前的体质量管理措施包括饮食、运动、药物治疗和减重手术。孕前体质量控制对于后续妊娠有益。

1. 建议肥胖女性孕前通过饮食及运动控制体质量

（1）对 $BMI\geqslant30\ kg/m^2$ 的肥胖人群或 $BMI\geqslant27\ kg/m^2$ 且至少伴有一种与体质量相

关合并症的人群，应考虑药物治疗，如奥利司他和利拉鲁肽，但这两种药物均需在孕前停用。

（2）对于 BMI≥40 kg/m² 的肥胖人群和有并发症的 BMI≥35 kg/m² 的女性，若孕前通过其他措施减重失败可选择外科手术治疗，通常建议在进行减肥手术后至少避孕24 个月。

2. 建议对肥胖女性在孕前进行咨询和筛查，以改善肥胖相关的并发症

（1）常见并发症包括慢性高血压、2 型糖尿病、血脂异常、心血管疾病、心律不齐、卒中、骨关节炎、非酒精性脂肪肝、慢性肾脏疾病、抑郁症、阻塞性睡眠呼吸暂停和静脉血栓形成等，因此在孕前应当评估心、肺、肾、内分泌、皮肤以及阻塞性睡眠呼吸暂停等情况。

（2）在孕前咨询时应进行肥胖相关妊娠并发症的健康宣教，如妊娠期糖尿病和妊娠期高血压等。

3. 肥胖女性的胎儿发生心脏及神经管畸形的风险增加

建议孕前 3 个月开始补充叶酸，每天至少补充 400 μg 的叶酸。

（二）孕期肥胖管理

（1）建议将孕期体质量增加的监测管理纳入常规产前检查中。有助于孕期体质量管理的方法有确定孕期目标体质量、管理膳食、适当运动、监测体质量以及保证足够睡眠等。体质量控制良好的孕妇可减少巨大儿的发生。

（2）孕期适当运动是有益的，对于肥胖孕妇更应提高其对健康生活方式的认识，并制订个性化的运动方案。通过定期运动，在不增加早产风险的前提下，肥胖女性不仅可以改善妊娠结局，还可以控制孕期体质量，同时运动对于远期儿童的体质量和健康也有利。

（3）应注重孕期营养素的补充。

①肥胖女性从孕前 3 个月至孕早期每天补充叶酸 400 μg 和 400U 维生素 D。②肥胖与铁缺乏也有关，因此建议肥胖女性孕期监测血红蛋白、平均红细胞体积、铁蛋白以及维生素 B₁₂ 的水平，并根据需要及时补充。③建议每天补充 1.5～2.0 g 的元素钙，相当于 2.5 g 碳酸钙或 4 g 柠檬酸钙，从而降低妊娠期高血压以及儿童龋齿的风险。

（4）肥胖孕妇容易发生胎动减少，并且体型越大，发生死胎及胎儿生长受限的风险越大，因此对于胎动减少的肥胖孕妇需引起重视。

（5）肥胖是妊娠期高血压的独立危险因素，如果存在其他危险因素，推荐 BMI≥30 kg/m² 的孕妇在孕 16 周以前睡前低剂量阿司匹林（每天 75～162 mg）治疗，并持续至足月，以预防子痫前期。

（三）产时肥胖管理

（1）孕妇体质量过高或过低均可能导致死胎。在孕 40 周时肥胖孕妇发生死胎的风险比正常体质量孕妇高出 3～8 倍。肥胖引起死胎的原因很多，例如胎盘疾病、母体高血压、胎儿遗传或结构异常、脐带异常以及产前感染等，因此建议 BMI≥40 kg/m² 的孕妇在孕 39～40 周计划分娩。

（2）肥胖的多胎妊娠孕妇更易发生子痫前期、妊娠期糖尿病及早产。建议对所有多胎妊娠女性的胎儿体质量进行连续评估。单绒毛膜多胎妊娠的肥胖孕妇死胎风险也有所增加，应加强孕期监护。

（3）减重手术后妊娠越来越普遍。许多女性在减重手术后经历了倾倒综合征，在孕期可能无法耐受葡萄糖耐量试验，建议采用空腹血糖、糖化血红蛋白进行监测。同时孕期应注意消化道出血、严重贫血、小肠扭转及梗阻等情况。

（4）对于 BMI＞35 kg/m² 进入活跃期的产妇，建议使用电子胎心监护，有指征时胎儿头皮电极有助于持续胎儿监护。

（5）BMI 与术后手术部位感染和其他切口并发症（如血肿和切口裂开）的风险呈正相关。因此肥胖孕妇剖宫产术前需要较大剂量的抗生素。建议在剖宫产时缝合皮下组织层，以减少伤口并发症。

（四）产后肥胖管理

（1）妊娠（尤其产后）和肥胖是静脉血栓栓塞的独立危险因素。肥胖孕妇剖宫产后发生静脉血栓栓塞的风险增加，建议适时给予合适剂量的产后预防血栓治疗。

（2）应鼓励和促进肥胖产妇母乳喂养。肥胖会降低母乳喂养的成功率，为了提高肥胖产妇母乳喂养成功率，应提供哺乳教育以及持续门诊支持。常用方法包括对母乳喂养的益处等进行宣教、优化社会支持以及推进产后母婴皮肤早接触等。

（3）肥胖产妇需筛查产后抑郁症和焦虑症。

（4）为了更好地控制后续妊娠的风险，建议肥胖产妇在产后进行体质量管理。产后控制体质量的方式包括改变生活方式、增加体育锻炼以及调整饮食等。

六、总结

（1）孕前 BMI 对妊娠结局的影响可能比孕期增重更大，尤其是在 GDM 和子痫前期中，且 GDM 和子痫前期都与母婴远期健康有关。

（2）对超重/肥胖女性，建议减重至正常体重再妊娠。即使体重不能达到正常范围，超重/肥胖女性孕前至产后体重减轻 5%～7% 也可显著改善代谢健康。

（3）针对不同的影响因素采取了相应措施来控制孕期增重，如适当增加孕期体力活动、改善孕期抑郁等，均能减少孕期增重过多的现象。

（4）针对超重/肥胖导致的不良妊娠结局和子代远期健康问题，在限制孕期增重的同时，也应重视对孕前超重/肥胖的管理。

（周　冬）

第四节　高龄女性妊娠指导

国际妇产科联盟（International Federation of Gynecology and Obstetrics，FIGO）将分娩年龄≥35 岁的妊娠定义为高龄妊娠，此时期的孕产妇称为高龄孕产妇

（advanced maternal age，AMA）。随着生育年龄的推迟及三孩政策的开放，高龄孕产妇的比例越来越高。高龄妇女的受孕率下降，妊娠后流产、胎儿畸形及妊娠合并症、并发症的发生风险均增加。规范对高龄妇女孕前、孕期及分娩期的管理，以保障高龄孕产妇的安全显得尤其重要。

一、孕前评估

高龄妇女患慢性疾病的概率增大，建议孕前进行健康状况评估，了解其是否患慢性疾病、传染病、遗传性疾病等；评估患慢性疾病者是否适宜妊娠；对所有计划妊娠的高龄妇女进行备孕指导。

（一）一般情况评估

1. 既往史、生育史、家族史

（1）应了解高龄妇女是否患有慢性疾病，若有慢性疾病是否稳定，是否处于用药期。

（2）了解高龄妇女的既往生育史，既往是否有复发性流产、死胎、死产、新生儿死亡、新生儿出生缺陷等。

（3）既往有分娩史的高龄妇女，应了解其既往妊娠、分娩及新生儿的情况。

（4）如果前次为剖宫产术分娩，应了解其剖宫产术的指征及是否有术中、术后并发症等。

2. 体格检查

包括呼吸、心率、血压等生命体征检查，并计算其孕前体重指数。

3. 常规妇科检查

排除妇科疾病，必要时给予治疗。

4. 辅助检查

（1）1 年内未查者，应行子宫颈细胞学检查。

（2）针对基础疾病的检查，如患高血压及心脏疾病，应进行心功能检查及评估。

（3）患免疫系统疾病的高龄妇女应行相关的免疫抗体检查等。

（二）遗传咨询

（1）既往有遗传病家族史、畸形儿分娩史、夫妇之一有染色体异常的高龄妇女应进行孕前遗传咨询，以评估是否可以生育、停止生育或妊娠后结合产前诊断结果再决定是否继续妊娠等。

（2）评估妊娠后有无高危因素及适宜的产前检查方法。

（三）孕前健康教育

高龄妊娠易发生高血压和糖尿病等合并症；胎儿异常的概率增大；产后恢复慢，患抑郁症的风险增加。孕前的健康教育可帮助备孕的高龄妇女了解风险并选择适宜的防治措施。

高龄妇女应特别注意以下两点。

（1）尽量将孕前 BMI 控制在 $18.5\sim23.9\ kg/m^2$。BMI$\geqslant25.0\ kg/m^2$ 的妇女孕前应适当减重，减重速度通常不应超过 $1.5\ kg$/周。

（2）评估基础疾病的情况，是否适宜妊娠，掌握用药指征，更换可能有致畸作用的药物。

（四）高龄妇女是否适宜妊娠的咨询与评估

评估计划妊娠的高龄妇女夫妇双方的健康状况，是确保孕期母胎安全的基础。有基础疾病的高龄妇女孕前应进行是否适宜妊娠的评价，必要时应在相应专科进行评价。

（1）既往患慢性疾病（高血压、糖尿病等）、传染病等的高龄妇女，病情稳定或应用对胚胎及胎儿影响小的药物即可控制病情者可以妊娠。

（2）患心脏病的高龄妇女，要进行心脏功能分级。心功能为Ⅰ～Ⅱ级，无心力衰竭史，无其他并发症者谨慎妊娠；心功能为Ⅲ～Ⅳ级，有心力衰竭史及其他并发症者不宜妊娠。

（3）慢性肾功能不全的高龄妇女，如血压控制正常，$24\ h$ 尿蛋白定量$<1\ g$ 可考虑妊娠，否则不宜妊娠。

（4）高龄妇女处于传染病活动期，或男方有感染但女方不具备免疫力时，建议暂缓妊娠，至专科处理。

（5）有剖宫产术史的高龄妇女，建议常规进行 B 超检查评估子宫切口的情况，告知瘢痕子宫妊娠相关知识及再次妊娠的风险。

（6）对患子宫肌瘤或卵巢良性肿瘤的高龄妇女，应进行肿瘤大小、是否影响受孕、病程时间等的综合评估。患子宫颈上皮内瘤变Ⅰ～Ⅱ级、随访 2 年以上病情稳定者，可以受孕。目前没有证据表明人乳头瘤病毒对胚胎的致畸作用。

二、孕期的管理

1. 孕早期的管理

（1）高龄孕妇应在孕早期建立保健手册，对高危因素进行详细登记，以便加强管理。

（2）孕早期核对孕周，尤其是对月经周期不规律的高龄孕妇，建议在妊娠 6～8 周行 B 超检查，明确是否宫内妊娠、胚胎数量（多胎妊娠应了解其绒毛膜性）、胎芽大小、胎心是否存在、对剖宫产术后再次妊娠者应注意受精卵的着床位置等。

（3）高龄孕妇的早期流产率高，应重视高龄孕妇孕早期的症状，如阴道流血、腹痛等，及早发现异常并及时干预。

（4）高龄孕妇确定妊娠后应检测空腹血糖水平；注意高龄孕妇的血压、肝肾功能情况等。

（5）计算 BMI，根据 BMI 对饮食、运动及体重增长情况进行指导。

（6）开展孕早期教育。高龄妊娠可能出现的风险，如流产、染色体异常、妊娠期合并症和并发症的发生率增高等。应树立其妊娠的信心，合理饮食，保证睡眠，适宜运动，控制体重；监测其血压变化，注意头痛、头晕等自觉症状。

2. 孕中晚期的管理

孕中晚期是胎儿生长发育及各种异常现象显现的重要阶段，应特别重视以下情况。

（1）胎儿畸形的筛查：孕中期是筛查胎儿染色体异常和结构畸形的重要时期，应严格地进行产前筛查及产前诊断。高龄孕妇是产前筛查和产前诊断的重点人群，首选侵入性产前诊断。既往有遗传病家族史、畸形胎儿分娩史、夫妇之一有染色体异常的高龄女性应进行孕前遗传咨询，并注意孕期重点产前筛查与诊断项目，包括：

①妊娠 11～13 周$^{+6}$应行孕早期超声筛查：胎儿 NT、有无鼻骨缺如、开放性神经管畸形等。②预产期年龄在 35～39 岁而且单纯年龄为高危因素，签署知情同意书后可先行无创基因筛查（noninvasive prenatal screening，NIPT），进行胎儿染色体非整倍体异常的筛查，且应告知孕妇此方法的局限性；预产期年龄≥40 岁的孕妇，建议绒毛穿刺取样术或羊膜腔穿刺术，进行胎儿染色体核型分析和/或染色体微阵列分析（chromosomal microarray analysis，CMA），应告知孕妇行侵入性产前诊断的必要性及存在 0.5%～1.0% 流产、感染、羊水渗漏等风险。③B 超筛查建议在妊娠 20～24 周及 28～30 周进行，以排除胎儿结构异常及了解胎儿发育情况。必要时行 MRI 检查或胎儿染色体核型分析及基因检测。

（2）加强监测血压：有高血压家族史的高龄孕妇更应加强管理。随着孕妇的年龄增加，孕期并发症的发生风险增加，孕中期保健时应注意孕期并发症的监测，包括：注意孕妇的血压、自觉症状和尿蛋白情况；对有高血压危险因素的高龄孕妇，应提醒其关注自觉症状和监测血压变化，出现异常及时就诊。

（3）孕早期空腹血糖水平正常的孕妇，妊娠满 24 周后应尽早行口服葡萄糖耐量试验（oral glucose tolerance test，OGTT），对妊娠期糖尿病及早诊断与管理。

（4）分娩方式的评估与时机。

①高龄不是剖宫产术的指征，尤其是 40 岁以下的孕妇，其阴道分娩的成功率及安全性与适龄初产妇无显著差异。②对有强烈剖宫产术分娩意愿的高龄孕妇可酌情放宽剖宫产术的指征。③既往有剖宫产术史的高龄孕妇，有阴道试产意愿者经评估具备阴道试产条件时，充分告知风险并知情选择后，可阴道试产。④高龄孕妇妊娠 40 周后发生胎死宫内的概率增高，建议年龄≥40 岁的高龄孕妇在妊娠 39～40 周终止妊娠。

（5）孕期宣教：教会高龄孕妇对孕期常见并发症的自我监测。若出现头痛、头晕、肝区疼痛、恶心、呕吐等异常，应立即就诊。

3. 高龄孕妇营养指导

（1）更加注意保持适宜的体重增长量，不可因为饮食超量而导致体重迅速增加。严格控制总热量及动物脂肪的摄入，烹调油要用植物油。

（2）规律三餐及加餐，三餐不要吃得太饱，将正餐中的一小部分热量分配到加餐中。同时避免快餐类或速食类食物。

（3）从孕早期就开始注重含钙丰富的食物的摄入。如果体重超重，应选择低脂牛奶或脱脂牛奶等。

（4）孕中晚期每天比孕早期多摄入 10 g 的优质蛋白质，相当于 250～300 ml 牛奶、

3 个鸡蛋清或 50 g 瘦肉，或 200 g 豆腐。尽量选择低脂的瘦肉类食物如鱼虾、瘦猪肉、牛羊肉、兔肉。

（5）更加注重多种维生素、叶酸、铁、镁、钙元素以及膳食纤维的摄入，预防妊娠期高血压。

（6）严格限制精制糖的摄入，均匀分配三餐中碳水化合物类食物的量，多选用粗粮作为主食，避免甜食及含糖量高的水果，因此香蕉、荔枝、龙眼和葡萄等宜多吃。食糖、蜂蜜、巧克力、甜点等双糖、单糖食物应避免。

三、分娩期的管理

分娩期对适龄产妇和高龄产妇均是风险高发时期，高龄孕产妇的死亡及胎死宫内的风险增高。加强高龄产妇的管理，降低母胎分娩期并发症是保障母胎安全的重要环节。

（1）关注高龄产妇的精神状态，树立其阴道分娩的信心。

（2）注意高龄产妇的生命体征，特别是血压变化。

（3）注意高龄产妇的一般情况，产程中及时进行能量补充，建议少量、多次半流食。

（4）警惕宫缩乏力。

（5）推荐分娩镇痛。

（6）在分娩过程中，若高龄产妇强烈要求改变分娩方式，应放宽剖宫产的手术指征。

四、产后管理

（1）警惕产后出血。

（2）指导母乳喂养和产后康复，树立良好心态。

（3）减少产后抑郁症的发生，必要时进行心理疏导。

（4）加强盆底功能康复锻炼，提高生命质量。

（周　冬）

第六章 产科快速康复理念与实施

第一节 外科快速康复理念

外科快速康复（enhanced recovery after surgery，ERAS）是对某一类手术的围手术期的各项措施进行一系列优化和改进的标准化管理方案。外科相关理念于1997年由丹麦学者首先报道，初时被称为"fast track surgery"，可译作"快速手术路径"，其基本理念是注重疼痛控制、引入一系列技术用以减少术前机体的应激反应、术中采取减少创伤的手术技术等，使患者术后快速地从被手术扰乱的不平衡状态恢复过来，减少并发症，缩短手术后康复的时间。

在21世纪初，结直肠手术的ERAS路径应用于整个欧洲。随后，因为ERAS的原则适用于接受大手术的所有患者，所以先后被全世界采用，并发展了其他大手术的ERAS路径和指南，包括普通外科、乳腺外科、泌尿外科，以及妇科肿瘤和普通妇科。

ERAS路径的成功实施需要手术、麻醉、围手术期管理之间的合作，以提供最佳的围手术期管理并得到医院管理部门的支持。麻醉科医生在促进康复方面起着至关重要的作用，因为他们常规管理ERAS的一些关键要素包括术前评估和患者教育、围手术期液体管理、短效麻醉药、最佳多模式镇痛、术后恶心呕吐（postoperative nausea and vomiting，PONV）和其他阿片类药物相关副作用的预防以及术中严密监测。

一、营养筛查与支持治疗

（一）术前营养筛查与支持治疗

术前未达到最佳营养状况是术后预后不良的一个强烈的独立预测因子。营养不良的外科患者术后死亡率和发病率增高、住院时间（length of stay，LOS）延长、再入院率和住院费用显著增加。建议所有手术患者均进行营养评分系统筛查，有问题的及时启动营养管理团队干预，病情允许的前提下营养不良纠正后再行手术治疗，可降低感染的发病率和死亡率。

（二）术后营养筛查与支持治疗

术后营养支持对于维持术后分解代谢期间的营养状况至关重要，并且有证据表明手术后早期和持续营养支持是ERAS方案的一部分。事实上，研究明确了口服摄入量的增加是结直肠手术后早期康复的独立决定因素。

然而，只有大约20％的美国胃肠/肿瘤手术患者在术前或术后接受营养支持。近期的围手术期质量倡议共识指南建议使用围手术期营养评分（perioperative nutrition scoring，PONS）系统，它可以预测术后并发症的发生率和病死率。该系统根据患者的体重指数（BMI）、近期体重变化、近期饮食摄入减少和术前白蛋白水平来评估营养风险。然而，对于孕妇，特别是子痫前期患者不适合使用 PONS 系统来评估，产检时更多的通过宫高、腹围、孕妇体重随孕周的变化和胎儿超声等指标来综合评估母婴的营养状态，还需要产科特有的营养评分系统来指导临床。

二、术后镇痛

（一）多模式镇痛的原理

理想的镇痛方案能够有效缓解疼痛、减少阿片类药物相关的副作用和手术应激反应并改善临床预后。为了达到这些目的，引入了多模式镇痛的概念，将不同的镇痛技术和不同种类的药物相结合，以改善手术的预后。术后并发症的发生率和住院时间除了依赖充分的镇痛外，还取决于其他因素，如早期营养的开始、活动和综合康复计划。严格的做法是在术中尽可能有效地减轻术后疼痛，并在围手术期早期开始有效的镇痛治疗。

（二）多模式镇痛的实施

通过不同作用机制的 2 种或 2 种以上药物产生的相加或协同效应可增强单个镇痛药物的有效性。例如，联合使用对乙酰氨基酚和非甾体抗炎药对轻度至中度急性疼痛具有相加的镇痛作用。加用环氧合酶-2（cyclooxygenase-2，COX-2）抑制剂或非甾体抗炎药可减少阿片类药物用量 20%～30%，并减少阿片类药物相关的副作用，且镇痛效果更好。研究证实多模式硬膜外镇痛中加用氯胺酮可降低疼痛评分，并减少镇痛药的需求。

（三）多模式镇痛的效果

术后最佳的镇痛模式要求达到患者的舒适度最佳、术后功能恢复最快、镇痛药物的副作用最少三种效果。依次体现在患者静息和活动时镇痛评分最佳，减少疼痛对器官功能、情绪和睡眠的影响，患者体验改善；术后快速恢复正常的饮水、进食、活动和睡眠，快速恢复膀胱、肠道和认知功能；术后恶心、呕吐、肠梗阻、瘙痒、头晕、谵妄等副作用发生率最低。

三、PONV 的管理

（一）PONV 的危险因素

1. 麻醉相关的危险因素

使用挥发性药物、N_2O、阿片类药物和逆转神经肌肉阻滞的大剂量新斯的明（> 2.5 mg）。

2. 患者相关的危险因素

女性、PONV 病史或晕动病，以及不吸烟。高度焦虑和术后疼痛，特别是盆腔或内脏来源的术后疼痛，也可能与 PONV 发生率较高有关。

已经提出了多种 PONV 风险评分系统，其中一个简化的风险评分系统，包括 4 个预测因素：女性、晕动病或既往 PONV 病史、不吸烟和术后使用阿片类药物镇痛。

（二）PONV 的预防策略

（1）应该评估每例患者的 PONV 风险。对于 PONV 中危至高危的患者，应考虑区域麻醉。如果区域麻醉不可行或禁忌，应用全麻时应采取策略以尽量减少 PONV 的风险，如尽量减少阿片类药物的使用、避免使用大剂量逆转神经肌肉阻滞的药物，并应用丙泊酚维持麻醉。

（2）建议对高危患者采用联合止吐疗法和更适合的多模式方法。昂丹司琼是通用药物并且价格便宜，任何预防方案中都可考虑。

（三）PONV 的联合治疗

至少有 4 个主要的受体系统参与 PONV 的病因学。大多数研究提示，与单个药物治疗相比，作用于不同受体的 2 种或 2 种以上的止吐剂能达到更好的疗效。选择何种组合并不重要。不同作用机制的止吐剂在降低 PONV 发生率方面具有相加作用，而不是协同作用。

四、围手术期液体管理

（一）液体管理的基本原则

在任何情况下，指导液体管理的基本原则是维持血容量稳定，即避免过量和不足。短暂性低血容量，可导致低灌注和器官功能障碍，并产生相关的不良后果。过多的液体能导致组织水肿和不良后果。

（二）术前的液体管理

建议在麻醉诱导前 2 h 可以不受限制地口服清饮料，以维持水化，同时将误吸的风险降至最低。

除 I 型糖尿病患者外，建议用于口服维持水化的清饮料至少含有 45 g 碳水化合物，以提高胰岛素敏感性，同时建议使用复合碳水化合物。

建议临床医生在麻醉诱导前 2 h 内不限制清饮料的摄入，避免给接受了等渗透肠道准备的患者静脉输液以弥补术前"液体损失"。尚无证据表明等渗肠道准备对患者术前容量状态有不良影响，不建议术前使用高渗肠道准备或低渗肠道准备。

（三）术中的液体管理

液体管理策略的重点首先是确定异常的临床表现是否可以通过液体治疗解决，然后确定给予何种液体和用量。

（1）术中建议进行血流动力学监测，以目标导向进行液体管理，静脉液体输注为 1～4 ml/（kg·h）。

（2）术中尿量减少是手术和麻醉期正常的生理反应，排除绝对低血容量引起的尿量减少后，不需要额外增加液体治疗。但如果出现术中及术后无尿，必须重视。

（3）术中低血压时需要分析血流动力学异常是相对低血容量还是绝对低血容量引

起的。例如，在麻醉诱导和机械通气后不久，每搏量变异度超过13％，应考虑血管舒张（相对低血容量），而不是绝对低血容量。因此，若患者术前已经摄入清饮料，并使用等渗肠道准备，则可能需要使用血管收缩药而不是液体复苏。

（四）术后的液体管理

（1）中高危患者术后建议使用血流动力学监测设备，以目标导向进行液体管理。

（2）手术后如无特殊情况，静脉液体输注 1 ml/kg·h。可耐受者可口服补液并停止静脉输液。

总之，加速康复是缩短住院时间、减少术后并发症并可能提高患者满意度的基础。研究表明，许多成功的加速康复计划可提高医疗质量和降低成本，从而提高医疗服务的价值。在不久的将来，加速康复将可能成为医疗的标准，应该被患者、外科医师、麻醉科医师、医院管理人员、医疗保险公司和政府所接受。

（甘　泉）

第二节　剖宫产术后快速康复的实施

剖宫产术后快速康复（enhanced recovery after cesarean，ERAC）流程旨在规范孕产妇的围术期管理。ERAC 的目标是通过一系列标准化临床措施、多学科参与的方法，帮助所有产妇获得有循证医学依据的、以患者为中心的医疗服务，从而优化剖宫产术后的恢复，改善产妇和新生儿的临床结局。其核心是所在医疗机构通过不断的知识更新、多学科合作与交流而形成标准化临床治疗与快速康复路径。ERAC 的使命是提高全球的医疗质量及优化剖宫产后的恢复质量。临床行为的改变具有很高的挑战性，临床各科室的接受度也各不相同，临床实践还需基于循证医学证据才更有说服力。ERAC 与传统 REAS 存在一些不同。剖宫产的产妇通常较为年轻，较少需要术前优化、术后并发症少，并且，因要照顾新生儿，有快速康复的动力。此外，传统 ERAS 成功实施与否的某些指标可能并不适用于 ERAC，例如产妇的住院时间受到新生儿的健康状况及母乳喂养成功率的影响。

2018 年《美国妇产科杂志》（*American Journal of Obstetrics and Gynecology*，*AJOG*）相继发布了 3 篇关于 ERAC 临床实践的推荐意见，2019 年产科麻醉及围产医学协会（The Society for Obstetric Anesthesia and Perinatology，SOAP）发布了剖宫产术后快速康复共识，提出了剖宫产术后快速康复方案的核心要点。下面分别从剖宫产术前、术中和术后核心要点进行描述。

一、术前核心要点

术前核心要点是减少禁食时间，使患者和医务人员参与到临床举措中，优化身体健康。

（一）术前禁食时间

为减少术中误吸风险需要适当的禁食，为减少口渴和饥饿感不建议长时间禁食。

目前推荐术前 6～8 h 禁食固体食物，术前 2 h 禁清饮料。在确定适当的禁食时间时，必须考虑摄入食物的数量和类型。在需要全身麻醉、局部麻醉或清醒镇静/镇痛的择期手术前 6 h，可食用少量的易消化食物或牛奶。如果食用油炸食品、高脂肪食品或肉类，可能需要增加禁食时间（≥8 h）。

（二）术前饮用碳水化合物

为避免孕妇低血糖和代谢性应激，非糖尿病孕妇于剖宫产前 2 h 可饮用含 45 g 液体碳水化合物的饮料，如：苹果汁 475 ml（56 g 碳水化合物）。不建议妊娠合并糖尿病者采用此条建议，可遵守妊娠期糖尿病的围术期管理规范。

（三）术前患者宣教

患者宣教有助于改善患者对临床路径治疗的依从性，进而改善预后。患者宣教包括术前的指导、术中/术后的细节介绍。建议至少在手术前一天与孕妇本人直接交流手术知情同意以及围术期孕妇快速康复信息，使孕妇知晓 ERAC 的目标并主动参与。

（四）术前泌乳/母乳喂养的准备和支持

早期母乳喂养可改善孕产妇和新生儿的转归，包括促进情感依恋、减少新生儿并发症、降低新生儿猝死综合征的发生风险、避免产妇发生乳腺癌和高血压等。

术前给孕妇进行母乳喂养宣教，帮助产妇在产后 1 h 内开始母乳喂养。孕妇产前课程需要讲解正常母乳喂养生理学、常见泌乳并发症管理和出院后母乳喂养支持资源等。推荐出院后继续进行母乳喂养反馈和随访。

（五）术前优化血红蛋白

产前贫血是产后贫血的重要预测因素，与抑郁症、认知障碍和疲劳有关，妊娠期缺铁性贫血与新生儿低出生体重、早产和围产儿死亡率增加有关。

所有孕妇在产前检查期间都应进行贫血筛查，合理地治疗产前贫血。对于孕期缺铁性贫血，除了补充铁剂，还应补充维生素。另外还需与其他贫血原因相鉴别并纠正病因。

二、术中核心要点

术中核心要点是优化液体管理，预防椎管内麻醉引起的低血压，尽可能减少术中恶心和呕吐，采用多模式镇痛，支持早期母乳喂养和母婴接触。

（一）预防和治疗椎管内麻醉引起的低血压

对于椎管内麻醉引起的低血压可考虑预防性应用血管加压药物如去甲肾上腺素等以提高后负荷，维持子宫胎盘灌注。子痫前期孕妇因为血压高于非子痫前期孕妇，椎管内麻醉引起的低血压程度可能低于后者，需调整血管加压药物剂量。

（二）积极保温

术中低体温带来的危害包括手术部位感染、心肌缺血、药物代谢降低、出凝血功能异常、延长住院时间、寒战、影响皮肤伤口愈合等。孕妇低体温还会导致新生儿低体温。

建议术中积极提高室内温度，保持手术室内理想的温度＞22℃。采用积极保暖设施，如静脉内液体加温器、充气式加温器。

（三）优化静脉液体管理

建议常规限制静脉输液量。与非产科腹部手术中的液体管理相比，剖宫产术中椎管内麻醉引起的低血压主要通过使用血管加压药物来调整，而不是液体输注。发生出血的情况时需从 ERAC 液体管理方案转为出血的液体复苏方案。

（四）优化缩宫素的使用

建议使用最小剂量的子宫收缩药物以尽可能减少其副作用，同时维持产妇子宫张力。缩宫素的使用应该在婴儿出生后开始。在发生出血的情况下，从 ERAC 转换到术中出血的缩宫素方案。

（五）预防性使用抗生素

切皮前给予预防性抗生素，不要等到断脐后给予。

（六）术中及术后恶心呕吐

椎管内麻醉引起的低血压会导致恶心呕吐，可预防性输注血管加压药物以减少与低血压相关的 IONV。限制/避免进行子宫外置以避免发生肠功能恢复延迟；限制/避免腹腔盐水冲洗，可加重 IONV 和 PONV。

甲氧氯普胺对 IONV 有效，对 PONV 无效；地塞米松对迟发性 PONV 有效，而对 IONV 无效。建议联合使用至少 2 种不同作用机制的预防性止吐药，如多巴胺 D2 受体拮抗剂（甲氧氯普胺 10 mg）、糖皮质激素（地塞米松 4 mg）和 5HT-3 受体拮抗剂（昂丹司琼 4 mg）。

（七）多模式镇痛

椎管内长效阿片类镇痛药物，如：硬膜外镇痛使用吗啡 1～3 mg。对于不能使用吗啡或不能接受其他多模式镇痛方案或可能发生重度疼痛风险的患者，可使用局部伤口浸润麻醉或区域神经阻滞。

非阿片类镇痛药物最好在疼痛开始前使用，如果没有禁忌证，在手术室内开始使用非阿片类镇痛药物，如术中胎儿娩出后静脉应用对乙酰氨基酚，关腹时静脉注射酮咯酸 15～30 mg。对乙酰氨基酚塞肛亦可镇痛，但其生物利用度较低。

（八）提倡母乳喂养和母婴接触

在手术室内应根据情况尽早进行母婴皮肤接触。为了腾出患者胸部的空间需要移开心电图导线和电极，还需要移动患者周边部分手术室设备，为母婴皮肤接触提供安全空间。在进行皮肤接触时，选择新生儿安全的体位。术中人员不足可能需要增加护士，护士需要传授术中皮肤接触的技巧。

（九）延迟断脐

延迟断脐可提高足月儿出生时的血红蛋白水平，增加最初几个月的铁贮备，促进发育；增加早产儿血容量；降低输血率；降低坏死性小肠结肠炎和脑室出血的风险。同时，延迟断脐不增加产妇出血或输血的风险，产后血红蛋白水平也不受影响。

建议活力好的足月儿和早产儿在出生后至少延迟 30～60 s 剪断脐带，确保医院具备监测和治疗新生儿黄疸的设备和条件。在抢救情况下（如母亲情况不平稳、胎儿/新生儿需要立即复苏等）应立即断脐。

三、术后核心要点

术后核心要点包括早期哺乳以减少剖宫产术后代谢应激、提供多模式镇痛以促进早期下床活动、消除身体因素造成的早期活动障碍以尽早出院。

（一）早期进食

早期进食可促进肠道蠕动，有利于肠道功能的恢复，降低术后恶心或呕吐风险，提高胰岛素敏感性以改善代谢，减少手术应激反应，不增加并发症发生率，缩短住院时间，还促进哺乳。

进入麻醉恢复室后 60 min 内摄入冰块、水和（或）口香糖。如果能耐受，最好在剖宫产后 4 h 恢复规律饮食。一旦缩宫素输注完毕，液体尽早封管，以免补液过多引起排尿。

（二）控制血糖

血糖＞10 mmol/L 与不良预后相关，包括感染和伤口愈合延迟。理想情况下，糖尿病孕妇应该被安排为当天的第一台手术并维持血糖＜10 mmol/L，同时需监测产妇/新生儿血糖。

（三）早期活动

术后早期活动可减少胰岛素抵抗、肌肉萎缩、静脉血栓栓塞的发生率并缩短住院时间。妨碍早期下床活动的因素：肌力恢复慢（椎管内阻滞消退缓慢）、疼痛控制不佳、镇静状态、术后恶心呕吐、头晕、导尿管、静脉输液固定装置。

术后 0～8 h：坐在床边、下床到椅子上、步行（可忍受情况下）。术后 8～24 h：步行（可忍受情况下），在大厅内行走 1～2 次（或更多）。术后 24～48 h：在大厅内行走 3～4 次（或更多），离开床 8 h。

（四）优化睡眠和休息

疲劳可能对认知功能产生负面影响，增加抑郁情绪，加重疼痛，损害母婴关系，并可能增加呼吸抑制的风险。尽量减少探视者和医务人员对产妇休息的打扰，限制不必要的干扰，如生命体征的频繁监测；定时口服镇痛药等。

（五）促进肠道功能恢复

减少使用阿片类镇痛药物，消除妨碍早期下床活动的因素，早期进食等有助于促进肠道功能恢复，还可以根据病情使用促进肠道功能恢复的药物。

（六）早期拔除导尿管

早期拔除导尿管有助于早期下床活动，降低尿路感染发生率，缩短住院时间。椎管内使用局麻药和阿片类镇痛药物的剂量可影响导尿管拔出时间，特别是硬膜外持续术后镇痛患者。产后 6～12 h 应拔除导尿管，需要提前告知患者较早拔除导尿管可能导致尿潴留率增加并需要再次导尿。

(七) 预防静脉血栓栓塞

剖宫产术使静脉血栓栓塞的风险成倍增加。结合患者血栓高危因素、出血风险等使用物理预防和（或）药物预防。

(八) 多模式镇痛

多模式镇痛可减轻疼痛，有助于尽早下床活动，减少阿片类镇痛药物的用量和副作用。阿片类镇痛药物的副作用有恶心呕吐、镇静、疲劳、肠梗阻、便秘、滥用/成瘾风险相关。不能使用椎管内吗啡镇痛。出现疼痛时，补救措施包括外周神经阻滞和持续伤口浸润镇痛。

部分非阿片类镇痛药物推荐用法如下：对乙酰氨基酚 650～1 000 mg/6 h；在手术室分娩后静脉给予 15～30 mg 酮咯酸后继续布洛芬 600 mg/6 h，或其他非甾体消炎药（如萘普生 500 mg/12 h 口服）；羟考酮每 4 h 或必要时口服 2.5～5 mg。

(九) 早期出院

术前就应制定出院计划及术后护理使用量化指标来监测患者的康复进程，以满足早期出院标准。尽早建立以患者为中心的目标。理想情况下，术后第一天的出院计划应包括儿科、哺乳期和避孕计划。在出院时应考虑个性化和以患者为中心的阿片类镇痛药物处方。

(十) 纠正贫血

对术中出血或术前贫血的产妇，在产后 1～2d 进行实验室检查以筛查有无贫血并及时纠正贫血，静脉补铁优于口服补铁。

(十一) 母乳喂养支持

强调产后 1 h 是启动母乳喂养的黄金 1 h，新生儿出生后立即开始母婴不间断皮肤接触，直到第一次母乳喂养完成（吮吸乳汁的动作）。即使准备人工喂养婴儿，母婴接触也至少持续 1 h。应鼓励母亲在住院期间第一次皮肤接触后尽可能地继续这样做。

ERAC 是一个连续的临床管理过程，从分娩前宣教、优化产前至分娩管理，包括麻醉、产后临床科室的管理和出院后回访。择期剖宫产 ERAC 路径已经成型，同样，该路径的许多要点可以应用于非择期剖宫产。ERAC 围术期核心要点见表 6-2-1。

表 6-2-1　ERAC 围术期核心要点

时间	核心要素
术前	缩短禁食间隔
	给负荷量的无颗粒碳水化合物饮料
	患者分娩前教育
	患者做好泌乳/母乳喂养准备
	最大限度纠正贫血

时间	核心要素
术中	预防椎管内麻醉引起的低血压 预防性使用抗生素 维持正常体温 多模式镇痛 预防术中/术后恶心和呕吐 合理使用缩宫素 优化静脉输液管理 促进母乳喂养和母婴皮肤早接触 延迟断脐
术后	尽早饮食 尽早运动 保证睡眠时间（夜间早休息） 尽早拔除导尿管 多模式镇痛 尽早出院 预防静脉血栓栓塞 纠正贫血 促进母乳喂养 控制血糖 促进肠蠕动恢复

上表可总结为"两延迟"（延迟无渣流食、延迟断脐），"四预防"（预防性使用抗生素、预防恶心和呕吐、预防静脉血栓栓塞、预防肠梗阻），"六优化"（血色素、血压、静脉输液、缩宫素、体温、血糖），"七早"（母婴皮肤早接触、早母乳喂养、早饮食、早运动、早休息、早拔除导尿管、早出院）。

（甘　泉）

第七章 重症产科常见疾病的康复治疗

第一节 贫血的产后康复治疗

贫血是指血液中红细胞或血红蛋白浓度降低，是孕期最常见的血液疾病。孕期贫血与胎儿生长受限、早产、儿童智力发展偏低等不良母胎结局相关。

一、贫血的定义

美国疾病控制与预防中心推荐的贫血定义是血红蛋白或血细胞比容值低于健康孕妇相应水平的第 5 百分位：孕早期血红蛋白和血细胞比容分别低于 11 g/dL 和 33%；孕中期分别低于 10.5 g/dL 和 32%；孕晚期分别低于 11 g/dL 和 33%。

二、孕期贫血的分类

(一) 按贫血机制

1. 红细胞生成减少

如营养性贫血（铁、维生素 B_{12}、叶酸缺乏）等。

2. 红细胞破坏增加

①遗传性溶血性贫血（镰状细胞性贫血、重型地中海贫血、遗传性球形红细胞增多症）；②获得性溶血性贫血（自身免疫性溶血、血栓性血小板减少性紫癜、疟疾等）。

3. 出血性贫血

(二) 按红细胞形态

1. 小细胞贫血 （MCV＜80 fL）

缺铁性贫血、地中海贫血、慢性病贫血、铁粒幼细胞性贫血、铜缺乏、铅中毒等。

2. 正细胞贫血 （MCV 80～100 fL）

出血性贫血、早期缺铁性贫血、慢性病贫血、骨髓抑制、慢性肾功能不全、内分泌功能障碍、自身免疫性溶血、甲状腺功能减退或垂体功能减退、遗传性球形红细胞增多症、阵发性夜间血红蛋白尿等。

3. 大细胞贫血 （MCV＞100 fL）

叶酸/维生素 B_{12} 缺乏（维生素 B_{12} 缺乏可见于部分胃切除/全胃切除术后或克罗恩病患者）、药物性溶血性贫血、网织红细胞增多症、肝病、酒精滥用、急性骨髓增生异常综合征等。

三、孕期生理变化

单胎妊娠期间血浆容量增加 40%～50%，红细胞量增加 15%～25%，因此孕期铁的需要量增加。由于血浆增加系数更大，故通常存在血红蛋白和血细胞比容水平的降低。

健康女性体内大约有 2.3 g 的总铁。孕期额外的铁储备（约 1 g）用于满足红细胞增多、胎儿、胎盘以及分娩的预期失血。当体内铁足够时，70%以上为功能性铁，其余为储存铁。在功能性铁中，80%以上以血红蛋白的形式存在于红细胞中，其余存在于肌红蛋白和呼吸酶中。

四、发病原因

1. 孕期已出现贫血

2. 产后出血

是一种严重的分娩并发症，指在胎儿娩出后 24 h 内，阴道分娩者出血量≥500 ml，剖宫产者出血量≥1 000 ml。主要表现为胎儿娩出后产妇出现阴道流血，严重者可出现失血性休克、严重贫血等，是我国孕产妇死亡的主要原因。

3. 晚期产后出血

分娩 24 h 后，在产褥期内发生的子宫大量出血即为晚期产后出血。一般最常见于产后 1～2 周。主要原因为胎盘、胎膜残留，剖宫产术后子宫伤口裂开，子宫复旧不全等。

五、危害

1. 不利哺乳

产妇发生贫血，营养得不到补充，会引起乳汁分泌不足，且乳汁的含铁量也会减少，影响新生儿对营养成分的吸收。贫血严重的产妇进行母乳喂养常使新生儿营养不良，抵抗力下降，进而引发腹泻及感染性疾病，也影响宝宝体格和智力发育。

2. 不利恢复

产后贫血会导致产褥期延长，身体恢复减慢，发生产褥期感染、发热等。产后贫血会导致产妇乏力、低热、身体虚弱、头晕、指甲及嘴唇等苍白、烦躁或忧郁、昏昏欲睡等，贫血严重时还可能发生子宫脱垂、内分泌紊乱、经期延长等。

六、临床表现及治疗

孕期有贫血症状的孕妇如果未积极纠正贫血，更容易发生产后贫血。且生产时失血过多、营养不良也将导致产后贫血。主要表现为面色苍白、全身乏力、头晕、眼花、胸闷、心慌等。

（一）孕期贫血临床指导

1. A 级建议

建议从孕早期开始补充低剂量铁，以降低分娩时产妇贫血的发生率；孕期补充低剂量铁可改善孕妇的血液学参数，降低足月缺铁的可能性，并且不会带来危害。世界卫生组织建议孕期每天口服 30～60 mg 元素铁和 400 μg 叶酸。

2. B 级建议

（1）孕期缺铁性贫血与新生儿低出生体重、早产和围生期死亡率的风险增加有关，除了产前补充维生素外，还应补充铁剂。

（2）母体血红蛋白水平低于 6 g/dL 的严重贫血与胎儿氧合异常有关，导致胎心率异常、羊水量减少、胎儿脑血管扩张和胎死宫内。因此，在严重贫血的情况下，应考虑母体输血。

（3）根据现有证据，对于不能耐受口服铁剂或对口服铁剂无反应的患者或孕晚期严重缺铁的患者，可以考虑肠外铁剂。口服铁剂和肠外铁剂均可有效补充铁储备。静脉补铁的胃肠道不良反应更少。

3. C 级建议

（1）所有孕妇都应在孕早期和孕 24～28 周[+6] 时通过血常规筛查贫血。对于贫血患者应进行进一步评估以确定原因：评估的第一步即病史、家族史、体格检查；第二步为辅助检查，如血常规、血清铁、铁蛋白等。血清铁蛋白水平的测定对于诊断贫血患者缺铁具有最高的敏感性和特异性。外周涂片检查有助于诊断溶血性贫血或寄生虫病。可能需要通过血红蛋白分析和基因检测来评估血红蛋白病。

（2）对铁剂治疗无效者应进一步评估，可能提示诊断错误、合并疾病、吸收不良（铁片剂型或同时使用抗酸剂引起）、不依从或失血等。对中度缺铁性贫血孕妇给予足够的铁剂，治疗后 7～10 d 可观察到网织红细胞增多，随后几周内血红蛋白和血细胞比容水平升高。

（二）产后贫血治疗

根据症状轻重将产后贫血分为轻度贫血、中度贫血、重度贫血。轻度贫血无须用药，饮食疗法为佳，产后多食用猪、牛、羊肉等红瘦肉及动物血、肝脏、菌类、蛋类、贝类、绿色蔬菜等富含铁的食物。中度贫血除了多食用含铁丰富的食物外，还应及时就医，在医生指导下口服铁剂、多糖铁复合物、维生素 C 等。出现重度贫血的产妇需要立即住院进行输血治疗。产后贫血饮食治疗具体如下。

1. 饮食治疗原则

（1）缺铁性贫血。

①保证足量富含铁元素的动物性食品。食品铁有 2 种来源，即肉类中血红蛋白铁和蔬菜中离子铁。肉类中 40% 的铁元素能被吸收；蛋类、谷类、硬果类、豆类和其他蔬菜中的铁只有不到 10% 能被人体吸收，菠菜虽然含铁量相对于其他蔬菜较高，但由于含有鞣酸等铁螯合剂，铁吸收量反而较低，故补铁应以富含血红蛋白铁的动物性食品为主。②增加维生素 C 摄入。维生素 C 能促进蔬菜中非血红蛋白铁的吸收。若进餐时同时摄入富含维生素 C 的柠檬汁、橘汁和富含铁的蔬菜，就能使人体对蔬菜铁吸收率增加 2～3 倍。③限制咖啡和含鞣酸高的食品摄入。咖啡和茶叶中咖啡因，均能减少食品中铁吸收。④避免钙剂、锌制剂、抗酸剂与铁剂同时服用。

（2）巨幼红细胞性贫血。

巨幼红细胞性贫血是缺乏维生素 B_{12} 及叶酸所致，常见于婴幼儿期，也见于孕妇和乳母，其他年龄较少见。

①补充维生素 B_{12} 和叶酸。②避免同时补充大量的维生素 C、维生素 B_1 和铜。③早发现、早诊断、早治疗。④烹调忌加碱和高温。

2. 营养素的补充

产后轻度贫血可进行食补，严重者需要在医生的指导下进行铁剂补充甚至输血。

（1）补铁。

①含铁量较多的食物有鸭血、猪血、动物肝脏、瘦猪肉、瘦牛肉、瘦羊肉、菠菜、茄子、大枣、柑橘、芝麻、木耳等，产妇的月子餐中要注意这些食物的补充。②为帮助食物中的三价铁在胃肠道中转化为二价铁被身体吸收，需要补充酸性食物，如西红柿、酸菜等。③补铁注意事项：预防贫血时要按推荐量使用，不要随意增加药量，增加药量并不会提高疗效，反而会增加胃肠道副反应；餐前口服铁剂的吸收率高，餐后服用铁剂影响其吸收，但为了减少铁剂对胃肠道的刺激，多在饭后服用；服药前后 1 h 不宜饮茶或咖啡；铁剂不宜与牛奶、氢氧化铝等同时服用，但可隔开时间服用；可以加服橘子汁等富含维生素 C 的液体，或同时服用维生素 C，每次 0.3 g，每天 3 次，保证铁的吸收。

（2）补充叶酸。

叶酸含量较多的食物有香蕉、草莓、胡萝卜、青菜、花菜、核桃、莴笋等。

（3）补充蛋白质。

蛋白质是构成血红蛋白的重要原料，产妇还需要多食用含蛋白质丰富的食物，如牛奶、鱼类、蛋类、黄豆及豆制品等。

常见的补血食物见表 7-1-1。

表 7-1-1　常见的补血食物

食物	作用
黑豆	黑豆可以生血
胡萝卜	胡萝卜含有很高的维生素 B、维生素 C 及胡萝卜素，胡萝卜素对补血极有益
面筋	面筋的铁质含量相当丰富，需要注意的是补血先补铁
黑芝麻	黑芝麻富含蛋白质、铁、钙、磷等营养成分，滋补身体，多吃可预防产后钙质流失及便秘
红枣	养胃健脾、补血安神，对贫血、面色苍白、气血不正有很好的调养作用
金针菜	金针菜铁质含量丰富，同时金针菜还含有丰富的维生素 A、维生素 B_1、维生素 C、蛋白质、脂肪等营养素

食物	作用
鸡蛋	鸡蛋含蛋白质丰富并且利用率高，还含有卵磷脂、卵黄素及多种维生素和矿物质，其中含有的脂肪易被吸收，有助于产妇恢复体力，保持神经系统的健康
小米粥	小米中的维生素 B、胡萝卜素、铁、锌、核黄素含量比一般的米、面高。可单煮小米或将其与大米合煮，有很好的滋补效果
牛奶	牛奶中含有丰富的蛋白质、钙、维生素 A、维生素 D，且易被人体吸收利用，有助于产妇健康的恢复以及乳汁分泌
蔬菜	蔬菜含有丰富的维生素 C 和各种矿物质，有助于消化和排泄，能增加食欲。如西芹、胡萝卜、黄豆芽、藕、海带、黄花菜
水果	水果含维生素和矿物质较多，能帮助消化，促进排泄，促进乳汁分泌
鱼类	鱼类富含蛋白质、钙、磷、铁和 B 族维生素等

3. 产后贫血食疗方

（1）归芪炖鸡：母鸡 1 只（去内脏）、当归 30 g、黄芪 100 g（纳入鸡腹内），加水适量，炖烂，油盐调味，饮汤食肉，适合调补产后出血。

（2）桂圆桑葚汤：桂圆肉 15 g、桑葚 30 g 共入锅，加水煎煮，去渣取汁，调蜜饮，连用 10～15 d 为一个疗程，可辅助治疗产后贫血。

（3）豆腐猪血汤：豆腐 200 g、猪血 250 g、大枣 10 枚，加适量水，油盐调味，煮熟食汤。

（4）花生大枣猪蹄汤：花生米 100 g、大枣 10 枚、猪蹄 2 只，共放锅中加水煮熟，调入少许食盐，对治疗产后贫血有疗效。

（5）当归羊肉汤：当归 15 g、羊肉 500 g、生地 15 g、干姜 10 g。先把羊肉切成块状，然后同当归、生地、干姜等材料加适量水一起放到砂锅中，用文火煮熟即可。具有温中补肾、调经止血的功效，适合女性补血。但是由于羊肉是温热性的，因此建议哺乳期的女性一次性不要吃太多，建议分次食用。

（6）桂圆莲子粥：莲子肉 15 g、桂圆肉 20 g、红枣 6 g、糯米 30 g。可起到养血止血的作用，哺乳期经常食用，其具有健脾益气等强大的养生保健功效。

（7）墨鱼炖乌鸡：墨鱼 250 g、甲鱼 1 只、乌骨鸡 1 只。具有滋阴养血的作用，哺乳期的女性适当多吃还有利于促进乳汁分泌、提高乳汁营养、促进恶露的排出等养生保健功效。

（张文凯　周　冬）

第二节　高脂血症的产后康复治疗

血脂主要包括甘油三酯和胆固醇，而胆固醇又分为高密度脂蛋白和低密度脂蛋白。

低密度脂蛋白是导致冠心病、脑梗等动脉粥样硬化的"元凶"，是"坏"胆固醇；而高密度脂蛋白可以"清理血管"，防止动脉粥样硬化，是"好"胆固醇。如果孕产妇的甘油三酯升高，极易诱发急性胰腺炎。

一、高脂血症的分型

临床上将高脂血症分为以下四种类型。

1. 高胆固醇血症

血清总胆固醇含量增高，超过 5.72 mmol/L，而甘油三酯含量正常，即甘油三酯<1.70 mmol/L。

2. 高甘油三酯血症

血清甘油三酯含量增高，超过 1.70 mmol/L，而总胆固醇含量正常，即总胆固醇<5.72 mmol/L。

3. 混合型高脂血症

血清总胆固醇和甘油三酯含量均增高，即总胆固醇超过 5.72 mmol/L，甘油三酯超过 1.70 mmol/L。

4. 低高密度脂蛋白血症

血清高密度脂蛋白含量降低，<9.0 mmol/L。

二、高脂血症的高危人群

（1）有不良饮食习惯。

（2）不爱运动。

（3）喝酒抽烟。

（4）情绪差或工作压力大。

（5）年龄在 40 岁以上者。

（6）孕产妇、肥胖者。

三、高脂血症的形成原因

1. 原发性高脂血症

代谢异常且饮食不控制，二者共同作用就会出现高脂血症，因此控制饮食是关键。

2. 继发性高脂血症

甲状腺功能减退、肾病综合征、糖尿病等疾病容易继发血脂升高，控制高脂血症首先治疗原发病。

四、高脂血症患者饮食注意什么

1. 控制高胆固醇饮食

高胆固醇食物包括动物脑子（猪脑、牛脑、羊脑等），动物内脏（腰子、肝、肠、肺等），贝类（鲜贝、赤贝、牡蛎、扇贝、鲍鱼、蛤蜊、螺类等），油脂类（奶油、黄油、羊油、猪油、牛油等）。

2. 控制饮酒

对高甘油三酯血症患者而言，少量饮酒也可以导致甘油三酯水平的明显升高。因此，饮酒必须限制。孕产妇需禁止饮酒。

3. 限制糖

糖可以在肝脏中转化为内源性的甘油三酯而导致甘油三酯升高。控制糖的摄入量，少食或忌食砂糖、水果糖、饴糖、蜜糖以及含糖较多的糕点、罐头等，日常饮食中可以搭配红糖、玉米糖和蜂蜜等。

4. 鼓励食用低胆固醇的食物

比如蔬菜、水果、全谷物食品、豆类食物及杏仁、核桃等坚果类食品。稻谷、小麦、玉米、菜籽等植物中含有大量的植物固醇，在植物油中呈现游离状态，有降低胆固醇的作用。另外多吃粗粮如小麦、燕麦、谷类、豆类等食品，这些食品中含有丰富的纤维素，有很好的降脂作用。

对于孕产妇来说，应多喝牛奶；多吃鸡蛋、瘦肉类、禽类（应去皮）、虾、鱼类、大豆及其豆制品等食品，尤其是大豆中的豆固醇有明显降血脂作用；多补充优质蛋白，质量可靠的蛋白粉也是非常不错的选择；还得多吃新鲜水果和蔬菜，因为它们含有丰富的维生素 C、膳食纤维等。维生素 C 能降低 β-脂蛋白，增加脂蛋白酶的活性，从而降低三酰甘油；膳食纤维可促进胆固醇排出。

五、孕产妇的注意事项

（1）孕期控制体重很重要。

（2）孕期保持适当运动，可以增强身体的代谢功能，提高血脂代谢酶的活性，有利于血脂的运输和降解。

（3）血液中的胆固醇有两个来源，1/3 是饮食摄入，2/3 是肝脏合成。如果饮食摄入的胆固醇多，肝脏合成就会减少；反之饮食摄入的胆固醇少，肝脏合成就会增多。即使不吃高胆固醇食物，肝脏也会合成足量的胆固醇。所以，过于苛刻的饮食控制没有必要，尤其是孕产妇，饮食原则讲究均衡、营养。

（4）对原发性高脂血症的孕产妇来说，通过饮食的调整血脂仍升高者，应就诊采取干预降脂治疗。如果是继发性高脂血症，则需治疗原发病。

（5）建议大家多吃以下食物预防高脂血症：酸奶、绿茶、洋葱、山楂、绿豆、香菇、蘑菇、平菇、金针菇、木耳、银耳、猴头菇、玉米、花生、菠菜、芹菜、大白菜、番茄、胡萝卜、白萝卜、大蒜、生姜、黑木耳、海带、紫菜、山楂、柿子、荔枝、橘子、柚子、橙子、柠檬、橄榄和苹果等。

（张文凯）

第三节　脓毒症的产后康复治疗

女性在孕期及产褥期可能因妊娠合并症或并发症、产科操作、免疫功能降低等原因容易被细菌、病毒等病原体侵入导致感染，而孕期和产后的正常生理变化可能掩盖早期症状，往往导致无法早识别、早治疗，继而发展成脓毒症。世界各国数据显示，随着医疗技术的进步，孕产妇死亡率总体下降，但脓毒症导致的孕产妇死亡率有所上升。

脓毒症被定义为人体对感染的反应失调导致的威胁生命的器官功能障碍，会造成患者生理、病理和代谢异常。脓毒症严重威胁了孕产妇的健康状态。患病后常经历疾病的折磨和环境的改变，尤其是入住 ICU 的重症患者，可能因使用机械通气而给予深度镇静、卧床时间延长等使患者长期处于制动状态。孕产妇因疾病而害怕焦虑，出现睡眠紊乱、认知障碍（如记忆力、注意力和执行功能改变）、心理障碍（如抑郁症、焦虑症和创伤后应激障碍）、意识障碍以及神经肌肉和身体功能障碍（如严重肌无力造成运动障碍、肺功能下降、肝肾功能不全）等，出院后常常仍遗留有部分身体功能损害及心理障碍，生存患者的功能状态和生活质量明显下降，对患者近期及远期预后产生极大的影响。

脓毒症患者常存在休克、呼吸衰竭、急性肾损伤等器官功能障碍，需要持续使用升压药、呼吸机或血液净化治疗，此种情况下饮食、运动、语言、认知都会受限，可以酌情给予药物以外的治疗帮助患者恢复。现就孕产妇脓毒症常见后遗症及早期康复治疗的评估及实施做简单介绍。

一、脓毒症常见后遗症

（一）脓毒症营养治疗及急性胃肠功能损伤（acute gastrointestinal function injury，AGI）

脓毒症早期处于高代谢状态，存在大量的分解代谢，去脂体重（lean body weight，LBW）损失可持续数月。此时应给予早期肠内营养以尝试纠正微量营养素/维生素缺乏，提供足量的蛋白质［1.0 g/（kg·d）］，以及适量的非蛋白质热量［10～20 kcal/（kg·d）］，营养良好的患者可以在有限的时间内产生大量的能量供代谢所需。在复苏之后，需要增加蛋白质［（1.5～2.0 g/（kg·d）］和足量的热量［30 kcal/（kg·d）］，以促进机体功能和去脂体重的恢复，并促进早期活动。对营养不良的做营养状况评估筛查是必要的，如果蛋白质、热量目标没有及时达标，需要补充肠外营养，具体视情况而定。

脓毒症患者由于炎症介质大量释放，毛细血管渗漏，大量液体渗出到组织间隙，血管舒缩障碍等，累及胃肠脏器，影响胃肠对水、碳水化合物、蛋白质、脂肪等营养物质的消化吸收功能，影响肠道菌群及其产物的吸收调控，影响胃肠的内分泌和免疫功能，所以，容易出现 AGI，是重症患者急性疾病本身导致的胃肠功能障碍，是多器官功能障碍综合征的一个组成部分。根据患者的消化道症状、临床特点等指标按严重程度分成四级。脓毒症的受累脏器越多，AGI 发生率越高，AGI 分级见表 7-3-1。

表 7-3-1　急性胃肠功能损伤（AGI）分级

AGI 分级	临床特点	治疗建议
Ⅰ级——存在胃肠功能障碍和衰竭的危险因素 IAP＜12 mmHg	1. 病因明确，胃肠功能部分受损 2. 常见于腹部术后恶心呕吐、肠鸣音消失；休克早期肠动力减弱 3. 有暂时性和自限性的特点	1. 通常患者全身状况会逐渐改善。静脉给予足够液体，不需要针对胃肠症状的特殊干预措施 2. 推荐损伤后 24～48 h 尽早给予肠内营养 3. 尽可能减少损伤胃肠动力的药物，如儿茶酚胺类药物、阿片类镇痛药物
Ⅱ级——胃肠功能障碍 腹腔内高压Ⅰ级 IAP 12～15 mmHg	1. 肠道不具备完整的消化和吸收功能，无法满足机体对营养物质和水的需求 2. 可表现为胃瘫伴大量胃潴留或反流、下消化道麻痹、腹泻、胃内容物或粪便中有可见性出血、存在喂养不耐受［肠内营养72 h 未达到 20 kcal/（kg•d）］	1. 治疗腹腔高压（intra-abdominal hypertension，IAH） 2. 恢复胃肠动力，如应用促动力药物 3. 给予肠内营养；存在大量胃潴留或反流时，可尝试给予少量的肠内营养 4. 胃瘫患者使用促动力药物无效时，考虑给予幽门后营养
Ⅲ级——胃肠功能衰竭 腹腔内高压Ⅱ级 IAP 16～20 mmHg	1. 胃肠功能丧失，给予干预处理后，胃肠功能仍不恢复，全身状况不改善，经积极治疗（红霉素、放置幽门后管等）后，持续肠内营养不耐受、持续 MODS 或进行性恶化 2. 可表现为大量胃潴留、持续胃肠道麻痹、肠管扩张、腹腔灌注压＜60 mmHg	1. 监测和处理 IAH 2. 排除其他腹腔疾病，如胆囊炎、腹膜炎、肠道缺血 3. 尽早停用可致胃肠道麻痹的药物 4. 常规尝试性给予少量的肠内营养 5. 肠内营养不足时避免早期肠外营养（住 ICU 前 7 d），以降低院内感染发生率
Ⅳ级——胃肠功能衰竭伴有远隔器官功能障碍 IAP≥21 mmHg	患者 MODS 和休克、全身状况进行性恶化，AGI 进展至危及生命的状态，伴远隔器官功能障碍，如肠道缺血坏死、导致失血性休克的胃肠道出血、需要积极减压的腹腔间室综合征（abdominal compartment syndrome，ACS）等	急诊剖腹手术或其他急救处理（如结肠镜减压）

注：IAP-腹腔压力（intra-abdominal pressure）。

针对 IAH 的症状，我们可以从以下多方面进行尝试：

（1）动态监测液体复苏，避免过度复苏。

（2）对于原发 IAH 术后患者，持续的胸椎硬膜外镇痛，可以降低 IAP。

（3）建议使用鼻胃管/结肠减压方法，用于排出胃肠道的内容物。

（4）对于腹腔积液患者，推荐使用经皮穿刺以引流减压。

（5）肌松药可以降低 IAP，但由于其过多的副作用，不常规使用。

ACS 被定义为 IAP 持续（至少 2 次标准化测量，间隔 1～6 h）增加超过 20 mmHg，并伴有新的器官衰竭。预防脓毒症相关 ACS 需要早期积极有效地处理原发病，加强对休克、创伤、感染的管理，消除产生过度炎症反应的条件。纠正休克，改善胃肠道黏膜血液灌注，尤其要重视纠正隐形代偿性休克。必要时对胃肠黏膜内 pH 值监测，可联合中医药治疗。

及时评估及进行肠内营养或肠外营养治疗。肠内营养实施时机是进入 ICU 24～48 h 内，实施条件为血流动力学稳定、无肠内营养禁忌证。如存在休克或处于使用大剂量升压药等急性复苏早期阶段，暂缓。危重患者听不到肠鸣音很常见，不需要因为没有肠鸣音，而停止肠内营养或降低速度。要严密监测胃肠道情况，如有以下情况需要停止肠内营养：①机体出现肠梗阻和肠道缺血导致的肠管过度扩张、肠道血运恶化，甚至肠坏死、肠穿孔时，不得进行肠内营养。②严重腹胀或 ACS，增加腹腔压力，增加反流及吸入性肺炎的发生率，呼吸循环功能进一步恶化，应停止肠内营养。③严重腹胀、腹泻经一般处理无改善者，建议暂时停用肠内营养。

脓毒症患者胃肠功能损伤的治疗，关键在于在危重症早期积极地治疗原发病，并注重胃肠道屏障功能的维护和早期进行肠内营养，以阻止胃肠功能由障碍期进入衰竭期。这同样也有利于减少多器官功能衰竭的发生和提高临床抢救成功率。非药物疗法如胃肠电刺激、针灸、腹部按摩等可以减少 AGI 的发生、改善器官功能、缩短机械通气时间，甚至降低 ICU 内的病死率，对脓毒症机械通气的患者也是安全的。

（二）ICU 获得性肌无力（intensive care unit-acquired weakness，ICU-AW）

孕期或产褥期脓毒症有器官功能障碍时，大多数需要在 ICU 监护及治疗。ICU 获得性肌无力是指 ICU 重症患者除危重疾病外无明确原因而继发出现的肌无力。其主要临床表现为脱机困难、轻瘫或四肢瘫痪、反射减少和肌肉萎缩。ICU-AW 分为危重病肌病（critical illness myopathy，CIM）、危重病多神经病（critical illness polyneuropathy，CIP）及二者共存的危重病多神经肌病等三种亚型。

ICU-AW 的发病机制目前仍不清楚，通过发现潜在的危险因素，可采取支持性预防措施。ICU 的停留时间和制动、患者活动减少等是发生肌无力的最重要因素。有研究表明卧床患者肌力每天下降 1%～1.5%。脓毒症存在多器官功能衰竭的患者常因疾病或治疗因素需要长时间卧床，伴有身体活动受限，最容易发生 CIP。由于重症患者出现 ICU-AW 可致住院时间延长与病死率增加，且存活的患者中大多数不能完全恢复肌力，遗留不同程度的运动功能障碍，降低了患者的生存质量，所以应及早识别 ICU-AW。肌肉活检是确诊 CIM 的金标准。对于清醒能配合检查的患者，可采取医学研究委员会评分（medical research council score，MRC-Score）。对于不能配合检查的患者，可用肌电图、神经传导速度等电生理学检查。Stevens 等建议将 ICU-AW 的诊断标准统一如下：①在 ICU 期间发生的广泛性的肌无力；②肌无力呈散发性、对称性，常累及近端及远端肌肉，很少累及颅神经；③超过 2 次的 MRC 总评分＜48 分或平均 MRC 评分＜4 分，2 次评分间隔超过 24 h；④呼吸机依赖；⑤排除与疾病的危重性无关的肌无力。满足 ICU-AW 诊断的最低标准包括：①、②、③或④、⑤。

对 ICU-AW 目前无特效治疗方法，主要是去除导致危重状态的原发疾病，给予充足的支持治疗，包括合理使用镇痛镇静药物；预防和监测静脉血栓栓塞症；合适的营养支持；保持良好的睡眠；鼓励患者早期活动。ICU 的早期康复训练被认为是防治 ICU-AW 的重要方案。

（三）谵妄

ICU 患者谵妄发病率可接近 32.3%，但谵妄常常被医生忽略，尤其是抑郁型谵妄在老年患者中更常见，且不易被发现。谵妄会增加重症患者病死率，延长 ICU 停留时间和住院时间，并可诱发患者认知障碍等。推荐使用 ICU 意识模糊评估法和 ICU 谵妄筛选检测表以动态评估是否存在谵妄。早期物理治疗可减少谵妄的发生率和缩短谵妄的持续时间。

（四）认知障碍

脓毒症所致长期认知障碍很常见，但在危重病期间及以后的很长一段时间内常被忽视。这种认知障碍包括持续而严重的记忆力下降、注意力不集中、视觉空间能力下降、执行功能障碍，影响了患者的功能状态和健康相关生存质量（health-related quality of life，HRQOL）。蒙特利尔认知评估量表是快速筛查认知功能最常用的评估工具。但目前对脓毒症相关认知障碍的发病机制尚不十分清楚，无有效的临床救治措施，收效也令人不满意。目前主要以预防和支持治疗为主，如纠正低氧、电解质酸碱紊乱及维持酸碱平衡等。通过预防和早期康复治疗来改善 ICU 生存患者认知功能的干预研究还很少。有的研究认为谵妄存在的时间是预测严重疾病患者认知损伤的独立因素，在疾病的早期积极评估和处理谵妄，制定预防和治疗策略是非常重要的，如术中用药物如苯二氮䓬类、右美托咪定等镇静均有益处。也有研究显示尽早干预脓毒症患者的心理状态对于改善其认知损伤是有益的。另一个小范围的研究表明危重病患者在 ICU 进行包括定向、记忆力和注意力的练习（例如，正向和反向数字跨度、矩阵谜题、字母数字序列、识别类别），每天下地活动锻炼，出院后进行为期 12 周的家中认知康复计划，均有益处。因此，积极的早期功能锻炼干预对治疗脓毒症引起的认知损伤有极大的益处。但总的来说，临床治疗策略目前效果局限，因此，需要深入探讨脓毒症相关认知障碍的发病机制，进一步积极地寻找更强有力的方法，制定有效的防治策略，最大程度降低脓毒症相关认知障碍的危害。

（五）情绪障碍：焦虑、抑郁及创伤后应激障碍

情绪障碍和认知障碍一样，焦虑、抑郁和创伤后应激障碍也会使重症患者解决问题的能力减弱。孕产妇合并脓毒症，比一般重症患者更容易出现焦虑、抑郁，由于极度担忧胎儿/新生儿的健康，孕产妇心灵更加脆弱、悲观，严重者甚至有自杀倾向，心理状态极不健康。研究显示 ICU 实施早期康复治疗，有利于重症患者的生理和心理功

能的恢复。所以要特别关注孕产妇的情绪，及早请心理医生及康复治疗师协助治疗，改善患者生活状态。

二、早期康复治疗的评估及实施

（一）早期康复治疗的评估

康复治疗往往仅限于翻身和主动或被动的关节活动度（range of motion，ROM）训练，尤其是机械通气患者的管理需要制动和镇静，患者常在转出 ICU 或转至康复科后才开始进行康复治疗。但近些年，随着医生和患者留意到重症患者遗留了长期的功能损害，更多的医生开始关注远期康复，开始为危重病的患者提供早期康复治疗，国内 ICU 的早期康复治疗主要集中在急性脑卒中、心肌梗死的患者，康复治疗也越来越多的由专业的康复治疗师来施行。ICU 早期康复治疗是安全、可行、有效的，包括治疗前评估病理生理状态及实施安全性后开始活动，不良事件包括跌倒、胃管脱出、循环波动、血氧饱和度低于 80％等的发生率不足 1％。行早期康复治疗的患者下床活动更早、发生谵妄的天数更短、ICU 停留时间及住院时间缩短、未增加呼吸机使用天数和住院总费用。

为了保障合并脓毒症的孕产妇的安全，需要及时进行病情评估。对重症患者要有条理的评估，包括生命体征、精神状态、神经肌肉功能、皮肤的完整性、治疗用药、对氧气和（或）机械通气的需求等。病情允许的情况下，监护及生命支持设备包括呼吸机等都不应完全成为限制早期康复治疗的因素。

下列情况可考虑进行康复治疗：①对刺激保持反应；②吸入氧浓度≤60％，呼气末正压（positive end-expiratory pressure，PEEP）≤10 cmH$_2$O 和（或）患者准备撤机；③无直立性低血压，或泵入少许血管活性药物后血压稳定；④开始实施康复治疗前要检查患者是否有深静脉血栓形成。

在康复治疗进行时，患者若出现以下情况，需要停止康复治疗：①收缩压＜90 mmHg或＞200 mmHg，平均动脉压＜65 mmHg，不稳定的心律或需要抗心律失常药物，需要使用大量血管活性药物，有活动性出血，使用了主动脉球囊反搏，留有股动脉鞘或股动脉导管，急性心肌梗死；②血氧饱和度＜90％，或呼吸频率＞35 次/ min，或FiO$_2$＞60％，PEEP＞10 cmH$_2$O，需要压力控制通气或使用神经肌肉阻滞剂；③急性颅内出血或蛛网膜下腔出血，颅脑损伤，急性缺血性卒中，不稳定的颈椎骨折和脊髓损伤，神经功能恶化，需要颅内压监测及脑室引流；④其他情况，如患者感到费力、胸痛、眩晕、出汗、疲乏及严重的呼吸困难等。

（二）早期康复治疗的实施

康复治疗总的目标是尽可能减少危重病后的功能障碍。治疗的具体实施需根据患者的具体情况及 ICU 可利用的资源。实施治疗之前评估患者的合作水平、肌肉力量、关节活动度、功能状态和心肺储备，并应根据该评估结果确定康复目标。

ABCDE Bundle 所有步骤都适用于重症患者，具体内容包括每天镇静的唤醒（awakening)、呼吸机撤离试验中的呼吸同步（breathing）、镇痛和镇静药的选择（choice）、谵妄（delirium）的监测和处理、早期（early）活动。这能帮助重症患者在最佳的镇静和镇痛过程中早期主动活动。这个综合过程的实施可能帮助缩短重症患者的机械通气时间、减少谵妄的发生率、提高早期进行步行活动的比例。

ABCDE Bundle，旨在通过预防谵妄和 ICU 获得性肌无力来改善 ICU 机械通气患者的预后，结合了唤醒和呼吸协调、谵妄监测/管理以及早期锻炼/运动的策略，是有效实现早期活动的先决条件。

患者的早期活动是指进入 ICU 后的最初 24～48 h 内开始活动，包括活动前后宣教、体位指导、床上移动、迁徙训练等治疗性运动阶段性训练方法，强调只有完成了上一阶段的训练才可进入下一阶段康复治疗。治疗性运动包括主动运动和被动运动两种方式，包括主动或被动阻力训练、四肢力量训练、功能训练、四肢关节被动活动、躯干控制、床边坐位、床旁坐轮椅、床边站立、协助行走等。通过锻炼，可以改善肢体功能，降低致残率和预防肌肉萎缩、痉挛、关节畸形等。患者因处于镇静状态、病危或因患脑病而不能进行主动康复训练时，应该进行被动关节活动度（range of motion，ROM）训练，保持关节的灵活性和防治关节挛缩。若病情逐步好转，可逐渐进行主动的治疗性活动，包括主动的 ROM 训练、肌力/阻力训练、床上活动、下床、负重、站立及行走。

早期康复治疗，不仅是锻炼和运动，更是一项复杂的干预活动。实施人员可以是家属、护士或康复治疗师。1 个患者的康复活动需要 4～5 人参与，因此需要多学科的协调和沟通。有条件的医院可以成立一个专门的、正式的、多学科合作的治疗小组，小组成员包括康复治疗师、呼吸治疗师、专科护师、营养师、语言治疗师以及协调人员等。小组成员针对每个患者制定特定目标的康复计划，实施科学的、循序渐进的康复治疗，仔细地做好康复治疗记录，及时与患者、小组成员沟通康复进展，确保患者的安全。

另外神经肌肉电刺激（neuromuscular electrical stimulation，NMES）可以通过表面电极提供电流到达运动神经元并引起肌肉收缩，促进肌肉的微循环，在制动期间延迟肌肉萎缩，并改善肌肉的力量和耐力，不受患者体位限制，已用于肌肉损伤的康复中，适用于各种临床人群，特别是在无法进行主动运动的患者中，有潜在防治 ICU-AW 的作用。尽管 NMES 的作用是短期的，但与常规疗法结合使用时可以减少肌肉量的流失并预防多发性神经病。但是目前并没有专家共识指导治疗的目标肌肉、最佳电流设定范围等。当然也有研究表明未发现 NMES 和个体化理疗对肌肉力量、功能状态和出院时间有改善。所以，早期康复治疗，包括 NMES 在内的康复策略的潜在益处和价值仍需要进一步探索。

脓毒症患者中孕产妇的情绪障碍比例尤其高，她们担忧自己身体无法恢复的时候，更容易焦虑胎儿或新生儿的发育，早期心理干预治疗不但能帮助患者改善情绪，也能改善运动功能状态，提高日常自理能力。ICU 内开展日常生活活动（activities of daily living，ADL）训练也是必要的，包括日常生活活动训练，自助具、矫形器的应用作业训练等。

孕期及产褥期脓毒症患者在治疗期间由于各种因素影响，容易并发胃肠功能障碍、情绪认知功能障碍、ICU 获得性肌无力、谵妄等并发症，这些问题严重影响着患者的生活质量。通过及时的营养治疗和早期康复治疗，可以减少相关并发症的发生，改善患者出院后的生存状态和生活质量。

（胡　晶）

第四节　妊娠合并心脏病的产后康复治疗

据统计我国有 0.4%～0.8% 的孕产妇合并有心脏病，其中超过一半为先天性心脏病（简称"先心病"），发病率居妊娠合并心脏病的首位。妊娠合并心脏病是威胁孕产妇安全及女性长期心血管健康的主要疾病，也是孕产妇非产科因素的首位死亡原因。我们希望除使用药物之外，通过更多知识的融合，如健康的饮食和生活方式帮助孕产妇降低心血管疾病的风险，从而达到疾病预防和康复的目的。

饮食模式与心血管疾病的发生发展有着密切的关系。以往我国人民的饮食多以植物性食物为主、动物性食物为辅。20 世纪末，一些大城市以及经济比较发达地区饮食模式出现了变化，动物性食物消费水平明显增长，粮食等谷物的消费水平下降，虽然改善了人们的营养状况，但膳食结构仍不理想，如高盐、高油脂摄入仍普遍存在，且含糖饮料消费逐年上升，完整谷物、深色蔬菜、水果、奶类、鱼虾类和大豆类摄入不足等。全球疾病负担研究显示，不合理的膳食是中国人患病和死亡的最主要因素，2017 年中国居民 310 万人的死亡可以归因于膳食不合理。1982 至 2012 年中国成人膳食变迁与心血管代谢性疾病死亡率关系的研究结果显示，2012 年中国成人由膳食结构不良导致的心血管代谢性疾病估计死亡人数为 151 万，中国成人所有饮食因素与心血管代谢性疾病估计死亡人数有关的归因分析中，比例最高的前三位是高钠摄入占 17.3%、水果摄入不足占 11.5%、水产类 ω-3 脂肪酸摄入不足占 9.7%。

一、健康的饮食模式

对于合并心脏病的产妇，我们要选择能为其身体提供所需的多样化、营养丰富且热量低的食物燃料，为母乳喂养提供充足的营养素的同时，更好地帮助产妇控制体重、血脂、血压和血糖。中国营养学会推荐，一个健康的整体饮食模式可以降低心脏病患者的风险，这个饮食模式强调进食来自所有食物组的各种食物，包括水果、蔬菜、谷类、低脂乳制品、去皮家禽和鱼、坚果和豆类、非热带植物油等。具体参考如下建议。

（1）注重控制进食量。控制体重是心血管疾病营养干预的切入点，过多的能量摄入会带来体重增加，给心血管系统及代谢系统带来更多的负担。不要摄入超过身体每天可以燃烧的热量。

（2）食用各种蔬菜和水果，包括新鲜、冷冻和罐装等形式，但制作过程中不要添加高热量酱汁，减少添加盐或糖的饮料和食品。

（3）选择富含纤维的完整谷物和无脂（脱脂）或低脂（1％）乳制品。

（4）以健康的方式制作去皮的家禽和鱼类，每周至少吃1～2次不同种类的鱼。限制红肉，如果选择吃红肉，请选择可用的最瘦肉。可以高温烹饪，比如炒菜、煎炸，但不要用油炸的方式制作食物，不要添加饱和脂肪酸和反式脂肪酸。

（5）限制饱和脂肪和反式脂肪。孕期血脂代谢发生改变，容易导致血脂增高，所以分娩早期大多数产妇都有高脂血症，需要积极控制血脂。饮食管理上需要摄入更健康的单不饱和脂肪和多不饱和脂肪，避免摄入饱和脂肪和反式脂肪。

（6）选择钠含量较低的食物。妊娠妇女血容量随孕周逐渐增加，到孕晚期血容量大约增加45％，过多钠的摄入，可加重水钠潴留，加重心脏负担，进而出现妊娠期容量负荷过重，严重者可出现心衰。目标是每天摄入不超过2 300 mg钠，将每天摄入量减少到1 500 mg可能有助于降低血压。

（7）不宜饮酒。孕期饮酒会严重伤害婴儿，并可能导致出生缺陷。分娩后过量饮酒会提高血液中甘油三酯的含量。高水平的甘油三酯、低密度脂蛋白胆固醇与动脉壁脂肪堆积有关，会增加心脑卒中的风险。

（8）不吸用烟草或尼古丁产品，包括避免吸二手烟或蒸汽，更不要吸烟或吸电子烟。

二、如何健康饮食

1. 控制食物的总热量

孕期妇女的膳食应在非孕妇女的基础上，根据胎儿生长速度及母体生理和代谢的变化进行适当的调整。孕早期胎儿生长发育速度相对缓慢，所需营养与孕前无太大差别。孕中期开始，胎儿生长发育逐渐加速，母体生殖器官的发育也相应加快，对营养的需要增大，应合理增加食物的摄入量。孕期女性能量参考摄入量参考见表7-4-1。

表7-4-1　孕期女性能量参考摄入量　　　　　　　　　　　　单位：kcal/d

身体活动水平	孕早期	孕中期	孕晚期	哺乳期
轻	1 800	2 100	2 250	2 300
中	2 100	2 400	2 550	2 600
重	2 400	2 700	2 850	2 900

可以通过了解食物的单位分量所产生的热量，来计算我们摄入的热量。比如可以从食品包装上的营养成分标签获取食用分量中的营养素和对应的热量，也可以通过食物热量对照表来计算我们摄入食物的热量。

2. 控制进食份量

（1）在家吃饭时，为每个家庭成员提供适当的份量，然后把多余的食物收起来。将剩菜留作另一顿饭。在家点外卖时，点小份菜而不是大份菜，同时分给家人朋友吃，这样就可以吃得更少了。

（2）外出就餐时，不吃开胃菜，和朋友一起分食所有菜肴。

（3）不要在看电视、电影或使用电脑时进食。我们可能都有这样的经历，看电视、电影或使用电脑时进食，如果不注意放入口中的东西及时间，就很难控制自己吃了多少。

（4）吃零食：在吃之前，取出适当份量的零食（包括水果和蔬菜），最好不要直接从袋子或盒子里拿东西，很容易超量进食。

（5）食物备忘录：了解食物的分量和成分表可以正确估计每份食物的热量，使用食物备忘录，记录热量摄入情况，可以方便您更确切地了解自己吃的东西、吃的量和频率，进而帮助控制体重。

3. 平衡膳食基本功——蔬菜水果

（1）蔬菜是平衡膳食的重要组成部分，是健康饮食的第一步。孕妇需要餐餐有蔬菜，甚至零食中也加入蔬菜，保证每天摄入 400 g 各种蔬菜（包括各种颜色以及新鲜、冷冻、罐装和干燥等各种形式的蔬菜），且其中 1/2 以上为新鲜绿叶蔬菜。

（2）保证每天摄入 200～350 g 新鲜水果。水果通常含有我们身体所需的糖、维生素、矿物质和膳食纤维，消化更慢，能更低水平更稳定地释放葡萄糖到血液中。

4. 碳水化合物

碳水化合物可分为简单碳水化合物或复合碳水化合物，这取决于食物的化学结构，也决定了碳水化合物被消化和吸收的速度。当我们摄入碳水化合物时，身体会将它们分解成单糖，然后吸收到血液中。随着体内糖分升高，胰腺会释放胰岛素，将碳水化合物从血液转移到细胞中，从而转化为能量。当进食含糖饮料和高热量甜点等单糖时，能量快速转化，很快就会再次感到饥饿。当进食复合碳水化合物时，能量转化得慢，会感到更长时间的满足感，这些类型的复合碳水化合物能提供更长时间的能量。单糖会导致血糖升高水平比其他食物快，如果身体健康，碳水化合物会转化为葡萄糖，进而转化为能量。但是，如果血糖水平变得过高或过低，则可能导致糖尿病。含有大量单糖的食物还会提高甘油三酯水平，高甘油三酯与冠心病、糖尿病和脂肪肝有关，还可能导致急性胰腺炎。

添加糖提供热量，但缺乏维生素、矿物质和膳食纤维，并可能导致体重增加。简单碳水化合物包括糖果、碳酸饮料（如苏打水）、糖浆、蔗糖。复合碳水化合物，通常被称为淀粉类食物，包括豆类、淀粉类蔬菜（如土豆）、全麦和纤维。单糖营养很少，我们应该限制加工、精制单糖含量高的食物提供的热量，尽可能通过多吃水果和蔬菜来获得复合碳水化合物、维生素和矿物质等健康的营养成分。可以以水果代替软饮料，以完整谷物或土豆、豌豆等蔬菜代替加工面粉。控制添加糖的摄入量，每天摄入不超过 50 g，最好控制在 25 g 以下。

5. 完整谷物、精制谷物和膳食纤维

（1）完整谷物：包含麸皮、胚芽和胚乳的整体谷物。

（2）精制谷物：经过碾磨，去除麸皮和胚芽，磨成面粉或粗粉。

精制谷物具有更好的质地和更长的保质期，但去除了许多营养成分和纤维，包括

B 族维生素、铁和膳食纤维。现在，部分精制谷物在加工后会重新添加一些 B 族维生素和铁，但可能不会添加膳食纤维。

（3）膳食纤维有助于消化系统正常运转，帮助我们改善血液中的胆固醇水平，并降低患心脏病、卒中、肥胖甚至 2 型糖尿病的风险。很多完整谷物是我们需要的膳食纤维的最佳来源，而大多数精制谷物几乎不含膳食纤维。膳食纤维可以帮助增加饱腹感，帮助减少摄入热量。除了膳食纤维，谷物还提供硫胺素（维生素 B_1）、核黄素（维生素 B_2）、烟酸（维生素 B_3）、叶酸（维生素 B_9）、铁、镁和硒等营养物质。建议从食物中获取膳食纤维，而不是从补充剂中获取。如果不喜欢谷物，水果、蔬菜、豆类、豆制品也都是膳食纤维的良好来源。建议每天摄入谷薯类食物 275～350 g，其中完整谷物和杂豆类 75～150 g、薯类 75～100 g。

6. 蛋白质

孕妇或哺乳期妇女比成年男性或女性需要更多的蛋白质。建议孕期每天摄入低脂或脱脂牛奶 300～500 ml，鱼虾、蛋和精瘦禽肉各约 50 g，优先选择鱼和禽类，少吃肥肉、烟熏和腌制肉制品。哺乳期每天鱼、禽、蛋、瘦肉摄入总量为 220 g，每天饮奶总量达到 400～500 ml，以满足对钙的需要。25 g 优质蛋白质食物举例见表 7-4-2。

表 7-4-2　25 g 优质蛋白质食物组合举例

组合	食物种类	食用量	蛋白质含量
组合 1	牛肉	50 g	10.0 g
	鱼	50 g	9.1 g
	牛奶	200 ml	6.0 g
合计			25.1 g
组合 2	瘦猪肉	50 g	10.0 g
	鸡肉	60 g	9.5 g
	鸡肝	20 g	3.3 g
合计			22.8 g
组合 3	鸭肉	50 g	7.7 g
	虾	60 g	10.9 g
	豆腐	80 g	6.4 g
合计			25.0 g

实际上，由于各种文化因素，我们大多数人获得的蛋白质远远超过实际需要的蛋白质。但过多的蛋白质摄入对心脏是有害的，多余的蛋白质往往来自肉类，而与之一同进入身体的是饱和脂肪，这会升高低密度脂蛋白胆固醇的水平，从而增加心血管疾病风险。

7. 为什么鸡肉、鱼肉比红肉更优选？

一般来说，红肉（牛肉、猪肉和羊肉）比鸡肉、鱼肉和豆类等植物蛋白含有更多的饱和脂肪。饱和脂肪和反式脂肪会增加血液中的胆固醇并使心脏病恶化。海鱼或淡水鱼都富含 ω-3 脂肪酸。有些淡水鱼的 ω-3 脂肪酸含量能跟海鱼媲美，ω-3 脂肪酸存在于鱼类和一些植物中，可以帮助降低冠心病、心力衰竭和缺血性脑卒中的风险，有益于心脏健康。怀孕、计划怀孕或哺乳的妇女应避免食用可能受污染的鱼。

8. 乳制品：牛奶、酸奶和奶酪

建议产妇选择低脂乳制品 400～500 ml，以满足每天对钙的需要。加上所选用深绿色蔬菜、豆制品、虾皮、小鱼等含钙较丰富的食物，可达到推荐摄入量。为增加钙的吸收和利用，还应补充维生素 D 或多做户外活动。

奶制品的选择包括：低脂或脱脂牛奶、脱脂或低脂奶粉、用脱脂或 1% 脂肪牛奶制成的乳酪、脱脂或低脂酸奶、用脱脂或 1% 脂肪牛奶和可可（或其他低脂饮料粉）制成的饮料、低脂奶酪、无脂或低脂冰激凌。它们的脂肪、饱和脂肪、胆固醇和热量要低得多。如果习惯于全脂牛奶产品（3.5% 的脂肪），可以从慢慢减量开始，直到改用低脂牛奶，很快，就可以毫无困难地改用无脂牛奶。

9. 脂肪的选择

吃含有饱和脂肪（动物脂肪、奶酪等）的食物会提高血液中的胆固醇水平，血液中高水平的低密度脂蛋白胆固醇会增加患心脏病和卒中的风险。有心脏病的产妇，需要严格限制饱和脂肪的摄入，用更健康的食物代替饱和脂肪含量高的食物，可以降低血液中的胆固醇水平并改善血脂状况。我们需要用富含单不饱和脂肪和（或）多不饱和脂肪的食物代替富含饱和脂肪的食物。可以食用用液体植物油而不是黄油制成的食物，可以吃鱼和坚果，也可以尝试用豆类或豆制品代替一些肉。

需要注意的是，重视整体多样的饮食，饱和脂肪只是难题的一部分。一般来说，吃更多的水果、蔬菜、完整谷物以摄入更少的热量是基石。

10. 坚果

哺乳期建议每天进食坚果 10 g。松脆的坚果富含蛋白质、膳食纤维、维生素、矿物质、抗氧化剂，营养极其丰富，比如杏仁、榛子、花生、胡桃、开心果、核桃，其中核桃的 ω-3 脂肪酸含量特别高，容易当作零食随身携带。坚果添加在面包、沙拉、酸奶、冰激凌、炒菜中也非常好吃。

11. 限制食盐摄入

建议每天食盐不超过 6 g。摄入过多的钠，可能会加重水钠潴留，加重心脏容量负荷，加重心衰症状。其实，身体每天只需要少量的钠（＜500 mg）即可，极少有人会吃得少于这个量，而且健康的肾脏功能可以调节体内血钠浓度。如果不出现大量呕吐、大量出汗、无法进食、心衰等疾病状态，一般不会出现低钠的情况。

三、产后健康的生活方式

早睡早起与规律生活及运动习惯，可优化生物钟，增强心肺功能、改善睡眠质量、提高学习效率。减少压力，如冥想可优化脑电波，可清除压力激素对大脑皮质与情感中枢的损伤。

1. 妊娠合并心脏病与哺乳

妊娠合并心脏病患者，是否可以正常哺乳目前仍有争论。哺乳的高代谢需求增加心脏负担，哺乳也影响产妇休息，因此，对于左室射血分数（left ventricular ejection fraction，LVEF）明显下降（LVEF＜35％）或纽约心脏病协会（New York Heart Association，NYHA）心功能Ⅲ或Ⅳ级的严重患者，目前建议不哺乳，在不哺乳的情况下可以放心使用所有的抗心衰治疗药物。但在发展中国家及贫穷落后的地区，有很多围生期心肌病的女性也顺利地耐受了哺乳。可能哺乳对母亲和婴儿都有重要的生理和心理获益。

2. 保证充足优质的睡眠

（1）安排睡眠模式：我们可以采取一些措施，让自己在7～9 h的深度睡眠中处于最佳状态。①设置闹钟去睡觉，最好的睡眠也需要固定的就寝时间。②防止手机等电子设备影响入睡。③花15 min为次日做准备，这样就可以轻松休息。④解决压力。如冥想，可以帮助您处于完美的心态，可以飘向梦境；正念减压法可以减少焦虑，改善睡眠质量，甚至可以帮助治疗失眠。⑤睡前阅读是放松大脑和入睡的绝佳方式。⑥如果还是睡不着，不要躺在床上辗转反侧。最好起床，活动一下。

（2）每天睡眠时间为7～9 h。

（3）建立起床程序：①固定起床时间。身体和大脑最好保持生物节律同步，不要过多地改变起床时间。②每晚充分睡眠，以便为次日做好准备。③不要睡回笼觉。再睡5 min，可能只会让您在第2次（或第3次）醒来时更加昏昏沉沉。④房间亮起来。明亮的光线可以帮助我们更快苏醒，如果可以的话，在明亮的自然阳光下醒来，如果不能，至少让室内灯亮起来。⑤身体动起来。不是醒来就打开手机，而要移动我们的身体，开始新的一天。良好的睡眠和锻炼是相辅相成的，锻炼会帮助你早上醒来，晚上睡得更好。⑥早餐是一天中保持健康最重要的一餐。可以前一天晚上准备好早餐。⑦鼓励自己。留出几分钟来，自我鼓励或闭眼放松冥想，缓解压力和焦虑。

3. 控制体重

建议超重/肥胖者在6～12个月内减轻体重5％～10％，使BMI维持在18.5～23.9 kg/m²，腰围目标≤85 cm。

4. 康复运动

在中国，产妇有坐月子的习惯，长时间卧床，有的地方还不让洗头，不让洗澡，导致个人卫生状况差，运动量极少。如果产妇合并心脏病，心功能差时，基本就是完全卧床静养了。其实这样对产妇的身体康复存在诸多不利。

近五年来，我国心脏康复得到了快速发展，改变传统医疗模式，变被动为主动，从防治分离转向重视和落实预防、康复，促进健康，帮助和指导患者主动管理自己的健康，提升患者自我管理健康和慢性疾病的能力和自信。而且随着互联网远程医疗的应用，家庭心脏康复与在医院进行心脏康复具有同等的心血管获益，可作为医院心脏康复治疗模式的补充和延续。

（1）产后心脏康复运动，只要掌握好几个关键原则，科学的心脏康复运动治疗不但没有危险，而且可以大大减低心脏病再次发作的可能，改善心功能。我们可以把整个心脏康复运动大致分为以下四个阶段：院内康复早期（Ⅰa期）、院内康复后期（Ⅰb期）、院外早期康复或门诊康复期（Ⅱ期）和社区/家庭长期康复期（Ⅲ期）。

①Ⅰa期：心脏病发作被控制后的 24～48 h 即可开始。开始每次运动 5～10 min，直到可耐受 30 min 的运动，强度控制在心率不超过静息心率的 20 次/min，自我感觉强度（rating of perceived exertion，RPE）小于 14，运动要在医务人员的监督下进行。RPE 利用运动中的自我劳累感觉判断运动强度，又称为 Borg 自觉用力分级量表，在 6～20 级中每个数量级有不同的运动感受特征（表 7-4-3）。第 14 级对应的是感觉有点吃力，心率<130 次/min。②Ⅰb期：出院前后阶段，开始学习饮食和压力管理。运动以低强度为主，有氧运动占 80%，抗阻力运动占 20%，维持 2～6 周。③Ⅱ期：出院但仍然保持医疗随诊监督，从出院开始，运动干预更多转向日常生活与工作的功能恢复，同时开始推动健康的生活方式。④Ⅲ期：出院后的 6～12 周，基本可以回归到正常生活，继续包括运动在内的生活方式的改变，可以通过互联网进行医务监督，帮助患者找到一个可以继续运动的地方，并为患者提供自我监督的指南。

表 7-4-3　Brog 自觉用力分级量表（RPE）

RPE 评分	自觉用力程度	参考心率（次/min）
6	安静	70
7	非常轻松	90
8		
9	很轻松	90
10	轻松	90
11		110
12	稍费力（稍累）	110
13		130
14		130
15	费力（累）	150
16	很费力（很累）	150
17		170
18		170
19	非常费力（非常累）	195
20	力竭	最大心率

（2）运动指导。

①运动频率：最好每天运动，不要仅周末运动。②每次运动的效果会因运动时间、方式、强度的不同而有所差异，但每次运动的效果一般可以持续 12～72 h。③每周：每周至少 150 min 中等强度有氧训练，2～3 次的抗阻训练。④每天：运动时间 30～60 min，或者 10 min×3 次拆分运动时间。产妇产后因疼痛、活动耐力等原因每次运动不能保证较长时间，可以进行多次相对短时间的零散运动。有研究证实，30 min 的连续运动和 3 次 10 min 的分次运动，效果相同。对于缺乏运动和运动能力低下的人，很短时间的运动也会获得很好的效果，所以可以先从每周 60 min、每天 10 min 左右的运动开始，习惯了以后再逐渐增加时间。⑤运动强度：并不是运动强度越大效果越好。心脏康复中适宜的运动强度，是指在运动中没有呼吸不畅，可以少许出汗，能和周围的人进行正常语言交流的运动强度。如果出现呼吸急促或说话断断续续的情况，表明运动强度过大。强度过大，会使肌肉中的疲劳物质（乳酸）释放到血液中，增加心脏负荷，不仅降低运动效果，而且容易受伤，非常危险。⑥训练项目：可以从运动量小的项目开始动起来。

（3）运动项目。

产后第一天就可以从运动量小的项目开始动起来。

①腹式呼吸训练：屏住呼吸，提肛夹臀，鼻子吸气时腹部 360°隆起，慢慢吸气将腹部撑起至最大，保持 3 s，再撅嘴巴将气体吹出，收紧腹部将全部气体呼出，最后腹肌收紧保持 6 s 再吸气，循环做 2 次，每次 20 个呼吸。每天可以做 3 组。②踝泵运动：踝关节的主动屈伸运动对于促进下肢血液循环、消除肿胀、增强肌力、预防下肢深静脉血栓有重要意义。练习频率可为每天 3～4 组，每组 20～50 次。③伸膝运动：对于增强下肢肌力、维持膝关节的稳定有重要作用。练习频率可为每天 3～4 组，每组 10～20 次。④直腿抬高运动：锻炼下肢尤其是股四头肌的肌力、维持膝关节稳定性和预防肌肉萎缩、下肢肿胀及血栓形成。练习频率为可每天 3 组，每组 5～10 次。⑤桥式运动：锻炼腰背部肌肉，增强脊柱稳定性。练习频率可为每天 3 组，每组 10～20 次。⑥扩胸运动：锻炼上肢和胸背部肌肉，同时配合深呼吸，改善肺功能。练习频率为每天 3～4 组，每组 10～20 次。⑦坐姿抬腿：将小腿缓缓抬起，直到与大腿同高处，保持腿部平直至疲乏后收腿。以 5～15 次为一组动作开始，然后逐渐增加运动量。⑧前侧运动：采取仰卧姿势，双手置于臀部下面，双腿脚踝交叉，朝天花板抬起双腿，伸展膝盖，再弯曲膝盖，收缩大腿肌肉，以 15～20 次为一组动作，早中晚各做一组。⑨慢走：运动强度以使身体轻微出汗为宜，时间可以从 5～10 min 开始，逐渐延长时间。成年人步行时耗氧量较安静不动时增加了 3 倍，所以慢走一段时间的运动干预，也可以有效提高有氧运动能力。掌握正确的步行姿势可以产生更好的运动效果。步行时要做到：挺直后背，肩膀放松，大幅度摆臂；要让脚后跟先着地，然后整个脚掌着地；用大腿根与胯部完成步行动作，步幅尽可能大。要选择易于行走的鞋子和衣服。为了预防受伤及意外事故，在做步行运动前后不要忘记做一些热身准备活动和放松整理活动。可以佩戴计步器，以便记录行走步数和消耗热量，并将其写在运动日志里。⑩瑜

伽和太极拳：瑜伽和太极拳在国外已经被应用到心脏康复运动，可以提高日常运动量，减轻体重，而且被证明是安全可行的。

5. 压力管理

压力管理是心脏康复的必不缺少的一个部分。发生心血管疾病后，很多孕产妇对自身的病情并没有一个全面的认识，从而产生焦虑、不安的心理，这对心脏康复极为不利。心理干预在心脏康复中的地位显得尤为重要。良好的心理处方可增加患者的自信，消除焦虑、抑郁的负面情绪，能与心脏康复相互促进、协同发展。医生要与患者充分沟通，在详细了解病史的基础上更加关注患者的情绪。及时给予心理干预治疗，如冠心病知识讲解，认知行为治疗，抗焦虑、抗抑郁药物治疗等。此外，在心脏康复心理干预的过程中，结合静坐、冥想或许更有益于改善心理和躯体不适。早期进行产后康复运动，提高患者自我行动能力，也能提高患者恢复的信心。

健康饮食是身体的"加油站"。你的每一口饮食的质量，都无时无刻不在影响着肠菌群结构功能，也影响到与肥胖、三高及心脑血管疾病有关联的基因表达方式。因此，健康饮食＋健康生活方式＋乐观与放松训练，三者有机结合越早，越有益于心脏的健康。

（胡　晶）

第八章　围生期血栓

深静脉血栓是指血液非正常地在深静脉内凝结，属于下肢静脉回流障碍性疾病。血栓形成大都发生于制动状态。深静脉血栓形成（deep venous thrombosis，DVT）表现为深静脉腔内的血液不正常地凝结，阻塞管腔，导致静脉回流障碍，引起慢性深静脉功能不全。

第一节　围生期血栓概况

孕期妇女静脉血栓栓塞症（venous thromboembolism，VTE）发生率是非孕妇女的 4～5 倍。由于手术、创伤、恶性肿瘤、高龄、口服避孕药、分娩等风险因子的影响，静脉血栓的发病率和死亡率居高不下。剖宫产妇受麻醉、手术损伤血管内皮，术中输血、出血，术后使用镇痛泵、卧床时间长等影响，下肢 DVT 风险进一步增加。孕期深静脉血栓与产后血栓同样常见，并且可发生在孕早期和孕中晚期。

孕期深静脉血栓有 90% 发生于左腿，这是因为右侧髂动脉压迫左侧髂静脉。72% 孕期深静脉血栓发生于股髂静脉，而 9% 发生于腓肠肌静脉，其中前者更容易栓塞。而非孕深静脉血栓女性患者，约有 55% 发生于左侧，只有 9% 发生于股髂静脉。

血栓形成后，除少数能自行消融或局限于发生部位外，大部分会扩散至整个肢体的深静脉主干，若不能及时诊断和处理，多数会演变为血栓形成后遗症，长时间影响患者的生活质量。另有部分患者可能并发肺栓塞，造成极为严重的后果。

低分子肝素为血栓预防的常用药物，有助于降低深静脉血栓的发病率和死亡率。然而，出血风险的增加又限制了抗血栓药物的使用。除了药物预防外，物理方法预防在临床上的使用也日益增多。鉴于静脉血栓栓塞症在整个孕期和产褥期都可能发生，因此应当重视评估孕产期静脉血栓栓塞症的危险因素，采取合理的物理预防措施，这对于避免孕产妇发生静脉血栓栓塞症至关重要。

早期识别与动态评估孕产期静脉血栓栓塞症的风险，是避免静脉血栓栓塞症发生的关键。由于不同孕产妇的危险因素不同，且每个因素的危险程度也不同，因此建议评估孕产妇发生静脉血栓栓塞症的风险，根据评估结果采取相应的管理措施。另外，孕期及产褥期不同阶段的危险因素也有差别，需要进行动态评估。

一、孕产妇 VTE 的发生原因

静脉血栓栓塞形成与患者年龄 >35 岁、肥胖（体重指数 >30 kg/m²）、吸烟、下肢静脉曲张、口服避孕药、炎症性肠病、系统性红斑狼疮、肾病综合征、癌症和镰状细胞病、血管弹性、凝血因子活性、肥胖、糖尿病、高血压等因素有关。而孕期发生的一系列生理变化大大增加了静脉血栓栓塞症的风险。

（1）孕期血管性血友病因子、Ⅷ因子、Ⅴ因子和纤维蛋白原等促凝血因子增加，同时蛋白 C 和蛋白 S 等抗凝因子活性下降，血液呈现高凝状态。

（2）孕期子宫增大，压迫下腔静脉及髂静脉，使静脉回流减慢，发生静脉淤滞。由于部分人群左侧髂静脉受腰椎与右侧髂动脉压迫，进一步影响下肢静脉回流，因此，孕期下肢静脉近端的血栓更好发于左侧。

（3）无论是阴道分娩还是剖宫产术，在分娩过程中都可能损伤血管，从而增加血栓形成的可能。

孕产期发生静脉血栓栓塞症的风险较高，并且在整个孕期和产褥期都可能发生，应给予高度的重视。血栓栓塞性疾病发病原因大致可分为三个方面，即血流缓慢、静脉壁损伤、血液高凝状态。具体见图 8-1-1。

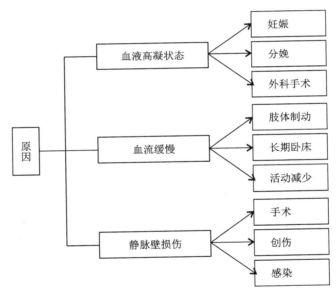

图 8-1-1　下肢静脉血栓形成原因

二、孕产妇 VTE 的危险因素

（1）孕前因素：既往静脉血栓栓塞病史、静脉血栓栓塞家族史等，本次妊娠发生 VTE 的风险较高。

（2）易栓症分为遗传性易栓症和获得性易栓症，均可增加孕产期 VTE 的风险。抗磷脂综合征（antiphospholipid syndrome，APS）也会增加孕产期 VTE 的风险。

（3）产科因素：剖宫产术后 VTE 发生率为 3‰，约为阴道分娩的 4 倍，且独立于其他 VTE 风险因素。急诊剖宫产术后 VTE 的发生风险高于择期剖宫产术。出血事件可增加 VTE 的风险，出血量＞1 000 ml 时，发生 VTE 的风险明显增加。而需要输血或行产科手术的患者，发生 VTE 的风险更高。发生出血事件时，难以应用抗凝药物预防 VTE，这也进一步增加了 VTE 的发生风险。另外，有研究表明，多胎妊娠、子痫前期和产程延长（超过 24 h）也会增加孕产期 VTE 的发生风险。

（4）其他因素：接受试管婴儿、合并卵巢过度刺激综合征、早孕反应较重及长期卧床（超过 3 d）均增加了 VTE 的风险。另外有研究表明，孕产期进行外科手术、住院、感染和长途旅行（旅行时间＞4～6 h）也是孕产期 VTE 的危险因素。

三、孕产妇 VTE 的发生后果

深静脉血栓形成后，大多数患者没有明显症状，但当血栓脱落时，却可以带来致命的后果。下肢静脉血栓一旦脱落，就会随着血液循环流动到心脏，再由心脏进入肺动脉，造成肺动脉部分或完全栓塞，称为肺栓塞。肺栓塞可能只造成肺的一小部分缺血，患者可能可能没有明显症状，但也可能导致一大片的肺组织缺血，表现为剧烈胸痛、呼吸困难，甚至猝死。严重的肺栓塞死亡率可达 70％。约有 1/3 的深静脉血栓患者会在 5 年内发展成血栓后综合征，严重者会导致下肢难愈性静脉溃疡，严重影响患者的生活质量。

（肖　蓉　张文凯）

第二节　围生期血栓的评估

深静脉血栓的发生会导致一系列并发症，不仅会影响患者的治疗和康复，增加患者的经济负担和心理压力，甚至会导致患者的死亡，及时、有效、全面地进行深静脉血栓的筛查及早期预防非常重要。

一、发病原因

DVT 的主要原因是静脉壁损伤、血流缓慢和血液高凝状态。DVT 多见于大手术或严重创伤后、长期卧床、肢体制动、肿瘤患者等。危险因素包括原发性因素（抗凝血酶缺乏、先天性异常纤维蛋白原症、高同型半胱氨酸血症、抗心磷脂抗体阳性、纤溶酶原活物抑制剂过多、凝血酶原基因 G20210A 突变、蛋白 C 缺乏、V 因子 Leiden 突变、纤溶酶原缺乏、异常纤溶酶原血症、蛋白 S 缺乏、XII 因子缺乏及 VIII 因子、IX 因子、XI 因子增高）和继发性因素（髂静脉压迫综合征、损伤/骨折、脑卒中、瘫痪或长期卧床、高龄、中心静脉留置导管、下肢静脉功能不全、吸烟、妊娠/产后、Crohn 病、肾病综合征、血液高凝状态、血小板异常、手术与制动、长期使用激素、恶性肿瘤、化疗患者、肥胖、心肺功能衰竭、久坐、口服避孕药、狼疮抗凝物、人工血管或血管腔内移植物、VTE 病史、重症感染）。

二、分期及临床表现

(一) 分期

DVT 根据发病时间，可分为急性期、亚急性期和慢性期。急性期是指发病 14 d 以内；亚急性期是指发病 15～30 d；发病 30 d 以后进入慢性期。

(二) 临床表现

(1) 急性下肢 DVT 主要表现为患肢的突然肿胀、疼痛等，体检患肢呈凹陷性水肿、软组织张力增高、皮肤温度增高，在小腿后侧和（或）大腿内侧、股三角区及患侧腘窝有压痛。在发病 1～2 周后，患肢可出现浅静脉显露或扩张。血栓位于小腿肌肉静脉丛时，Homans 征和 Neuhof 征呈阳性。

①Homans 征（直腿伸踝试验）：检查时嘱患者下肢伸直，将踝关节背屈，由于腓肠肌和比目鱼肌被动拉长而刺激小腿肌肉内病变的静脉，引起小腿肌肉深部疼痛，为阳性，提示小腿深静脉血栓形成。②Neuhof 征（腓肠肌挤压试验）：患者仰卧屈膝，足跟平置检查台上，检查者用手指挤压腓肠肌，若有增厚、浸润感或压痛，是小腿肌肉静脉丛或下肢深静脉血栓形成的体征。

(2) 严重的下肢 DVT 时，患者可出现下肢青肿，是下肢 DVT 中最严重的情况。由于髂股静脉及其属支血栓栓塞，静脉回流严重受阻，组织张力极高，导致下肢动脉受压和痉挛，肢体缺血。临床表现为下肢极度肿胀、剧痛、皮肤发亮呈青紫色、皮温低伴有水疱，足背动脉搏动消失，全身反应强烈，体温升高。如不及时处理，可发生休克和静脉性坏疽。静脉血栓一旦脱落，可随血流漂移、堵塞肺动脉主干或分支，根据肺循环障碍的不同程度引起相应肺栓塞的临床表现。

三、DVT 的评估与预测

现在国际上有多种量表为预测 DVT 风险提供了具体的预测指标，如 Wells 评分、Autar 评分及 Caprini 评分等。

在围生期的任何阶段，患者一旦出现下肢肿胀、疼痛、小腿后方和（或）大腿内侧压痛时，提示下肢 DVT 的可能性大。但当患者无明显血栓发生的诱因，仅表现为下肢肿胀或症状不典型时，易出现漏诊、误诊，所以对于下肢 DVT 的诊断，无论临床表现典型与否，均需进一步的实验室检查和影像学检查。彩色多普勒超声是 DVT 诊断的首选方法，适用于筛查和监测。该检查对股静脉、腘静脉血栓诊断的准确率高（＞90%），对周围型小腿静脉丛血栓和中央型髂静脉血栓诊断的准确率较低。

在超声检查前，通过 Wells 量表按照 DVT 诊断的临床特征评分，可将患有 DVT 的临床可能性分为高、中、低度（表 8-2-1）。如连续 2 次超声检查均为阴性，对于低度可能的患者可以排除诊断；而对于高、中度可能的患者，建议做血管造影等影像学检查，尽早明确诊断，以免漏诊和误诊。Wells 量表适用范围及人群为所有怀疑已发生 DVT 的患者，在行超声诊断以前均可应用。量表总分 7 分，为各项评分之和。≤0 分为低度；1～2 分为中度；≥3 分为高度。若双侧下肢均有症状，以症状严重的一侧为准。

表 8-2-1　DVT 诊断的临床特征评分（Wells 评分）

病史及临床表现	评分
肿瘤	1
瘫痪或近期下肢石膏固定	1
近期卧床＞3 d 或近 4 周内大手术	1
沿深静脉走行的局部压痛	1
全下肢水肿	1
与健侧相比，小腿周径增大＞3 cm	1
DVT 病史	1
凹陷性水肿（症状侧下肢）	1
浅静脉侧支循环（非静脉曲张）	1
与下肢 DVT 类似的诊断	—2

Caprini 评分（表 8-2-2）在非重症住院患者 DVT 的预测中应用较多，可以在手术患者和内科住院患者中较好地预测 DVT。

表 8-2-2　血栓风险评估量表（Caprini 评分）

病史及临床表现	评分
□年龄 40～59（岁）	
□肥胖（BMI≥25 kg/m²）	
□计划小手术	
□大手术（1 个月内）	
□异常妊娠	
□下肢水肿	
□静脉曲张	
□卧床的内科患者	
□炎症性肠病史	A1　每个危险因素 1 分
□严重的肺部疾病，含肺炎（1 个月内）	
□肺功能异常，COPD	
□急性心肌梗死（1 个月内）	
□充血性心力衰竭（1 个月内）	
□败血症（1 个月内）	
□下肢石膏或肢具固定	
□中心静脉置管	
□其他高危因素	

病史及临床表现	评分
□口服避孕药或激素替代治疗 □妊娠期或产后（1个月） □原因不明的死胎史，复发性自然流产（≥3次），由于毒血症或 □发育受限原因早产	A2　仅针对女性（每项1分）
□年龄 60～74（岁） □肥胖（BMI≥40 kg/m²） □大手术（＞45 min） □腹腔镜手术（＞45 min） □关节镜手术 □患者需要卧床大于 72 h □既往有恶性肿瘤	B　每个危险因素 2 分
□年龄≥75（岁） □肥胖（BMI≥50 kg/m²） □大手术持续 2～3 h □浅静脉血栓、深静脉血栓/肺栓塞病史 □血栓家族史 □现患恶性肿瘤或化疗 □肝素引起的血小板减少症 □未列出的先天或后天血栓形成 □抗心磷脂抗体阳性 □凝血酶原 20210A 阳性 □Ⅴ 因子 Leiden 阳性 □狼疮抗凝物阳性 □血清同型半胱氨酸酶升高	C　每个危险因素 3 分
□脑卒中（1 个月内） □急性脊髓损伤（瘫痪）（1 个月内） □选择性下肢关节置换术 □髋关节、骨盆或下肢骨折 □多发性创伤（1 个月内） □大手术（超过 3 h）	D　每个危险因素 5 分

根据 Caprini 评分及风险等级，给出了具体预防措施，具体见表 8-2-3。

表 8-2-3　VTE 的预防方案（Caprini 评分）

危险因素总分	DVT 发生风险	风险等级	预防措施
0～1 分	<10%	低危	尽早活动、物理预防
2 分	10%～20%	中危	药物预防＋物理预防
3～4 分	20%～40%	高危	药物预防＋物理预防
≥5 分	40%～80%	极高危	药物预防＋物理预防

　　由于孕产妇身体情况的特殊性，VTE 的风险评估与其他患者存在一定差异，并且评估需要贯穿整个孕期和产褥期，不同 VTE 风险的产前产后血栓预防措施和疗程也各有不同，即孕早期由经验丰富的医学团队对孕产妇进行个体化的 VTE 评估，制定完整预防计划，整个孕期需要进行动态监测及风险再评估，产后或计划出院时仍需对孕产妇进行观察和随访。

　　孕产妇不同危险因素血栓风险评分见表 8-2-4，不同评分 VTE 的预防方案见表 8-2-5。根据有无 VTE 家族史及个人史，建议采取个体化的评估及预防（表 8-2-6），评估完成后进行相应治疗，低分子肝素标准预防及高剂量预防方案见表 8-2-7，临床常用的肝素使用剂量见表 8-2-8。

表 8-2-4　孕产妇不同危险因素血栓风险评分

危险因素	风险评分
无诱因或雌激素诱发的 VTE 家族史（一级亲属）	1
手术诱发的单一 VTE	3
年龄＞35 岁	1
胎次≥3 次	1
吸烟（任何数量）	1
大静脉曲张	1
当前 BMI 30～39 kg/m²	1
当前 BMI≥40 kg/m²	2
IVF/ART	1
多胎妊娠	1
本次妊娠并发子痫前期	1

续表

危险因素	风险评分
制动	1
当前全身感染	1
孕前患糖尿病	1
分娩中转剖宫产	3
择期剖宫产	1
产程延长＞24 h	1
阴道助产分娩	1
早产	1
PPH＞1L 或输血	1
此次妊娠死产	1
剖宫产子宫切除术	3

表 8-2-5　孕产妇 VTE 的预防方案

项目	评分	预防方式
产前风险评分	所有	活动，避免脱水
	3	低分子肝素标准预防：从 28 周开始
	≥4	低分子肝素标准预防：自评估起
产后风险评分 （产前＋产后评分）	所有	早期活动，避免脱水
	2	低分子肝素标准预防：直至出院
	≥3	低分子肝素标准预防：7 d，如果有持续风险则更久

表 8-2-6　个体化评估及预防

VTE		产前	产后
有家族史，无个人史	以下任一情况： ＞1 项易栓症实验室检查阳性 抗磷脂综合征	治疗性抗凝	治疗性抗凝 6 周或更长时间
	抗凝血酶缺乏	高剂量预防或治疗性抗凝	治疗性抗凝 6 周

VTE		产前	产后
有家族史，无个人史	以下任何一项： 纯合子 V 因子 leiden 突变 凝血酶原突变 V 因子 Leiden 突变及凝血酶原杂合突变 蛋白 C 或蛋白 S 缺乏（非孕期证实的）	标准预防	标准化预防治疗 6 周
	以下任何一项： 抗磷脂抗体阳性 杂合子 莱顿第 V 因子 凝血酶原突变	临床监测≥1 个其他危险因素，给予标准预防	标准化预防治疗 6 周
无家族史及个人史	以下任何一项： ＞1 项易栓症实验室检查阳性 纯合子 V 因子 Leiden 突变 凝血酶原突变 抗凝血酶缺乏 蛋白 C 或蛋白 S 缺乏（非孕期证实的）	考虑标准预防	考虑标准预防 6 周
	以下任何一项： 抗磷脂抗体阳性 杂合子 V 因子 Leiden 突变 凝血酶原突变	临床监测≥2 个其他危险因素，给予标准预防	临床监测≥1 其他危险因素，给予标准预防

表 8-2-7 低分子肝素标准预防及高剂量预防（皮下注射）

方案	体重（kg）	剂量
标准预防	50～90	40 mg/d
	91～130	60 mg/d
	131～170	80 mg/d
	＞171	0.5 mg/kg
高剂量预防	50～130	80 mg/d
	＞131	60 mg, bid
	产前	1 mg/kg, bid
	产后	1.5 mg/kg, qd

表 8-2-8　临床常用的肝素使用剂量

药品名	规格	体重（kg）	术前至术后第 3 d（AXaIU）	术后第 4 d 起（AXaIU）
低分子量肝素钙注射液	0.2 ml：2 050 AXaIU 0.4 ml：4 100 AXaIU	<50 50～70	0.2 ml（2 050） 0.3 ml（3 075）	0.3 ml（3 075） 0.4 ml（4 100）
那曲肝素钙注射液	0.2 ml～1.0 ml 2 050～10 250 AXaIU	>70	0.4 ml（4 100）	0.6 ml（6 150）

四、重症产妇住院每天评估

孕妇血液成高凝状态，分娩或经历剖宫产后易并发深静脉血栓，重症产妇转入 ICU 后建议每天评估血栓风险，具体流程见图 8-2-1。

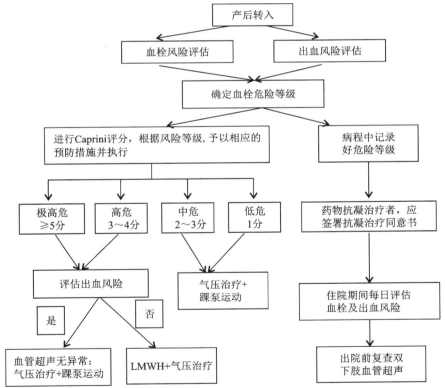

图 8-2-1　重症产妇静脉血栓评估及治疗流程

（肖　蓉　张文凯）

第三节　围生期血栓的康复治疗

目前，临床上针对深静脉血栓的预防分为药物预防和物理预防。药物预防是以各种抗凝药物的应用为主，在使用药物预防前，首先要判断患者有无出血风险。物理预防主要为间歇充气压力泵治疗和被动活动等物理方法。

一、重视宣教

在进行药物预防和物理预防的同时，也需要给患者及其家属做好疾病的健康宣教工作，讲解静脉血栓栓塞症的发生原因、常见症状、危险因素及后果，强调 VTE 的预防方法，讲解术后早期活动的重要性，提高患者对深静脉血栓的认识和警惕性，引起患者重视，使其主动配合治疗、护理。

二、改善生活习惯

在日常生活中，要养成良好的生活习惯，清淡饮食，以低脂肪、低胆固醇为主，多饮水有助于稀释血液，降低血液黏稠度。禁烟酒，保持大便通畅，避免腹内压升高影响下肢静脉回流。避免长时间穿紧身衣服、久坐及长距离行走，卧床休息时，患肢宜高于心脏平面20°～30°，避免膝下垫硬枕、过度屈髋。鼓励加强日常锻炼，促进静脉回流，告知孕产妇运动和避免脱水是 VTE 预防的基本策略。

三、围术期治疗

围术期应指导产妇尽早进行下肢活动，剖宫产后 6 h 内，家属对产妇双下肢肌肉做轻捏式按摩，督导其进行主动运动或被动运动，如足背屈、膝踝关节的伸屈、抬腿等活动。待麻醉消退后，尽早拔除留置的导尿管，鼓励产妇及时排空膀胱，并尽早下床活动，以促进血液循环。

在常规围术期护理基础上，对于产后因恢复慢、肥胖引起的活动能力下降者，可通过穿戴梯度压力弹力袜、间歇充气压力泵、踝泵运动来进行物理预防。

（一）梯度压力弹力袜的使用

梯度压力弹力袜通过压力收缩下肢肌肉，对大腿至脚踝血管腔起到加压作用，促进浅静脉血液向深静脉回流，改善下肢静脉瓣膜所受压力，降低静脉血栓栓塞症风险。

原则上，梯度压力弹力袜的应用时间越早，持续使用时间越长，效果越好，但在临床实践中其具体使用时机、时长与持续性，目前尚未有统一的标准。

1. 使用适应证和禁忌证

（1）适应证：Caprini 风险评估模型得分低于 2 分的低风险人群。

（2）禁忌证：怀疑或证实外周血管疾病；外周神经或其他原因所致感觉损伤；任何局部因素（如皮炎、坏疽和近期皮肤移植）；对梯度压力弹力袜材料过敏；心力衰竭导致的严重腿部水肿或肺水肿；下肢畸形。

2. 压力的选择

国内普外科围术期血栓预防指南建议脚踝部压力为 18～23 mmHg（1 mmHg＝0.133 kPa），使用中要时刻关注梯度压力弹力袜是否穿着正确，因实际压力值与穿着正确与否密切相关。若穿着不当阻碍了下肢静脉血液回流，甚至会形成止血带效应。

（1）款式的选择：结合穿着舒适度情况，膝下弹力袜更舒适、穿着正确率更高，患者更偏爱膝下弹力袜。

（2）使用时长：患者入院即开始使用梯度压力弹力袜直到有完全活动能力，昼夜均使用；术后随着患者身体恢复，下肢水肿每天都会变化，建议至少每天 3 次检查梯度压力弹力袜皮肤处有无并发症，每天至少检查 1 次当前大小是否合适。为增加舒适度，也可每 5～6 h 穿脱 1 次，间歇 30 min，这样有助于减少患者长时间穿着梯度压力弹力袜的不适，也便于护士在患者脱去梯度压力弹力袜后，检查患者腿部有无破溃、青紫、感觉异常等情况，再次测量评估患者最适梯度压力弹力袜大小。

3. 梯度压力弹力袜的穿戴方法

穿戴医用梯度压力弹力袜之前应先抬腿 10～15 min，帮助血液循环。

（1）闭趾型（小腿）弹力袜的穿戴方法：将弹力袜内里外翻之后，剩余部分呈现袋状，将脚尖套入袋状部分；套入后，确认脚跟对准袜跟位置后，往上拉至脚踝；拉住弹力袜并沿着小腿往上拉，抚平腿上弹力袜皱褶，穿戴平整；再按照同样的方法完成另一只腿的穿戴。

（2）露趾型（小腿）弹力袜的穿戴方法：穿戴弹力露趾袜之前，需先套上穿袜器；将弹力袜内里外翻之后，剩余部分呈现袋状，脚尖套入袋状部分；套入后，确认脚跟对准袜跟位置后，往上拉至脚踝；拉住弹力袜并沿着小腿往上拉，抚平腿上弹力袜皱褶，穿戴平整；移除穿袜器时，应从脚尖露趾处，将穿袜器往前拉出即可；再按照同样的方法完成另一只腿的穿戴。

（3）闭趾型（膝上）弹力袜的穿戴方法：将弹力袜内里外翻之后，剩余部分呈现袋状，将脚尖套入袋状部分；套入后，确认脚跟对准袜跟位置后，往上拉至脚踝；拉住弹力袜并沿着小腿往上拉，抚平腿上弹力袜皱褶，穿戴平整；持续往上拉至膝上，穿戴好后抚平弹力袜皱褶；如果弹力袜仍有皱褶，可使用掌心慢慢抚平；再按照同样的方法完成另一只腿的穿戴。

（4）露趾型（膝上）弹力袜的穿戴方法：穿戴弹力露趾袜之前，需先套上穿袜器；将弹力袜内里外翻之后，剩余部分呈现袋状，脚尖套入袋状部分；套入后，确认脚跟对准袜跟位置后，往上拉至脚踝；拉住弹力袜并沿着小腿往上拉，抚平腿上弹力袜皱褶，穿戴平整；持续往上拉至膝上，穿戴好后抚平弹力袜皱褶；如果弹力袜仍有皱褶，可使用掌心慢慢抚平；移除穿袜器时，应从脚尖露趾处，将穿袜器往前拉出即可；再按照同样的方法完成另一只腿的穿戴。

（5）闭趾型（长筒）弹力袜的穿戴方法：将弹力袜内里外翻之后，剩余部分呈现袋状，将脚尖套入袋状部分；套入后，确认脚跟对准袜跟位置后，往上拉至脚踝；拉住弹力袜并沿着小腿往上拉，抚平腿上弹力袜皱褶，穿戴平整；持续往上拉至大腿，穿戴好后抚平弹力袜皱褶；如果弹力袜仍有皱褶，可使用掌心慢慢抚平；再按照同样的方法完成另一只腿的穿戴。

（6）露趾型（长筒）弹力袜的穿戴方法：穿戴弹力露趾袜之前，需先套上穿袜器；将弹力袜内里外翻之后，剩余部分呈现袋状，脚尖套入袋状部分；套入后，确认脚跟对准袜跟位置后往上拉至脚踝；拉住弹力袜并沿着小腿往上拉，抚平腿上弹力袜皱褶，穿戴平整；持续往上拉至大腿，穿戴好后抚平弹力袜皱褶；如果弹力袜仍有皱褶，可使用掌心慢慢抚平；移除穿袜器时，应从脚尖露趾处，将穿袜器往前拉出即可；再按照同样的方法完成另一只腿的穿戴。

4. 洗涤方法

每次使用后，用少量中性洗涤剂轻轻洗净，将医用梯度压力弹力袜平放在通风处晾干，不可阳光暴晒或烘干，不可使用洗衣机清洗以及干洗，也不可将医用梯度压力弹力袜吊挂晾干，以免影响压力值与弹性。最好购买 2 双以上医用梯度压力弹力袜换洗，以延长医用压力弹力袜的使用寿命。

（二）间歇充气压力泵的使用

间歇充气压力泵是利用机械性原理促使下肢静脉血液回流加速，有效降低术后下肢 DVT 的发生率。第 9 版美国胸外科医生学会循证临床实践指南中，建议间歇充气压力泵使用时间为 18 h。

1. 使用适应证和禁忌证

（1）适应证：通过间歇性充气压迫肢体，以防止局部血液淤滞或促进全身血液循环，预防深静脉血栓。通常用于手术患者、外伤患者，或者长期卧床的患者。

（2）禁忌证：新近植皮、严重的皮肤溃疡、皮肤烧伤、急性深静脉血栓、肺栓塞、严重心衰、心功能不全、严重的动脉硬化或其他缺血性血管疾病、不稳定高血压、心源性水肿、肿瘤部位、丹毒、坏疽、安装假肢部位、使用部位附近有骨折或脱臼等。

2. 压力的选择

间歇充气压力泵可在短时间内通过充气加压，使下肢静脉血流加速；可以通过调节不同的压力参数，使空气得以均匀膨胀或者逐级加压。间歇充气压力泵的压力选择和充、放气周期在很大范围内变化，在提高静脉血流速度方面均有积极的效果。所以通常情况下，在脚踝、小腿和大腿处分别施加 45 mmHg、35 mmHg 和 30 mmHg 的压力。

3. 款式和尺码的选择

（1）款式：间歇充气压力泵腿套的款式，按长度可分为包裹整条下肢型（即覆盖小腿和大腿）、仅覆盖小腿型或只覆盖脚型（足底泵），选择款式时要考虑患者的舒适度。

（2）尺码：可根据患者的体型选择尺码适合的腿套。尺码过大的腿套会导致充气时间过长，甚至压迫不到患者的肢体；尺码过小的腿套可能造成绑扎不牢靠，导致腿套崩开，影响治疗。

4. 清洁方法

（1）充气软管：软管上如有异物，请将软布蘸水或中性洗涤剂擦拭。要注意避免让液体流入软管内。不要对软管直接喷洒水或把软管放在水里，不可使用苯、稀释剂、酒精等擦拭软管。

（2）重复性使用腿套：可使用干布或纸巾蘸中性洗涤剂或水进行擦拭清洁，腿套完全干燥后可再次使用。如更换患者使用，则可使用紫外线灯进行照射消毒。

（三）踝泵运动

踝泵运动就是主动屈伸踝关节的运动。通过踝关节的运动，带动腓肠肌和比目鱼肌间断收缩与舒张，可以使卧床患者能模拟正常人走路时小腿肌肉群的"第二心脏"作用，提高静脉血液、淋巴液回流速度，促进容量血管血液回流。临床上常采用此方法指导长时间卧床患者进行术后下肢功能锻炼。

踝关节可进行跖屈与背屈，也进行内翻与外展，联合起来即环转活动。

足背屈与跖屈、内翻与外翻、环转这三种方式主动、被动活动时股静脉血流速度均较静息时提高，其中主动环转能产生最大的血流速度。促进下肢静脉血液回流的因素很多，包括源头的心肌收缩力，还有呼吸时胸腔、腹腔的压力变化，以及踝泵运动产生的肌肉收缩力引起的挤压，几方面因素联合作用。环转按背屈－内翻－跖屈－外翻的顺序进行，活动范围依次为 20°、30°、40°、30°。患者进行踝泵运动，每分钟不同的活动频次，均可增加股静脉血流速度。

踝泵运动的主要方法为：进行跖屈运动时，脚尖缓缓下压，至最大限度保持 5～10 s；进行背屈运动时，躺或坐在床上，下肢伸展，大腿放松，缓缓勾起脚尖，尽力使脚尖朝向自己，至最大限度时保持 5～10 s。跖屈、背屈为一组动作。踝部环转运动时，患者可躺或坐在床上，下肢伸展，大腿放松，以踝关节为中心，脚趾做 360°绕环，尽力保持动作幅度最大，可使更多的肌肉得到运动。

在进行踝泵运动时，值得我们注意的是应选择合适的体位，可取仰卧位或者半坐卧位；活动范围为背屈时 20°，跖屈时 45°，环转 360°；活动时间在最大位置保持 5～10 s；活动频率最好为每小时练习 5～10 min，或者每天进行 3～4 次，每次 30～50 组。

踝泵运动是一个简单、安全、易行的锻炼方法，不用多大的活动量，身体和腿不用动，单纯踝关节在动，安全性高。如果伴随疼痛明显，可以由低到高，逐渐增加强度，可以只足背屈与跖屈，待腿部适应后，再加上内翻、外翻、环转的动作。

四、饮食

（一）建议进食的食物

（1）高维生素（芹菜、韭菜、粗粮、豆类）、高蛋白（肉类、鱼类、乳制品类）、高热量（牛奶、蛋糕、鸡蛋、甜食）、低脂（禁用肥肉、蛋黄）饮食。

（2）流质或半流质清淡的饮食，避免过硬、过咸以及辛辣刺激性食物，以免损伤和刺激口腔黏膜。

（二）不宜进食的食物

（1）忌食辛甘肥腻之品，以免增加血液黏稠度，加重病情。

（2）孕产妇避免喝咖啡、浓茶等刺激性饮料。

（三）影响华法林的食物

1. 削弱药效，增加血栓风险

动物肝脏、酸奶酪、深绿色蔬菜（菠菜、生菜、韭菜、芽菜）西红柿、豌豆、绿茶、大豆油、橄榄油、开心果、苹果等。

2. 增加药效，增加出血风险

大蒜、生姜、茴香、洋葱、木瓜、葡萄、杧果、樱桃、番石榴、菠萝、草莓、柑橘等。

（肖　蓉　张文凯）

第九章 母乳喂养和断奶

母乳喂养是婴儿喂养的首选方法。人工喂养对母亲和婴儿具有近远期不良影响。部分女性因在母乳喂养中遭遇困难而提前终止母乳喂养。通过正确的指导和治疗，其中大多数困难能够被克服，从而使母乳喂养成功持续更长时间。

第一节 母乳喂养中的常见问题

一、乳头疼痛

乳头疼痛是产后早期最常见的主诉之一。应将乳头损伤所致疼痛与乳头敏感相区分，后者通常在孕期敏感度增加，并大约在产后第 4 d 达到高峰。根据发生时机和发展过程的不同，可区分正常的乳头敏感与乳头损伤所致疼痛，乳头损伤是乳头疼痛的最常见原因。

正常的乳头敏感通常在吸吮开始后 30 s 至 1 min 时消退，并在产后第 4 d 后减轻，在产后约 7 d 完全消失。乳头损伤所致乳头疼痛在整个母乳喂养过程中会维持在同一水平或不断加重。严重疼痛或产后第 1 周之后仍存在疼痛则很可能由乳头损伤所致。

（一）乳头损伤的原因

（1）乳头损伤通常由不正确的母乳喂养技巧所致，尤其是哺乳姿势或衔乳方式不良。若婴儿不能恰当地衔乳，则可导致乳头擦伤、瘀斑、开裂和（或）起泡。

（2）婴儿若有口腔异常（如舌系带过短或腭部畸形），那么可能会发生损伤导致的乳头疼痛。

（3）其他引起乳头损伤的因素包括：乳房清洁方式粗暴、使用具有潜在刺激性的产品及婴儿咬乳头或口部运动问题。乳头损伤还与乳腺导管堵塞、假丝酵母菌感染、细菌感染及乳房肿胀有关。

（二）处理方法

包括预防乳头损伤和治疗损伤的乳头。

1. 预防

（1）预防乳头损伤最有效的方法是采用恰当的哺乳姿势和衔乳方式。

（2）在出院前指导母亲如何预防乳房肿胀。乳房肿胀会影响婴儿恰当衔乳，从而造成乳头损伤。而乳头疼痛又可造成乳汁排出不良，从而导致乳房肿胀。

（3）避免乳头过度潮湿和使用刺激性清洁品。母乳喂养后，应让乳头在空气中慢慢风干。

（4）若产前发现乳头异常，应接受母乳指导的评估。

（5）应在产后住院期间，对婴儿的口腔异常（如舌系带过短）进行评估。

2. 损伤乳头护理

（1）评估哺乳姿势和衔乳方式，纠正不恰当的哺乳技巧。应先在未受累侧进行哺乳。如果母亲无法采用恰当的衔乳方式和哺乳姿势，从而使哺乳继续造成损伤，则应寻求母乳咨询和考虑采用泵奶的方式并用挤出的母乳喂养婴儿，直到婴儿的喂养问题减轻。

（2）对于损伤的乳头，应该采用湿润伤口愈合原则进行治疗。如果乳头有开裂或擦伤，则应涂抹抗生素软膏，如莫匹罗星，并在受损区域覆盖不粘垫。

（3）如果怀疑乳头发生感染，则应进行乳头部位的细菌培养以明确是否有细菌感染。若根据显著红斑和脱屑而怀疑有假丝酵母菌感染，可考虑应用针对假丝酵母菌感染的经验性治疗。

（4）冷敷或热敷、将挤出的乳汁涂抹在乳头上，以及使用温和镇痛药（如对乙酰氨基酚或布洛芬）可能有帮助。

3. 存在机械性喂养问题的婴儿可能需要特殊干预

（1）对于舌系带过短的婴儿，舌系带切开术可促进母乳喂养并减轻乳头疼痛。

（2）对于具有上唇受限并限制上唇翻起的婴儿，唇系带切开术可能有用。

二、咬乳头

（1）一些婴儿在哺乳时会咬乳头，从而导致母亲疼痛。

（2）婴儿在出生后最初几周内咬乳头通常是由于张力性咬合反射，该反射通常源于婴儿的口腔防御、颌后缩和舌系带过紧。

（3）罕见情况下，某些婴儿出生时就有胎生牙。可能需要将胎生牙的切缘打磨光滑以减轻母亲不适，如果胎生牙给母亲造成了很大的不适或疼痛，则可能需要将其移除。

（4）婴儿出生3～12个月牙齿正常萌出后也可能咬乳头，可引起乳头疼痛和损伤。

（5）婴儿通常在喂养结束时咬乳头，因为在主动哺乳期间婴儿的舌头会覆盖着牙齿。哺乳时使婴儿贴近乳房并张大嘴巴，从而预防婴儿衔乳过浅（只衔住乳头），这样通常可以避免婴儿咬乳头。

（6）一旦婴儿已停止吞咽母乳而只是为了舒适而继续吮吸乳头，则应使婴儿与乳房分开以防止其咬乳头。

三、乳晕皮炎

（1）乳头/乳晕复合体的湿疹和银屑病可表现为红色的鳞屑疹。乳头和乳晕有疼痛、发痒和疼痛性烧灼感，在以往发生过这两种皮肤疾病中任意一种的女性中更为常见。

（2）初始处理措施为避免接触潜在刺激物和变应原。

（3）在母乳喂养后使用外用类固醇激素。软膏更容易被吸收，但会使婴儿接触到矿物石蜡，需要慎用。应当在下一次母乳喂养前去除乳头/乳晕区肉眼可见的外用药物。在母乳喂养前挤出乳汁常有助于去除这些药物。

四、其他可能有相似皮肤表现的疾病

1. 单纯疱疹和带状疱疹

疱疹病毒可通过接触传播，乳房有单纯疱疹和带状疱疹病变的女性在病变消失前不能使用受累乳房进行母乳喂养。母亲应该仔细清洁手部，并遮盖住婴儿可能接触到的所有病灶。母亲可以泵出乳汁，泵出的乳汁若没有直接接触开放性疱疹病灶则可用于喂养婴儿。

2. 脓疱疮

湿疹可诱发脓疱疮。对于有脓疱和粘连性厚痂且受累区呈特征性金黄色外观的母亲，应进行病灶培养。

3. 乳头血管收缩

小动脉收缩所致乳头皮肤血管痉挛可见于有雷诺现象、异常冷敏感或乳头损伤的母亲。在有雷诺现象或冷敏感的患者中，血管收缩会导致经典的三色变化：先是苍白，接着发绀，然后发红，如此循环往复。受累母亲应在温暖的环境中进行母乳喂养，并穿着暖和的衣物或在胸罩上放置热源。

五、乳房肿胀

乳房肿胀可由分娩后哺乳开始时的间质性水肿引起，也可在哺乳期其他时间由过剩乳汁蓄积引起。

1. 临床表现

乳房肿胀导致乳房充盈、坚硬，伴有疼痛和压痛。受累区域各异，一些主要累及乳晕，一些累及外周区域，还有一些乳晕及外周均受累。乳晕肿胀会影响婴儿衔乳，继而加重肿胀。乳房肿胀可发生在产后不同时间。

（1）胎盘娩出后黄体酮水平下降引发的乳房间质性水肿通常发生于产后 3～5 d，即原发性肿胀，发生于开始大量生成乳汁时。

（2）当母亲的产奶量超出婴儿吸取的乳汁量，导致乳汁产生和吸出不匹配时即继发性肿胀，通常较晚发生。泵奶过度刺激乳汁生成、使用增加产奶量的药物、降低婴儿喂养频率（如断奶）而使吸奶量减少或婴儿生病时，都可导致继发性肿胀。

2. 处理

有效处理的关键是充分排出乳汁。对于原发性肿胀，重要的是确保采用良好的喂养技巧，即理想的衔乳方式和最佳哺乳姿势。

（1）如果乳晕受累，在喂养前用手挤出少量乳汁以软化乳晕并促进衔乳。手挤奶是将拇指和示指放在乳晕后方朝向胸壁按压，然后有节奏地朝乳头方向挤压。采用相似的手法，母亲可以用手指固定乳头，以方便婴儿衔乳。母亲也可以在婴儿吸吮时有节奏地挤压乳房以促进乳汁排出。

（2）吸奶器应仅在即将哺乳前使用以软化乳房，因为过度使用吸奶器会刺激乳汁生成，从而加剧肿胀。

（3）热敷或洗热水澡可促进排乳，并有助于通过手挤奶或吮吸移除乳汁。

（4）哺乳间期或哺乳之后，冷敷可减轻肿胀和不适感。

（5）镇痛药物，如布洛芬和对乙酰氨基酚，可减轻不适。

六、乳管堵塞

乳管堵塞是指乳导管内乳汁淤滞于局部区域，导致乳腺组织肿胀。

1. 临床表现

乳管堵塞表现为乳腺导管阻塞导致的一种敏感且常有触痛的可触及包块，无全身表现。除了乳腺导管堵塞外，也可能发生乳头孔导管堵塞，表现为乳头末端的白点或水疱，通常称为奶泡。

乳管堵塞的易感因素包括喂养技巧不佳、衣服穿着过紧、突然减少哺乳、乳房肿胀及导管内细菌感染。喂养技巧不佳导致乳汁不能充分排空和淤积，从而导致乳管阻塞。

2. 诊断

临床上根据典型表现和治疗效果而进行诊断。乳管堵塞没有局部发红和全身症状，可通过这一点与乳腺炎和乳房脓肿相鉴别。

3. 处理

开放堵塞的乳管，并引流堵塞后方的区域。具体方法如下。

（1）提高喂养技巧：通过频繁喂养来排空乳房，应评估哺乳姿势及衔乳方式，鼓励母亲变换哺乳姿势，以确保整个受累乳房得到完全引流。哺乳后进行泵奶或手挤奶可改善引流。

（2）不要停止母乳喂养。

（3）热敷或洗热水澡，以及手法按摩。淋浴时，母亲可以自乳房受累区域朝向乳头来按摩乳房，以尝试疏通阻塞。

（4）镇痛药物，如布洛芬和对乙酰氨基酚，可减轻不适。

绝大部分乳管堵塞可在 48 h 内缓解。如果使用上述措施后乳管堵塞在 48 h 内没有缓解，则需要进行额外的评估和治疗。应考虑进行超声检查，以排除乳房脓肿或其他乳房肿块。

对于一些乳头上有奶泡的母亲，可以用消毒针头轻柔地刺破水疱，从乳头孔中挤出白色干酪样物质，从而缓解病情。口服补充蛋黄卵磷脂，可能会改变乳汁的稠度，从而使乳汁不容易堵塞乳管。

七、积乳囊肿

积乳囊肿是乳汁潴留性囊肿，是由阻塞的乳管导致的。在孕期、哺乳期和断奶后，表现为囊性，有时是十分巨大的肿块。若未感染，通常无痛。起初囊肿内含有乳汁，但随着时间的推移液体被吸收，囊肿内容物变得浓稠、乳脂状或油性。

1. 诊断

超声是区分积乳囊肿与其他乳腺肿块（包括腺瘤、纤维腺瘤、乳头状瘤、脂肪瘤、脓肿和纤维囊性疾病）的主要方法。积乳囊肿超声下表现为有强回声薄壁的边界清楚的病灶，其内部表现为中等强度回声的均质内容物，或有液性裂隙和无回声边缘的异质内容物。有时可见具有远端阴影的局灶性强回声区。

乳腺 X 线钼靶摄影下积乳囊肿表现为囊性，包含气液平面，或者表现为异质性。穿刺证实有特征性乳状内容物可确诊积乳囊肿，并排除恶性肿瘤。

2. 处理

对于穿刺确诊积乳囊肿的母亲，如积乳囊肿对母亲造成困扰，有必要进行反复穿刺抽吸或手术切除。穿刺抽吸或手术切除期间一般可继续母乳喂养。

八、乳房感染

1. 哺乳期乳腺炎

乳腺炎是乳房的一种局部炎症，有发热、肌痛、乳房疼痛和发红表现。该病可以是感染性的也可以是非感染性的，但临床上乳腺炎这一术语通常暗示感染性病因。乳腺炎可在哺乳期任何时候发生，最常见于产后最初 6 周内。

（1）病因。

①乳头受损。②喂养不频繁。③乳汁清除不充分。④母亲或婴儿生病。⑤产奶过度。⑥快速断奶。⑦乳房受压（如胸罩或汽车座椅安全带过紧）。⑧母亲紧张或过度疲劳。⑨母亲营养不良。

（2）临床表现。

①哺乳期乳腺炎的典型表现为一侧乳房出现质硬、发红的压痛区域，母亲体温超过 38.5℃。波动性压痛区域多提示乳房脓肿。②可出现全身症状，包括肌痛、寒战、不适和流感样症状。③感染早期阶段，症状可能轻微，临床体征极少；感染晚期可能出现大面积乳房肿胀，伴表面皮肤改变（如红斑）。反应性淋巴结肿大也可引起腋下疼痛和肿胀。偶见脓毒性休克。

（3）实验室检查。

①诊断乳腺炎不需要常规进行血液检查。②若应用抗生素后 2 d 内感染未缓解，或感染发生在院内，感染复发或感染异常严重，则推荐进行乳汁培养。③金黄色葡萄球菌是从单纯乳腺炎或乳腺炎合并脓肿的母亲乳汁中培养分离得到的常见病原体。④血培养的价值很小，除非患者有脓毒症表现。

（4）诊断。

临床上根据典型表现和经验性治疗的疗效来诊断乳腺炎。如果支持治疗和抗生素治疗对哺乳期乳腺炎无效，或检查发现肿块，则可进行影像学检查。

（5）鉴别诊断。

①乳房重度肿胀：肿胀通常不具有发热和肌痛等全身症状。②乳房脓肿：超声是

鉴别乳腺炎和乳房脓肿最有效的方法，还可在超声引导下对乳房脓肿进行引流。③乳管堵塞：乳管内乳汁淤滞导致乳房肿胀，不存在全身表现，通过这一点可将其与乳腺炎和乳房脓肿相区分。④积乳囊肿：乳汁潴留性囊肿，可通过临床病史、缺乏全身性症状、超声以及穿刺抽吸出乳状物质，来与乳腺炎相鉴别。⑤炎性乳腺癌：可通过体格检查发现增厚、红斑和橘皮样变而与乳腺炎相鉴别。炎性乳腺癌通常伴有腋窝淋巴结肿大。如果怀疑炎性乳腺癌，磁共振成像可帮助诊断。恰当的治疗可完全治愈乳腺炎。如果乳腺炎没有如预期消退，则应考虑恶性肿瘤。

（6）处理

①使用抗感染药物（如布洛芬）和冷敷或冰袋来减轻局部疼痛和肿胀。②继续母乳喂养，并重点关注提高母乳喂养技巧，尤其是要彻底排空乳房。③采用抗菌谱涵盖金黄色葡萄球菌的经验性抗生素治疗，10～14 d 的疗程可降低复发风险。

2. 乳房脓肿

乳房脓肿是指乳腺组织内局部积脓，常发生于乳腺炎之后，发病率为 0.1%，在使用抗生素治疗的乳腺炎女性中发病率增加至 3%。乳腺脓肿的表现常常与乳腺炎相似，即乳腺疼痛和全身性症状，但除此之外还具有波动性、压痛性、可触及的肿块。乳房脓肿可不伴发热或乳房发红。

3. 假丝酵母菌感染

（1）诊断。

乳房假丝酵母菌感染的诊断有一定难度。一般来说，临床上根据下列表现诊断乳房假丝酵母菌感染。

①与体格检查表现不相称的乳房疼痛。②婴儿口腔或尿布假丝酵母菌感染史或母亲阴道假丝酵母菌感染史。③体格检查时发现患侧乳头皮肤发亮或剥脱。④乳头或乳晕区皮肤刮片检查显示假丝酵母菌阳性，或乳汁培养示假丝酵母菌阳性。

（2）处理。

对于乳头/乳房疼痛的母亲，如果排除了疼痛的其他原因且婴儿有确诊的口腔假丝酵母菌病，或者母亲存在乳头/乳房假丝酵母菌感染的证据，则应针对乳头/乳房假丝酵母菌感染进行治疗。

①母亲外用药物治疗：外用咪康唑或克霉唑治疗哺乳期女性。若皮肤存在破损，需加用抗生素，如莫匹罗星或杆菌肽。所有药物要在每次哺乳前去除，并在每次哺乳后重新使用。②1%甲紫：软膏无法缓解母亲的乳头疼痛时可用 1%甲紫水溶液。如果疼痛十分剧烈，可将该药作为初始治疗药物。③母亲全身性治疗：如果局部治疗无法缓解母亲的症状，或因皮炎或担心染色而不适合应用甲紫，则可选用口服氟康唑治疗。④婴儿治疗：采用制霉菌素口服混悬液（100 000 U/ml），在口腔两边分别应用 0.5 ml，一日 4 次。

九、锈管综合征

某些女性在最初几日哺乳时会出现乳头血性分泌物，称为锈管综合征。多见于初次妊娠，是开始生成乳汁时乳腺腺泡和乳管内血管形成增加所致的。乳汁的颜色从粉色到红色或棕色不等，一般可在数日内缓解。应与乳汁中黏质沙雷菌定植相鉴别，后者可导致乳汁变为亮粉色，但不会在产后早期发生。

若乳头血性分泌物持续 1 周以上，则还应考虑血性乳汁的其他原因，包括乳头开裂或乳房菌群失调（亚急性乳腺炎）。若未发现原因且血性分泌物持续，则应考虑乳管内乳头状瘤的可能性。相关检查包括乳腺 X 线钼靶摄影、乳腺超声和 MRI，常需请外科会诊。

十、乳汁过多

一些母亲会出现乳汁过多，通常乳汁的生成量取决于婴儿的需求量，但在这种情况下供大于求。乳汁过多发生于哺乳早期，在连续妊娠的母亲中病情可能更严重。乳汁过多通常会在哺乳的头几周内缓解。

处理

（1）哺乳姿势：哺乳时母亲应使婴儿处于更为直立的位置，母亲向后仰或取侧卧位，这样婴儿可以更好地控制母乳流量。

（2）人工减少母乳流量：在乳晕上采用"剪刀式"握法（即用示指和中指夹住乳头）或用掌根部按压乳房可限制母乳流量。

（3）喂养策略：通常可以采用 block feeding 法。这种方法是指在计划的一段时间内只喂一侧乳房，通常是 3 h。由此导致的另一侧乳房乳汁淤积应当能够减少乳汁生成。在接下来的 3 h，喂另一侧乳房。

（4）泵奶：避免泵奶，以免持续刺激导致乳汁过度生成。

（5）不适：冷敷可能有用。

（6）药物：应停用所有催奶剂。

十一、新生儿黄疸

母乳喂养与两种不同类型的高胆红素血症相关，即母乳喂养不足性黄疸和母乳性黄疸。

十二、母亲用药

母亲的大多数治疗性药物都可在母乳喂养期间使用。药物一般通过在乳汁与母亲血清中的浓度梯度扩散进入和离开乳汁。

（1）可直接给婴儿使用的药物通常是安全的，因为经母乳进入婴儿体内的药物剂量比治疗剂量要低得多。

（2）早产儿和患病婴儿的药物中毒风险更高，而 6 月龄以上的婴儿很少出现药物中毒。

（3）可通过在母乳喂养后给药和婴儿长时间睡眠前给药而尽可能减少婴儿的药物暴露。

（4）与蛋白高度结合的药物、脂溶性低的药物或大分子量药物不会大量进入乳汁。

（5）口服生物利用度较低的药物（如胰岛素或肝素）一般不会影响母乳喂养的婴儿。

（6）应用造影剂时，不需要中断母乳喂养。应避免使用放射性药物。

（周　冬）

第二节　断　　奶

断奶的时机应由母亲根据其社会环境自己决定。影响因素包括后续妊娠、职业选择及母亲健康情况。推荐婴儿出生后最初 6 个月纯母乳喂养；婴儿 6 月龄左右，应开始为婴儿提供富含铁的辅食；推荐母乳喂养持续至少 1 年，随母亲或婴儿的意愿还可以持续更久。

一、突然断奶

不推荐突然断奶。当因意外的母婴分离或母亲严重疾病而突然断奶时，可能发生乳房肿胀，应采取措施以减轻此症状。母亲可能会出现"乳热症"，这是一种流感样疾病，有发热、寒战和不适。人们认为这是母体重吸收乳汁造成的。快速断奶会导致催乳素水平快速下降，而这可能引起抑郁症状加重。

二、常规断奶

6 月龄后常规断奶最容易在婴儿的引导下完成。在婴儿开始摄入固体食物之后，会减少哺乳，断奶过程随之逐渐开始。如果逐渐断奶，不太可能发生乳房肿胀。可以每 2～5 d减少 1 次母乳喂养、缩短每次母乳喂养的时间，以及延长每次母乳喂养的间隔时间。

如果断奶期间母亲出现乳房肿胀，在缓解肿胀所必需的泵奶次数之外，为避免增加产奶量，母亲不应过多泵奶。断奶后可先给予婴儿奶瓶喂养，然后杯子喂养，或者直接用杯子喂养。

三、提前断奶常见原因

（一）乳汁生成不足

（1）孕期乳腺发育不良，原因可能是先天性乳腺组织发育不良、放疗、胰岛素抵抗、高雄激素水平或其他内分泌异常（如催乳素瘤）等。

（2）乳母既往接受过乳房外科手术可能导致乳汁生成不足。

（3）泌乳量增加通常是在新生儿出生后 5 d 内发生的，导致泌乳量未如预期一样增加的最常见原因包括母亲妊娠前肥胖、妊娠期高血压、多囊卵巢综合征及其他与妊娠期高雄激素水平相关的并发症（如子痫前期）等。其他较不常见的原因包括胎盘残留和希恩综合征。

（4）母亲使用的一些药物会影响乳汁生成。包括缩宫素、多巴胺激动剂（如溴隐亭）、雌激素等。WHO指南建议产后6个月内一般不应使用含雌激素的口服避孕药。

（二）吸乳不良

1. 吸乳不良的常见原因

（1）产后早期喂养习惯不良是母乳摄入不足的最常见原因。包括喂养不勤、衔乳不当、母婴分离，以及使用婴儿配方奶粉。

（2）许多新生儿在出生后最初几日内睡眠较多，难以保持清醒，从而导致母亲的乳汁排出不足。其次，新生儿口腔运动或神经系统异常也可导致母亲的乳房排空和乳汁排出不足。

2. 建议

（1）母乳喂养不足常可导致产奶量不足，频繁地完全排空乳房是保持母乳量充足所必需的。

（2）在新生儿出生后的第1周，足月儿的母亲24 h内喂养8～12次。到出生后第4周，母乳喂养的频率通常减至每天7～9次。

（3）截至出生后第5 d，足量喂养的新生儿每天排尿6～8次，且每天至少排3次浅黄色粒状便。

（4）新生儿体重用于评估热量摄入是否充足。

（5）足月儿一般会在出生后最初3～5 d内有7%的生理性体重下降，出生后1～2周时会恢复到出生体重。

3. 处理方法

处理的目标是增加乳汁生成和促进乳汁排出，重点在于确定和解决乳汁生成或排出不足的原因。

（1）采集详细的母乳喂养史，可识别出导致乳汁生成或排出不足的母亲和（或）新生儿因素，包括母亲既往乳房手术史或新生儿舌系带过短，以及母亲使用了可减少产奶量的药物。

（2）直接观察母乳喂养，以确定母亲或新生儿有无异常，或者母乳喂养技巧是否不当。

（3）主要干预措施取决于具体原因，通常可提高母乳喂养的效果和频率，以及帮助母亲树立信心。每次喂奶后使用吸奶器或手动挤奶可增加对乳房的刺激并促进排空，从而增加产奶量。

（三）乳头和乳房疼痛

1. 导致乳头和乳房疼痛的原因

（1）吸吮不当、衔乳不当或乳房创伤导致的乳头损伤。

（2）乳头血管收缩。

（3）乳房肿胀。

（4）乳腺导管堵塞。

（5）乳头和乳房感染。

（6）产奶量过多。

（7）乳头皮炎/银屑病。

2. 评估

乳头和乳房疼痛的评估始于全面采集病史、检查母亲乳房及婴儿，以及观察喂养过程。

（1）病史。

①乳房疼痛的发病时间。母乳喂养最初几日中出现的乳房疼痛通常是衔乳不良所致，而感染性原因引起的乳房疼痛则出现得较晚。②对疼痛的描述。感觉乳房充盈的母亲出现疼痛可能是产奶量过多所致；而仅在泵奶时发生疼痛则可能缘于吸奶器所致创伤。③喂养史。包括喂养频率和持续时间、何时出奶，以及婴儿的衔乳情况。④既往母乳喂养经历。⑤酵母菌感染史。⑥母亲的乳房外科手术史，包括缩乳术、穿孔、植入或存在乳头内陷。⑦孕期乳头疼痛或极度敏感的病史。⑧雷诺综合征或自身免疫疾病病史。

（2）体格检查。

婴儿体格检查应当重点检查头部和颈部：①婴儿斜颈常会造成母亲单侧乳头疼痛。②婴儿舌系带过紧常会导致母亲乳头疼痛受伤。③唇裂和（或）腭裂、颌后缩、腺样体增大伴口呼吸，以及口腔防御等。④累及口腔、黏膜、皮肤的假丝酵母菌病可能导致乳房疼痛。

检查母亲乳房时应首先观察母亲的乳头有无肿胀、皮疹、血管痉挛、乳头孔脓疱化、乳头孔堵塞、擦伤、溃疡及开放的裂纹。还应全面检查乳房，以识别有无乳房肿胀、肿块、脓肿、压痛或提示乳腺炎的发红区域。

（3）观察喂养过程。

观察一段母乳喂养过程，不正确的母乳喂养技巧是导致乳母出现乳房疼痛的主要原因。衔乳不良可能导致乳头损伤，并且可能会影响婴儿吸空乳房的能力，从而可能引起乳房肿胀、导管堵塞、乳腺炎和乳腺脓肿。

（周　冬）

第十章　产后抑郁障碍

产后抑郁障碍（postpartum depression/puerperal depression，PPD；或 postnatal depression，PND）的概念最早由 Roland M. 提出。随着半个多世纪以来对 PPD 认识的不断加深，目前认为 PPD 并不是一个独立的疾病，而是特发于女性产后这一特殊时段的抑郁症（major depressive disorder，MDD），有时也包括延续到产后或在产后复发的 MDD。

对于 PPD 起病时间的界定，从产后 1 d 至产后 12 个月都有可能，甚至认为可以发生在产前。美国精神障碍分类与第四版诊断标准（DSM Ⅳ）将 PPD 的起病时间定为产后 4 周内。但在 2013 年 5 月新颁布的 DSM Ⅴ 中已取消 PPD 的概念，取而代之的是围生期抑郁（peripartum depression），特指从妊娠开始至产后 4 周内发生的 MDD。

一、流行病学

由于诊断标准、设计方法、研究时间、抽样方法、样本来源及社会人口学资料等不同，PPD 患病率的报道存在很大差异。

流行病学资料显示，西方发达国家 PPD 的患病率为 7%～40%。亚洲其他国家 PPD 患病率为 3.5%～63.3%。我国报道的 PPD 患病率为 1.1%～52.1%，平均为 14.7%，与目前国际上比较公认的 PPD 10%～15% 的患病率基本一致。我国不同地区产后抑郁患病率不同，直辖市最低（10.9%），县级地区最高（16.4%）；从东部、中部到西部，产后抑郁患病率呈上升趋势。

PPD 首次发作后约半数以上会在未来的 5 年内再次发作，有 1/3 的患者甚至在第 1 年内再次发作。而且随着复发次数的增多，复发风险也在加大。

二、产后抑郁障碍发生的危险因素及危害

PPD 发病与孕产妇生理、心理、遗传、免疫等相关，具体病因尚不清楚。PPD 不仅对产妇的身心造成巨大危害，同时对后代的生长发育也有不利影响，早期发现和干预可以防止其进展为更严重的抑郁症。

（一）危险因素

涵盖生物、心理、社会等多方面的危险因素。相关性最强的因素为既往精神疾病史、阳性家族史、生活事件、社会支持；相关性中等的因素为个体心理因素、婚姻关系；相关性较弱的因素有产科因素、社会经济状况；几乎无相关性的因素有产妇的年龄、文化层次、妊娠的次数、与配偶关系的时间长短等。

最近几项综述研究，证实了下丘脑-垂体-肾上腺轴的失调对某些产妇发生 PPD 起到一个重要的作用。产后雌二醇及黄体酮的迅速撤离是某些易感产妇发生 PPD 和产后

心绪不良的原因。

（二）危害

1. 对产妇的危害

PPD 患者可以出现自伤、自杀行为；不利于产妇精力、体力恢复；增加产妇滥用药物或酒精的风险；导致共患的躯体病或产后并发症恶化或慢性化。

2. 对后代的危害

PPD 患者可能对孩子造成器质性危害、母婴连接障碍；导致孩子智力、情绪与个性发育障碍；增加青少年发生暴力行为的风险。

三、产后抑郁障碍的临床表现

（一）主要临床表现

PPD 的临床表现复杂多样，异质性较大，主要分为核心症状群、心理症状群和躯体症状群三个方面。

1. 核心症状群

主要包括三个症状：情感低落、兴趣和愉快感丧失、导致劳累感增加和活动减少的精力降低。这是 PPD 的关键症状，诊断 PPD 时至少应包括上述三个症状中的两个。

（1）情感低落：PPD 患者感觉心情压抑，高兴不起来，常无缘无故地长时间哭泣。典型病例有晨重夜轻的节律性改变，即情感低落在早晨较为严重，下午或晚间可有所减轻。

（2）兴趣和愉快感丧失：PPD 患者对以前非常感兴趣的活动难以提起兴趣，也无法从日常生活及活动中获得乐趣，体验不到照看婴儿的快乐。

（3）导致劳累感增加和活动减少的精力降低：PPD 患者会有不同程度的疲乏感，觉得活动困难，精力下降，且通过休息或睡眠并不能有效地恢复精力或体力。

2. 心理症状群

PPD 患者还有许多心理学症状，常见的有以下几条。

（1）焦虑：PPD 患者的焦虑症状比发生在其他时间段的 MDD 患者更常见，还经常会出现严重的焦虑，甚至惊恐发作。

（2）集中注意力的能力降低：PPD 患者往往难以集中注意力，谈话时注意力下降，对问题的回答缓慢，有时需数问一答。

（3）自我评价和自信降低：PPD 患者自我评价下降，自感一切都不如别人，什么都不会，缺乏自信，事情不顺利时总是责备自己，并加重对自己的负性评价。

（4）自罪观念和无价值感：PPD 患者认为自己对不起孩子，是家庭的包袱、社会的累赘，觉得自己一无是处、毫无价值可言，甚至认为自己有罪。

（5）认为前途暗淡悲观：PPD 患者认为前途是灰暗的，看不到光明，对自己的将来感到悲观绝望。

（6）自杀或伤婴的观念或行为：部分 PPD 患者会产生自伤、自杀观念或行为。有时 PPD 患者会出现"扩大性自杀"，即在杀死别人后再自杀。所杀的对象往往是自己的婴儿，导致极严重的后果。此外伤婴的想法及惩罚婴儿行为更常见。需要引起大家的高度警惕。

（7）强迫观念：PPD 患者常会出现有伤害婴儿内容的强迫观念，产妇因担心自己会控制不住伤害婴儿而避免与婴儿接触。

（8）精神病性症状：主要是指幻觉、妄想等。有时还会出现感知综合障碍，认为婴儿的形状、大小、色泽发生了改变，甚至像个小怪物，因而产生伤害婴儿的行为。

3. 躯体症状群

PPD 患者合并躯体症状的概率很高，有时躯体症状可能成为患者的首发症状或就诊主诉。常见的躯体症状有以下几条。

（1）睡眠障碍：以入睡困难、易醒最为多见，而以早醒最具有特性。

（2）食欲及体质量下降：多数 PPD 患者表现为食欲下降，进食少，并常伴有体质量下降。

（3）性欲下降：可以是性欲的减退乃至完全丧失。有些患者勉强被动维持有性行为，但无法从中体验到乐趣。

（4）非特异性的躯体症状：常见的主诉包括头痛、腰背痛、恶心、口干、便秘、胃部烧灼感、肠胃胀气等。PPD 患者常常将其归因为"月子里受凉，没有养好，得了月子病"。

（二）需要甄别的临床表现

产妇在经历分娩后，往往会出现一些生理性的躯体及精神方面的改变，此时容易与 PPD 的相关临床表现混淆，因此要注意甄别。

1. 睡眠障碍

产妇大多数都会存在睡眠问题，这主要是照顾、喂养婴儿所致的。如果有人帮助其照顾婴儿，避免婴儿的吵闹，正常产妇可以安然入睡。然而 PPD 患者即使有安静的睡眠环境，不受婴儿干扰，依然不能正常睡眠。

2. 精力下降、疲乏感

产妇经历分娩，还要照顾婴儿，往往会出现生理性的精力下降、疲乏感，但这种状况会随着时间的延长、充分的休息而好转。但是 PPD 患者即使不用照顾婴儿，仍然会感到疲乏、精力不足，而且随着时间的延长甚至可能会加重。

3. 注意力障碍、记忆力下降

很多产妇都会出现注意力障碍、记忆力下降的表现，但程度一般较轻，持续时间较短暂。但是 PPD 患者往往程度较重，且持续时间较长。

4. 食欲改变

产妇分娩后，尤其是剖宫产术后，常会出现食欲改变。PPD 患者多表现为食欲下降，即使主观上知道要为婴儿哺乳，希望自己能多吃一点，但仍然食不甘味，难以下咽。

5. 躯体症状

产妇分娩后，常会出现躯体不适症状，若为剖宫产，产后并发症会更常见，但这种躯体不适症状往往部位明确，随着产后恢复也会逐渐好转。但是 PPD 患者的躯体不适，往往部位不明确，甚至性质也不明确，用当前的躯体状况并不能很好解释，而且随着产妇躯体状况的好转其躯体不适症状可能并无明显变化。

四、产后抑郁障碍的诊断及鉴别诊断

(一) 诊断

PPD 主要通过询问病史、精神检查、体格检查、心理评估和其他辅助检查，并依据诊断标准做出诊断。PPD 的诊断主要建立在对症状学（横断面）与病程（纵向）的分析之上，缺乏客观性的躯体、实验室或影像学检查作为依据。迄今为止，尚无针对PPD 的特异性检查项目。

常用心理评估量表简介

(1) 筛查量表：最常用的是爱丁堡产后抑郁量表（Edinburgh postnatal depressions scale，EPDS）。其次有产后抑郁筛查量表（PDSS）、医院焦虑抑郁量表等。

EPDS 简介：EPDS 是一个有效的 PPD 自评筛选工具，于 1987 年由英国 Cox 等创制。该量表共有 10 个项目，分别涉及心境、乐趣、自责、焦虑、恐惧、失眠、应付能力、悲伤、哭泣和自伤等，分 0（从未）、1（偶尔）、2（经常）、3（总是）四个等级，得分范围 0～30 分，5 min 即可完成。

EPDS 界值：Cox 将 13 分定义为极有可能患 PPD 的界值，而卫生保健人员常规使用时可采用 9 分作为界值。当得分≥13 时，该产妇需要进一步确诊。如果产妇在第 10 个问题回答不是 0，有自杀及其他奇怪的想法或无序行为，则需要立刻转诊到精神专科医院。

EPDS 使用：大量研究表明，PPD 发生的峰值处于产后 1 个月以内，因此，EPDS 筛查的最佳时间为产后 2～6 周。

(2) 其他常用量表：如贝克抑郁量表（BDI）、抑郁自评量表（SDS）、患者健康问卷抑郁量表（PHQ-9）、汉密尔顿抑郁量表（HAMD）和蒙哥马利抑郁量表（MADRS）。

(二) 诊断步骤

临床上推荐对 PPD 的诊断采用两步法，第一步为量表筛查，可由经过相关培训的社区及产科医护人员完成；第二步采用临床定式检查或精神科会诊，做出符合相应诊断标准的临床诊断，应由精神科医生完成（图 10-1-1）。

(三) 分类与诊断标准

国内对 PPD 的分类与诊断标准主要依据的是 ICD-10 精神与行为障碍分类临床描述与诊断要点及美国 DSM Ⅳ 中有关抑郁发作和复发性抑郁障碍的相关内容和编码。具体可参见相关参考资料。

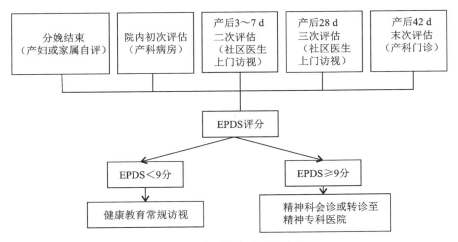

图 10-1-1 产后抑郁障碍筛查流程

(四) 鉴别诊断

1. 产后心绪不良

一种短暂性的适应不良状态，常在产后 7～10 d 内发生，发生率为 26%～85%，持续时间多为几天，一般不超过 10 d。常见症状为情绪不稳定、易哭泣、易激动、悲哀、焦虑、注意力不集中、疲劳、失眠、食欲不振、缺乏信心（例如不敢给孩子洗澡、喂养）和疼痛（例如头痛）。产后心绪不良有自限性，对产妇的社会功能影响不大，通常并不需要特殊干预，但心理治疗是有益的。

避免劳累，尽可能休息；将你的困扰告诉一位好的倾听者（可以是其他婴儿的母亲）；接受家人的帮助，多与亲戚朋友接触以获得帮助；让你的伴侣和你一起轮流照顾婴儿；如果抑郁持续时间超过 14 d，有必要联系你的医生。

2. 继发性抑郁障碍

脑器质性疾病、躯体疾病、某些药物和精神活性物质等均可引起抑郁情绪，被称为继发性抑郁障碍。

与 PPD 的鉴别要点如下。

（1）前者有明确的器质性疾病、某些药物或精神活性物质应用史，体格检查有阳性体征，实验室及物理检查有相应指标改变。

（2）前者可出现意识障碍、记忆障碍及智能障碍，后者一般则无。

（3）前者的症状随原发疾病病情的好转而好转。

（4）前者既往无抑郁障碍的发作史，而后者可有类似的发作史。

3. 双相情感障碍

患者常表现为兴奋、话多、言语夸大、活动多、难以安静、精力旺盛、兴高采烈、易激惹、行为鲁莽、睡眠需求减少等，表现与 PPD 患者相反。研究发现，首次抑郁发作发生在产后的女性患者，有 15%～50% 的可能性为双相情感障碍。

4. 创伤后应激障碍

创伤后应激障碍常伴有抑郁情绪。与抑郁障碍的鉴别要点如下。

（1）前者发病必须存在严重的、灾难性的创伤性事件，如新生儿夭折、严重畸形或其他天灾人祸，而后者可以没有任何诱因，或只有一般性的生活事件。

（2）前者对创伤性事件常有反复的闯入性回忆，警觉性增高，而后者通常没有此类表现。

5. 神经衰弱

轻度抑郁常有头晕、头痛、无力和失眠等主诉，易误诊为神经衰弱。神经衰弱的核心症状为易兴奋和易疲劳，情感以焦虑为主，不是情感低落，自知力良好，症状波动性大，求治心切，病前往往有明显引起大脑活动过度紧张等精神因素。

五、产后抑郁障碍的治疗

目前的研究显示，PPD 患者若不治疗可能会对产妇及婴儿产生严重的长期不良影响，而接受治疗则会改变这种结果，因此对 PPD 患者的治疗是被强烈推荐的。

（一）治疗原则

1. 综合治疗原则

当前治疗 PPD 的三种主要方法是药物治疗、心理治疗和物理治疗。已有众多的循证医学证据显示，综合治疗的效果优于单一的任何一种治疗。

2. 全病程治疗原则

PPD 为高复发性疾病，目前倡导全病程治疗。分为：急性期（推荐 6～8 周）、巩固期（至少 4～6 个月）和维持期（首次发作 6～8 个月，2 次发作至少 2～3 年，发作 3 次及以上则需要长期维持治疗）三期。

3. 分级治疗原则

轻度抑郁发作可以首选单一心理治疗，但产妇必须被监测和反复评估，如果症状无改善，就必须考虑药物治疗；中度以上的抑郁发作应该进行药物治疗或药物联合心理治疗，并建议请精神科会诊；若为重度抑郁发作并伴有精神病性症状、生活不能自理或出现自杀及伤害婴儿的想法及行为时，务必转诊至精神专科医院。

4. 坚持以产妇安全为前提原则

对 PPD 患者，首先应该考虑的是产妇的安全。如果症状严重或非药物治疗无效，应立即进行药物治疗。

5. 保证婴儿安全原则

迄今为止，美国食品药品监督管理局和我国国家药品监督管理局均未正式批准任何一种可以用于哺乳期的精神药物。所有的精神药物均会渗入乳汁，婴儿通过母乳接触药物后对发育的远期影响尚不清楚。因此原则上尽量避免在哺乳期用药，若坚持母乳喂养以便提高婴儿的免疫力，应采取最小有效剂量，以使婴儿接触的药量最小，而且加量的速度要慢。

(二) 药物治疗

PPD 产妇若坚持母乳喂养，在使用药物治疗前需要进行全面的个体化的获益及风险评估。选药的主要依据为既往用药史及耐受性。

1. 抗抑郁药物

目前国际上针对 PPD 治疗药物主要包括选择性 5-羟色胺再摄取抑制剂（selective serotonin reuptake inhibitor，SSRI）、三环类抗抑郁药（tricyclic antidepressant，TCA）、去甲肾上腺素再摄取抑制剂（SNRI）等，以下是目前国内外常用的几类抗抑郁药。

(1) 选择性 5-羟色胺再摄取抑制剂（SSRI）：SSRI 是 PPD 患者的一线治疗药物，治疗 PPD 的有效率为 $43.0\% \sim 87.5\%$，症状完全缓解率为 $37\% \sim 65\%$。主要包括氟西汀、帕罗西汀、舍曲林、氟伏沙明、西酞普兰和艾司西酞普兰六种。对于哺乳期妇女，治疗药物是否会通过母乳喂养影响婴儿是必须考虑的问题，目前普遍认为选择舍曲林和帕罗西汀治疗时母乳喂养安全性高，但尚缺乏远期影响资料的研究结果，仍需谨慎选择用药剂量。当使用 SSRI 治疗无明显疗效时，需考虑换用 SNRI，如安非他酮或米氮平。文拉法辛作为 SSRI 及 SNRI，也是治疗 PPD 的有效药物。

(2) 其他抗抑郁药：目前的研究资料不足，不建议服用。

2. 其他药物

如抗焦虑药和镇静催眠药物、抗精神病药、情感稳定剂、雌激素、中药等。一般来说，PPD 患者若需要抗精神病药或情感稳定剂治疗，往往提示她们的病情较重，很难维持对婴儿的正常哺乳，因而不推荐此类产妇进行母乳喂养。别孕烯醇酮作为治疗 PPD 的一种新药，对严重 PPD 的治疗具有显著效果。中药对 PPD 的治疗也有良好效果，如当归、柴胡、白术、茯苓等。

(三) 心理治疗

对于轻度或中度 PPD，首选心理治疗。针对 PPD 的调查表明，产后抑郁障碍妇女更倾向于接受心理治疗。不论何种程度的 PPD，推荐心理治疗在任何可能的时候都要成为 PPD 患者治疗方案的一部分。常用心理治疗方法包括认知行为疗法、非指导性咨询、心理动力学疗法及人际心理治疗，对 PPD 都具有良好的治疗作用，其中认知行为疗法和人际心理治疗的疗效最肯定且最为常用。认知行为疗法的重点是改变患者思维模式或行为，或二者兼有，使患者的情绪状态积极化。

(四) 物理疗法及其他疗法

1. 物理疗法

最常用的物理疗法为改良电痉挛治疗（modified electroconvulsive therapy，MECT）及重复经颅磁刺激（repetitive transcranial magnetic stimulation，rTMS）。大量的临床证据证实，MECT 的有效率可高达 $70\% \sim 90\%$。某些 PPD 患者如具有强烈自杀及伤害婴儿倾向时，物理疗法可作为首选治疗。

2. 其他疗法

如运动疗法、光疗、音乐治疗、饮食疗法等也被用来辅助 PPD 的治疗。与药物治疗及心理治疗相比，这些治疗的可行性及普及性更好。

（五）产后访视

产后访视的工作内容有心理咨询、营养指导、卫生指导、健康宣教、母乳喂养技巧等。产后访视一般安排在产后 1～10 d 内进行，具体内容如下。

（1）母亲和婴儿的查体，如子宫收缩、恶露、乳房情况、婴儿反应、心肺情况、黄疸情况等。

（2）评估产妇和婴儿的心理状况及家庭环境条件，列出存在和可能存在的问题。

（3）健康教育和技术指导，提供母乳喂养、新生儿抚触、洗澡等服务。通过以上工作，减少产妇因产后知识、技能匮乏而引起的焦虑与抑郁，提升其处理现实问题的能力。

（六）健康教育

健康教育对于 PPD 的预防、识别、转诊及干预等方面非常重要，可以采取讲座、文字、电视、网络等多种方法及形式对大众、产妇及其家属、非精神科医护人员进行 PPD 相关知识的宣传与教育。

具体诊疗流程可参考图 10-1-2。

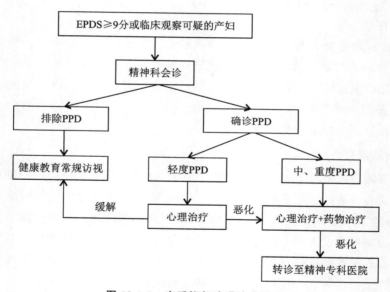

图 10-1-2　产后抑郁障碍诊疗流程

六、产后抑郁障碍的管理

开展科学的分级管理，包括自我管理、家庭管理、社区管理、医院管理，这是目前防止 PPD 发生与复发比较好的方法。对 PPD 的防治工作仍然处于探索阶段，尚无成熟的系统管理模式。

（汤　晶　甘　泉）

第十一章　情书背后的故事

我相信，世界上一定有一个爱她的男人，无论此刻她是被光芒环绕、掌声淹没，还是满眼沧桑、满身疲惫，他一定会穿越这个世上汹涌的人群，带着满腔的热和目光里沉甸甸的爱走向她，抓紧她。

一门之隔我懂你的焦急，一门之隔我更懂她的无助。此刻，她需要你……

朋友您好，首先请原谅我没有月光宝盒，不能穿越时空陪你经历所有。当推开那扇玻璃门，我们初次相见时，我们的故事就算开始了。好吧，首先我自我介绍一下，我叫成人ICU，一个让人望而生畏的名字。我又被称为阳光ICU，是不是听起来稍微温柔了一点点？

我来自湖北省妇幼保健院，出生于2017年3月6日。我们相见不过一千多个日夜，却有那么多心里话想说。那些感动的、热情的、悲伤的、平凡的故事，迫不及待地想和您分享。

您且慢慢坐下来，我们一起聊一聊那些我记忆深刻的人和事。

（王同凤）

第一节　情书的起源

新生命的降生，对于一个家庭来说，是最美好的时刻。可老话说，女人生子是"鬼门关前走一回"，其中的风险不言而喻。在湖北省妇幼保健院的阳光ICU里，就住着这样一些在"鬼门关"前徘徊的产妇。

阳光ICU具有"心情阳光、治疗阳光、结局阳光"三个特点，大多可以由医护人员来完成，但唯独"心情阳光"，不能仅仅依靠医疗手段。最懂病情的是我们，但是最懂妻子的是家人，我们希望家属参与进来，所以就想到了能否让她的丈夫在她进来的时刻，给她一些心理上的安慰。在过去，我想你时，会耐心写一封情书，一字一句皆是深情，纸张间皆是思念，落笔之下皆是我对你的意重情深。我们都知道中国人不喜欢用语言表达自己的情感，对于不想说出来的话最好的表达方式就是写，所以我就想到了写信。

从2018年1月开始，医护人员开始尝试让等在病房外的丈夫给病床上的妻子写信，但一开始并不顺利。许多丈夫都觉得这是无用功，不仅矫情，还耽误时间，一个月能送出的信只有十几封。一方面，丈夫可能觉得一封信对疾病起不到太大的作用；另一方面，婚姻生活慢慢沉淀为亲情之后，就觉得我爱你这些情话没有那么重要。虽然丈夫这么认为，可是在医护人员眼里，此时的产妇是最为脆弱的。怀胎十月，一朝分娩。产妇的身体和心理都承受了巨大的压力。为了让更多丈夫能够参与其中，医护人员想了很多办法，与家属沟通妻子的状况时就会提到这个"良方"，同时王同凤护士还专门设计了一个有仪式感的信纸，并且写好了信头。

我们想让丈夫知道，现在他最深爱的妻子在忍受着疾病的痛苦，然后也要让妻子知道，虽然丈夫不能够进去陪她，但是对她的爱是一如既往的。在医护人员的努力下，越来越多的丈夫提起笔，为妻子写下了也许是两人生活中的唯一一封信。更让人欣喜的是，因为有了这封信，治疗也更顺利了。写信读信都是有仪式感的，不妨让我们的生活多些这样日后能记得起来的仪式感。爱是需要表达的，学会在生活中表达藏在心底的爱，尤其是在这样一个特殊的环境下，这才是最直接、最有效的"良药"。现在，在湖北省妇幼保健院阳光 ICU 里，超过一半的丈夫都会给妻子写信，一年时间，已经有 300 多封"写给妻子的情书"送到了产妇手中。这些信文风各异，有长有短，但都传递了同一个心声，那就是希望妻子能够早日康复出院，陪着丈夫与宝宝，一起迎接美好的生活。而收到这些信后，妻子无一例外都非常感动，有的哭，有的笑，有的说丈夫傻，有的说丈夫长大了。看完信后，她们的负面情绪都很快消散，会更加配合治疗，身体恢复也更快。

患者需要的不仅仅是一位懂治病救人的医生，也需要一位懂人文有温度的医生。因为我们是治疗得病的人，而不仅是这个人得的病。

（甘　泉）

第二节　我们的故事

ICU 里的每一天都是由无数个悲欢离合的故事交织而成的，我之所以了解她因为我就来自这里。急诊和重症的医生都会把自己大把的时间放在医院里，这种日子忙碌而充实。或许外人经常会说笑："她好傻，选了一个累死的专业"。但从我的内心来说，这种工作的需要感和成就感，就是人生价值的体现。

时间如梭，一晃就是十年。其中最大的遗憾便是觉得愧对父母、愧对孩子。阿姨带大的儿子从会说话的那天起就对这样的爸妈不满意。阿姨说每当过年她把孩子带回自己居住的乡下时，每每是边走边哭。今年是一个很有希望和孩子一起过年的一年。三年前鼓起勇气换岗到湖北省妇幼保健院阳光 ICU，就是希望调整后的节奏能够兑现孩子和父母心中多年的愿望。去年因为援非错过了，今年特意安排了除夕和初一值班，约好了初二下夜班就带孩子回家看父母，想想就开心。能够买到高铁票已感到上天的眷顾，兴奋地和孩子憧憬着过年坐高铁回去看姥姥、看姥爷、看田野、看高山的景象。内心是无比期待的，这一天是二○二○年元月十九号。

元月二十三号的封城之举震惊了全世界，似乎就在四天的时间里世界发生了天翻地覆的变化。作为阳光 ICU 的一员，从二十号开始全院戒备，我们要为全省的孕产妇和新生儿守住这片净土、守住这个生门、守住这个生命的摇篮。就在二十三号这天甘泉主任带领我们全体阳光 ICU 成员做好了全员全程奋战的准备，当晚八点多我回家收拾了简单的衣物，不曾想和孩子这一别便是一百多天。

元月二十八日，铺天盖地的信息，千家万户的焦虑、恐慌、撕心裂肺的哭喊，充斥着阳光ICU人的大脑。大家绷紧了弦，决心一战到底！在这个刻骨铭心的冬天，汗水浸湿了一套套手术衣，泪水模糊了一双双疲惫的双眼。一个个鲜活的生命，一个个崩解的家庭，深深地刺痛着一颗颗热腾腾的中国医心。瞬间四面八方的援军汇成一心，马不停蹄，日夜奋战，坚守阵地，与死神赛跑，开启了生命抢夺战，无一人有怨言……在战疫期间不断收到同行们染病的消息，心中不是没有恐慌、不是没有害怕、不是没有想过退缩，只是流着泪、揪着心……不断向前。重症属于ICU，ICU就是重症的战场，就算是没有防护服ICU人赤身裸搏也会坚守阵地。这就是医者的使命。

清楚地记得二月四号的早上六点半收到了甘泉主任的信息，同事阿婷出现了发热、浑身乏力、胸闷、轻度干咳的症状。天啊！就在身边，昨天我们还同吃同住，今天就出现了状况。但来不及多想，更没有时间后怕，立即调整排班方案，及时做出应对措施。另一位同事更是不畏艰险，自愿提出驱车前往，安排同事送诊检查，其他医生主动提出代班。阳光ICU团队友爱团结，全员积极配合调整。阳光ICU微信群里，主任那一排有力量的文字我仍记忆犹新：大家做好防护，我们一定是一支战斗到最后的ICU团队！

从元月二十号开始，湖北省妇幼保健院分诊台、发热门诊、产科门诊、检查、急诊、入院待产、手术、术后分区管理治疗等流程不断优化和改善。甘泉主任制定了妊娠合并疑似新冠肺炎的诊疗流程，从孕妇踏进医院开始设置，从医院感染防控和产科实际出发，"早识别、早隔离、早上报、早救治、早转诊"的五早模式，让孕妇安心生产。随着发热及CT结果异常的孕产妇越来越多，开启了ICU二区，后来有了ICU三区。院领导和甘泉主任将隔离区、缓冲区、观察区、病房的设置和外出检查路线反复推敲，避免交叉感染的发生。而阳光ICU人的工作除了负责ICU所有病区的患者查房、安抚及治疗以外，还有一个艰巨的任务就是负责全院成人科室的会诊。曾经一天的会诊量可以达到二十个之多，但无论多少都要认真负责，做好分区安置。因为一个判断的失误可能就是母子治疗的延误；一个判断的失误可能就是一批交叉感染家庭的出现；一个判断的失误可能就是一个家庭乃至整个家族分开隔离的痛苦。

疫情期间ICU发挥了它本应发挥的作用，每天上演的故事更是说也说不完。印象深刻的是76岁的阿婆，在ICU已有些时日，因为脓毒血症、肺部感染、感染性休克、多器官功能障碍入院，既往帕金森、高血压、糖尿病、快速房颤、慢性心衰多年，加之高龄，她的病情时好时坏。尚未达到出院标准却不幸遇上了新冠肺炎来袭。平常都是她的女儿在工作结束后固定式两点一线往返家与医院之间。不幸的是在疫情下，辛苦操劳的女儿中招了，出现了发热、咳嗽并已确诊。探视被迫终止，从此我们就像保护国宝熊猫一样保护着阿婆，她那不堪一击的心肺，可是完全经不起病毒的攻击呀！于是赶快给阿婆申请了核酸检测和床旁胸片，胸片提示肺部斑片影和条索影增多，胸腔积液增多，肺不张存在。就在核酸结果尚未出来的那天傍晚，刚好我值班，抽空刚刚吃了两口饭，护士急匆匆地呼叫，阿婆的血氧饱和度突然下降，血氧饱和度为80%，已面罩全速给氧但仍面色发绀。我拿起身旁刚摘下来的口罩，根本来不及穿防护服，一个箭步就冲到了阿婆的身旁。第一眼：心电监护仪心率 156 次/min（快速房颤），血氧饱和度 77%，呼吸 32 次/min。第二眼：储氧面罩吸氧 10 L/min，阿婆面色口唇发绀，额头豆大的汗珠。那种濒死感让我的心瞬间生疼，我立即按了血压测量键，顺势抬起她的下颌。吩咐护士："备呋塞米、吗啡、胺碘酮、安定各一支，准备插管，备呼吸机。"就在护士有序地把抢救药物推注的过程中，就在我死死地端了阿婆下颌大约 2 min 的时间里，她的血氧饱和度在上升，发绀在缓解，双眼的狰狞感在改变。而此时护士早已准备好了所有插管的物品，呼吸机也已到位。此刻所有人只记得自己的职责，只记得用最快的速度与死神赛跑抢夺阿婆的生命，此刻我只在想对帕金森患者这样抬下颌是否会有效，无效该如何？没有人想到气溶胶，没有人想到自己的防护够不够，甚至我自己只穿了件手术衣，手套都没来得及带。十几分钟后，当看到阿婆随着微弱气息做的唇语：谢谢！我们揪着的一颗心终于落地了，这时才想起阿婆的核酸结果还未回来。

她叫小然，头胎，年轻漂亮。剖宫产术后因发热收住 ICU 隔离区，肺部 CT 显示明显的新冠肺炎特征，然而前后三次核酸结果均为阴性，从两次复查的肺部 CT 对比来看，无疑是新冠肺炎且有进展。治疗几天后再次复查 CT，又加重了，我们坚持新冠肺炎的治疗原则：持续隔离治疗。患者及其家属十分不理解，多次吵闹，甚至投诉，直到后来胸闷、憋气加重至不能平躺才理解我们对她救治的必要性。在隔离区治疗 22 d 后康复出院。出院前她激动地说，这是她这辈子最难忘的月子，是我们给了她和宝宝新生。

她叫阿丽，来到 ICU 就是休克状态，剖宫产后 32 d，便秘一周，恶心、呕吐 3 d 来诊。就诊时突然瘫倒在诊室里，她到底发生了什么？新冠肺炎？脑血管意外？休克？肺栓塞？低血糖？下一步要怎么做，如何处理？进入 ICU 后，立即建立静脉通道以稳住循环，畅通气道以稳住呼吸，心电监护仪监测生命体征变化，及时对症处理各种紧急问题。按下了通向死亡的暂停键，生命会在这短暂的停留中奋力回转，只要伸出的那只援手可以为她指明前进的方向。让大家都意外的是，产后在家坐月子从未出门的阿丽完善检查后被诊断为：新型冠状病毒肺炎、感染性休克、十二指肠穿孔、器官功能不全、急性肾功能不全、急性心衰……在 ICU 里足足治疗了一周，经历了药物、操作、透析等各种救治手段，待她生命体征稳定之后转入了定点医院。这一周让她获得了重生。

生活不是电影，每个人都没有主角光环庇佑。每个人都有她的烦躁和焦虑。我就曾流过泪，就在那晚儿子哭着打来电话说："你们是不是只要患者，不要我了……"那天是二月六号，我承认凌晨时分我一个人在房间里放声大哭。那晚同行们染病倒下的消息使我五味杂陈。我不停地翻看着一张张媒体发出来的照片，内心无比慌乱和无助，辗转反侧一夜未眠。我们的明天在哪里？会如何？到底何时能结束？在深夜里不停地问自己，凌晨三点半哭着打通了妈妈的电话，那晚只觉得妈妈那亲切的声音似乎可以穿透黑暗。聊了很久，末了我在电话这头坚定地点了点头，似乎有一股力量又重新升起。

这就是 ICU 里的故事，这就是新冠肺炎疫情下的 ICU，这也是 ICU 人的成就和荣誉！像这样的故事每天都在上演。我相信住过 ICU 的人多多少少会对人生有了新的认识，对生命开始珍惜了，对家人变得牵挂了，对生活不再马虎了……

甘泉主任查房时对大家细心的安慰和鼓励、耐心的病情分析、温暖的言语不断地在我们耳边回响。他常说，ICU 里的工作是辛苦而有意义的，每位医者都是会有福报的！生命原本脆弱，是我们重新给脆弱的生命赋予了更有意义的价值！随着武汉的解封，我们都长长地舒了一口气，但是作为 ICU 人仍没有放松警惕，我们将一如既往地坚守着这扇通往绿色生命的大门！

（张文凯）

第三节 情书背后的故事

一、夏至出生记

有个女孩小名叫夏至，大名叫舟行。很多年以后，当她大到看得懂白雪公主和小红帽的童话以后，家人会跟她讲名字的由来。

故事开始于 2019 年 6 月 20 日的夜里，一位老人和一位男子搀扶着突然破水的孕妇走进湖北省妇幼保健院的产科大楼，身后绵延 100 多千米按捺了 20 多小时的积雨云仿佛听到有人发号施令一般，席卷狂风倾泻而下，只用了 12 h 累计降水 124.6 mm，直接将次日的初中学业考试逼得延后 1 h。而这天夜里，医院依旧灯火通明，医务人员有条不紊地处理着各种突发情况。

那天正是庚午月戊子日，值日星宿乃是凶神奎木狼，仿佛是一个暗示，这个孩子历经磨难方得正果。在她还是胎儿时，伴随着剧烈的孕吐，夏至妈妈查出了甲状腺功能减退和低血压；孕 12 周，胎盘下缘近宫颈口；孕 24 周，妊娠期糖尿病和严重便秘；孕 29 周，疑似破水；孕 33 周，脐带绕颈一周；孕 35 周，脐带绕颈两周；孕 36 周，羊水过多。如果说女人生孩子是过了一趟鬼门关，那么怀孕就是"明知山有虎，偏向虎山行。"

在怀上这个孩子之前的 8 年时间里，夏至妈妈有着数次的失败经历。夏至对于整个家庭的重要性不言而喻。夏至外婆的身体一直不好，因为担心孕期的女儿老母亲两次过来照顾孕妇，两次突发疾病送急诊抢救。这个孩子是天赐的礼物，如果能够健康顺利出生，将给这个家庭带来莫大的欣慰。

农历节气夏至当天，35 岁的妈妈想尝试顺产，充满期待地给孩子起了小名"夏至"。然而，打了 8 h 的催产素，宫口却依然一指未开，连续的宫缩让她疲惫不堪，失败的打击让她心情沮丧。此时，破水已近 24 h，宫内羊水量开始下降，胎心也开始下降。夏至外婆从老家打来了问候电话，怕老人家因过于担心身体扛不住，夏至妈妈说自己在家保胎，一切安好，便草草挂了电话。那晚，是极度牵挂的一晚，一边思念自己的母亲，一边担心孩子的安危。

当 6 月 22 日第一缕阳光透过东面那扇窗户打在房间的第一块瓷砖上，两位护士走进来告知："产妇是今天第一台手术，时间 8 点整"。去手术室的电梯一趟一趟好像运不完产妇。而当电梯门打开，时间又像被猛然调快一般，还未来得及说完道别的话，夏至妈妈就被推进了手术室。手推门哗啦关上，手术室无影灯啪嗒亮起。

之后短短的几十分钟在出院记录中被记述如下："2019 年 6 月 22 日 8 时 39 分，以 LOT 位助娩一活女婴，体重 3 640 g，身长 51 cm。胎盘自然娩出，完整，胎儿胎盘娩出后，子宫收缩差，向宫体注入催产素 20 U、卡前列素氨丁三醇注射液 250 μg、静滴催产素 20 U、葡萄糖酸钙 1 g、卡贝缩宫素注射液 100 μg、地塞米松 5 mg 等后子宫收缩仍然较差，遂行双侧子宫动脉结扎，出血明显减少，术中出血约 400 ml。剖宫产术中及术后产妇出现频发室性期前收缩，告知术后可能发生严重心律失常、心衰、心搏骤停等，危及产妇生命，建议转成人 ICU。"

平淡的字句中妻子受的苦，可能只有丈夫最能体会，然而丈夫能够感受到的，又怎及妻子的百分之一。铁骨铮铮的男子汉，把这张纸的边角捏的皱皱巴巴，心如刀绞。一旁婴儿床里刚出生的女儿嘤嘤地哭，仿佛在问："妈妈呢？妈妈呢？" ICU 的玻璃门，仿佛是世界上最厚重的一堵墙，娃娃在外头，妈妈在里头。

以前总以为，ICU 很可怕，但是现实生活中，总有一些力量，支撑着你克服一切困难，站起来，走向那个你爱的人。

比如友情，夏至妈妈不想闺蜜担心，并没有告诉她什么时候生。然而，夏至出生当天的一大早，闺蜜静悄悄地守在医院手术室门口。之后，又在 ICU 跑前跑后的忙碌。

比如爱情，夏至爸爸在 ICU 外苦等的时候，从医护人员那里得到了夏至妈妈的消息。"所爱隔山海，山海不可平。海有舟可渡，山有路可行。孩子的大名就叫舟行吧。"夏至爸爸红了眼眶，拿起纸笔，从来没给妻子写过信的他，笨拙地写道："此爱翻山海，山海皆可平。余生，会尽全力照顾好生命中最重要的两个女人。"

6 月 23 日，夏至妈妈体征平稳，转出至亚重症区。正式向亲朋好友报喜："近日喜得女宝夏至一枚，7 斤 3 两，母女平安。只是我的身体不太争气，产程艰难，突发病症。手术室匆匆一别，我与家人隔离，宝贝一直在 ICU 等我，下午 2 点终于可以从重症区转到亚重症区，第一次清楚地看到宝贝，非常激动。因治疗需求，各位的关心回复不及时请谅解，也深深感谢各位探视的好意。夏至已至，来日方长，相见有时期。"

6 月 27 日，在湖北省妇幼保健院阳光 ICU 治疗观察了 120 多小时后，母女平安出院，这个家庭的幸福生活正式开启！

（患者：周　婷）

二、特别的生日

那天是 11 月 12 日，她做透析的第一天，我听她讲了很久的故事。

过了而立之年，大概生日于所有人来说都是不甚欢喜的吧，尤其是女人。岁月流逝得如此快，时光逝去得也这般焦急。每年的 11 月 12 日，对我而言都是即欣喜又有点遗憾的。欣喜这意义非凡的一天终于踏着它轻飘飘的脚步再一次向我走来，预示着我又成熟了一岁；遗憾的是岁月的指针又向着终点迈近了一步，而我又年老色衰了一岁。

这一天是妈妈的苦难日，也是我的生日。印象中像样的生日只过了一次，那还是青春年少之时，呼朋唤友，大家聚在一起，同样天真的面庞和热闹的交谈声让那次生日迎来了高潮，也被载入了属于我的记忆史册。

往事只能回味，忆起来却也是满满的知足和幸福。而如今十几年过去，又一次到了这神圣庄重的一天。这一天于我意义非凡，同样被我纳入我人生中历史性的时刻。这一天我有了我的小公主。我和老公以前曾做过约定："进ICU这辈子是不可能的。等你我倒在病床上，感受不到亲人和世界的存在，请你签字放弃治疗"。这是我们不变的约定。可我们没想到的是除了寿终正寝，人生还有意外。就在我而立之年的那天，我们思考的竟是生存的问题。但是还好，他并没有签字放弃我们中的任何一个。

这轰轰烈烈的生日该怎么记录呢？尽管手机里的照片已经存满，但满满的照片仍不能表达当时的心情。我思索了良久，决心让她——我的责任护士用她最爱的文字把这一天记录在册，把我的小确幸诉诸字里行间，让这份感动永远停留在笔端。等到明年的今日，带着我的一双儿女回头看现在的感受，也许会有不同的意义。

我想这的确是个好主意。故事开始之前，突然有点小自豪在心间荡漾开来，心里竟油然而生了一种成就感，这种感觉里一半是知足，一半是感恩。我觉得我是个英雄！

可我这个英雄并不是自己站起来的，背后所有人奔波着、搀扶着、努力着，才成就了我这个英雄，否则我只是躺在病床上可怜的产妇。最好的生日礼物是什么？有人想要鲜花，有人渴望惊喜。可那天全家人都渴望我的小便。医生们每半个小时看一次我的尿袋，即使利尿剂以最大剂量输入我的体内，可只进不出。小便一直没能出来。我不敢喝水，不敢吃东西，每进入身体1g质量，都会加重我的身体负荷。我没能看到我的脸，据我儿子说，妈妈跟小黄人一样，但是小黄人眼睛是白的，妈妈的眼睛也是黄的。终于在老公探视，还在和我说着明天就可以出去的时候，医生把他叫走了。我就知道，该他签字了。签字后，他跟我说："明天他们会跟你打个针用来做透析，把血里多余的东西排出来，让你的肾脏休息一下。休息好了，也就恢复了。"我再也忍不住，忐忑伴着恐惧，我一夜没睡。因为疾病严重且机器过大，我搬进了单人加护病房，围着床的是各种抢救车和抢救设备。只见粉红色、白色的身影穿梭，摆弄着机器，商量着剂量，说着我听不懂的术语。大概我只听懂了一句，一次透析可能解决不了我的问题，还可能再来一次。恐惧不是来自疼痛而是未知。还好，那一群白衣天使把现在在做什么、下一步要做什么、可能会疼、会有多疼，事无巨细告诉我。半小时后，机器带着我的血液转起来了，一大袋一大袋进去又一大袋一大袋出来。机器上下都有着精密的秤来计算我排出了多少废液。两次透析，数不清多少次的抽血，终于我变成了"白眼小黄人"，顺利出了单人加护病房。后续是腹水，穿刺带管引流，每天抽血化验，打点滴吃药。妈妈说人都有一劫，我小时候身体好，没吃过苦药，这些天把这辈子的药都吃了，这一关挺过去，老了就不会再受病痛。虽是安慰的话，于我来说也是莫大的鼓励。指标一天比一天好，人也一天比一天白。终于医生说："明天可以出院。"

我估计当时不是伤口疼，我应该可以跳起来。这特别的生日之旅，在阴霾后的艳阳天里我终于舒展眉头。

站在三十岁的尽头回头瞅瞅走过的路，那些原以为跨不过的坎、渡不过的劫，竟然真的有绝处逢生的机会。

感谢路过我生命的每一个人或相知相交，或擦肩而过。更感谢以往的经历让我今日得已坚强，乐观豁达。为我到来的三十一岁，也为即将出现在我生命里的无数个精彩时光，怀着那群美好的人、温暖的人给我的感动，下半生美好生活。干杯……

别了，我懵懂的前半生；别了，我逝去的三十岁。

三十一岁，你好。我怀着一颗火热的朝气蓬勃的心，带着一家老小犹如重生一般向你飞奔而来，你可曾欢迎？

（王同凤）

三、爱未完

生命是一段漫长的旅途。两个人从陌生人变成朋友，变成恋人，最后成为亲人，旅途中共赏美景共渡困难，在这段旅途中相伴而行是多么奇妙的事情。在这段旅途中二人世界变成三人小家，这段经历对每个人来说应该都是记忆深刻难以忘怀的吧。母亲怀胎十月经历了种种，孕育出这个小生命，小生命降生的时刻母亲憋足了力气迸发出了无限能量都只为守护着这个小生命安全地来到这世上。我相信，伟大的母亲身旁一定有一个爱她的男人。无论此刻她是被光芒环绕、掌声淹没，还是满眼沧桑、满身疲惫，他一定会穿越这个世上汹涌的人群，带着满腔的热和目光里沉甸甸的爱走向她，抓紧她。他会懂她的焦急，懂她的无助。他会牵着她的手，用爱筑起小家，共同走过接下来的旅程。

有这么一个患者让我印象深刻。妊娠期高血压手术后她住进了我们科室。病情稳定后我和她聊天，她说很感谢她老公的理解和爱。从怀孕时无微不至的照顾到手术室外的焦急等待都让她体会到家和相守的意义。她把信与我们分享。

> 老婆，二宝是个屎尿多的孩子，这一天换了十几张尿片。能吃能睡，已经荣获"大胃王"称号，收获了一大批阿姨粉。我这个老脸你也看腻了，我知道跟你说孩子的事你是一定能打起精神听的。以前只听说女人生孩子是鬼门关里走一遭，当这个女人是为我生孩子的老婆的时候，我真的没办法觉得这句话夸张。你和孩子在闯关，但我却不能替你受苦。这一天不知道泪奔了几次，无数次提起的心在听到你安全时终于落地了。不能为你承受而又不知所措的精神折磨了我一天。我深知你今天受了人生中最大的疼痛，突然感觉自己的无用，什么都不能为你去做。老婆，经此一役更加奠定了你的领导地位。以后我们三个男人一定服从指挥，在你的领导下做好家务工作和挣钱工作。下辈子你娶我，你做男人，我给你生孩子！

现在我们可能很少会正式地去给爱人写一封信。人最艰难的时候往往能体现出最本质的一面。在这样特殊的时刻，收到这样一封充满真情实感的信，是一次特殊的体验。

两个人，一个家，相守的意义就是你有你的铜枝铁干，像刀，像剑，也像戟；我有我红硕的花朵，像沉重的叹息，又像英勇的火炬。我们分担寒潮、风雷、霹雳；我们共享雾霭、流岚、虹霓。仿佛永远分离，却又终身相依。当生命的旅途进入下一个阶段，我们一直相依前行，我们的爱未完待续，我们的故事精彩可期。

（陈晓乔）

四、难说再见

人生就像一列火车，有人上车，有人下车，终究我们都会下车。我想用这不知道哪里听来的话安慰她，却终究没能说出口，因为她没能把属于她的小生命带上车。

小新的爱情起源于一起在理发店当学徒的日子，学成归来的两人有了自己的小店，日子平淡地过着。清晨的那条双杠给了两人新的希望，深知吃了没有文化的苦，他们只有一个希望——赚钱！买房子！让孩子留在身边读书。他的情书也只有寥寥几笔："以后，你洗头，我剪头，钱都给你管。"

初见小新便在一个生死拉锯的战场，我刚出电梯，在家属等候区便见人们抱头痛哭，同事们进出库房准备呼吸机，一声叹息，为她也为我自己。今晚注定是一场恶战。休息的同事毫无疑问在被护士长喊来的路上，监护仪的数字牵动着每个人的心，呼吸机、气管插管、各种穿刺管路和抢救药品随时准备上战场。超声科、放射科、产科、检验科、药房，所有绿色通道打开。1.5 m身高的她23周的孕肚刚刚显怀，稚气未脱的脸配上娃娃音，眼前这位准妈妈只有23岁。中心静脉导管、动脉导管、外周静脉导管、导尿管、胃管，所有管路齐上，眼看鼻导管换成储氧面罩，氧流量越开越大，血氧饱和度却越来越低，患者也越来越烦躁。主任当机立断，插管，上呼吸机！生命体征稳定后，小新因镇静药物昏睡过去，即使已经给她爱人做了万全的心理辅导，探视时他还是因为小新满身的管路而不能自已，我能理解，即使是学医的我，即使看惯了种种场面，面对自己的亲人，我肯定也会不忍直视。带管的那几天，为了防止脱管和自行拔管，征得家属同意后使用了约束带。在为数不多醒来的时间里，小新不能说话，她总想抬手努力表达着什么。确保不会脱管后，松解约束带，她指了指肚子。我慌忙拿来多普勒胎心仪，音量调到最大，生命跳动的声音比多少强心剂都管用。几天强忍着的眼泪瞬间夺眶而出。她不知道这时家属已与产科医生达成了初步的治疗方案，疾病早已将小新的身体透支，这个小生命也承受不住这样的治疗。引产，是不得已而为之。这样善意的谎言直到拔掉呼吸机转出监护室的时候家属才没有隐瞒下去，我们也是共犯。没有歇斯底里，也没有默默流泪，也许她早就知道，也早已做好准备。属于她的小生命她留不住。再次上班，她已签署了了解风险强烈要求继续妊娠，后果自负的知情同意书。字迹果断，干净利索，也许你会说她不理智，也许同为母亲你理解她的不舍。但没人能感同身受，更没有权利对她的选择评头论足，唯有祝福。

再次看见她是在医院的食堂，宽大的衣服遮住了孕肚，远远地看见她挽着爱人的手，和大多数孕妇一样洋溢着满脸的幸福。人生就像一列火车，有人上车，有人下车，终究我们都会下车，但一起同行的路，携手经历过的生死，她不会忘，我更不会，祝福她！

（王同凤）

五、爱重启

在湖北省妇幼保健院阳光 ICU，即将出院的孟女士专门来到医生办公室向医护人员表达谢意。虽然产后身体虚弱，站着有些吃力，但她依旧紧握着医生的手说："现在内心很复杂，感谢大家无微不至的照顾，守护我和宝宝的平安。"

46 岁博命生子，对于孟女士这样的失独母亲来说有着特殊的意义。在她看来这不仅完成了生命接力，也为今后的人生找到了方向。"我家是一个特殊家庭，第一个孩子不幸离世。"孟女士告诉我们虽然一家人给孩子治病跑了许多地方花了不少钱，但最终没能挽回孩子的生命。至今家里还欠着 50 多万元的债。"我和爱人决定再要一个孩子。"孟女士说。有了这个念头后，他们先后去济南、北京等地治疗，身体恢复后，他们又去做试管婴儿，最终她幸运地怀孕了。

"这个孩子对孟女士一家来说意义非凡，作为医生能有幸帮他们圆梦也是我职业的意义所在。"当时接诊孟女士的李医生如是说。为她做手术的产科医生说："当时她很兴奋，不停问我们孩子好不好。我们都劝她心情保持平稳，不要太激动，以免引起出血。"手术后孩子随即被送至新生儿科进一步观察治疗，孟女士术后被送至阳光 ICU 进行监护，观察术后情况。在度过术后危险期后，孟女士如期出院。以下是那封专属于她的最温馨的情书。

亲爱的老婆：

感谢你来到这个世界，在最美丽的时候与我相遇。因为有了你，我的人生才充满了甜蜜快乐，多姿多彩。

感谢你走入我的生命，做我的爱人。虽然我不是你遇到的最好的，但我一定会努力做到最好。

感谢你愿意嫁给我，把自己的终生托付于我。一个女人对一个男人最大的信任就是嫁给他。在此后漫长的岁月里，感谢你愿意牵着我的手一起走过。

感谢你在我艰难迷茫的时候选择了我，不离不弃地和我一起走过艰难时光，因为有了你，我才能够在伤心的时候不再哭泣，寂寞的时候不再孤单。

感谢你在我陷入迷茫的时候接纳我，给我一个温暖的家。因为失去过，我更加懂得珍惜。你说我们心里都有个地方，是绝对不能碰的，一碰就痛啊。你哭着说孩子不在了，爱要如何安放。虽然轩轩走了，你却是勇敢的，我们又有了一个天使，上天给了我们再爱一次的机会。

感谢你愿意为我们生下健康可爱的女儿，我希望她能像你一样的聪明美丽，我爱你们。

感谢你在漫长的岁月中陪我度过一生，使我们在白发苍苍的时候依然能够相互搀扶。假如有一天我们终老泉下，等我们长眠的时候还能够相互依偎。

希望那时候你不要喃喃地说我这个死老头子缠了你一生。如果还有来生，我依然渴望能和你一起度过。往后的日子里，我们和女儿要开心地活，我们要替他继续品尝这世上的美好。

（王　芳）

六、城门与生门

2020 年，想必经历过的都将终生难忘。在过去的那段日子里，我们经历了封城、隔离，全国都在与新冠肺炎斗争着。城门可关但生门不能关。英雄的城市按下了暂停键但新生命的到来却不能暂停。每个人都在为城市的复苏努力，为新的团聚坚守。在这个特殊时期里宝妈更是艰难。在疫情如此严峻的形势下，我们取消了一天三次的探视，原本应该被簇拥着祝福的宝妈却不得不独自住院。十米走廊，一扇玻璃门，短暂的分离是为了长久的在一起。面对生产后身体的不适、疾病的痛苦，宝妈的情绪是低落的。这个时候家人的一封书信变成了一种无形的力量支持鼓励着她们，安慰着她们此刻脆弱的心灵。其中有这样一封信让人很是感动。

老婆，你是英雄城市孕育的英雄妈妈，你和武汉一样坚强。首先老公为你感到骄傲，也要祝贺你得到了我们心心念念的小棉袄。手术室外，医生给我签了很多知情同意书和各种执行书，每签一份心就痛一分。最开始手术前谈话讲各种风险时，你还跟我说，只是风险，我们没那么倒霉就遇上了。可上天注定我们就得经此磨难。老人说过，年轻时遭了病，老了就会享福。老婆，你好精明，算好了老了要去浪，趁着年轻就把一生的苦都吃了。

老婆，十米之隔从没想过那么远，你要快快好起来，我们都在外面等你。你还要看着宝宝一步步长大，一步步成家。女儿还没有取名，你要是不想她叫曾大锤，你就好起来，跳起来，跟我吵，骂我神经病。

老婆，经过这一劫，我们也是经历了 NICU、MICU 的三口之家。前路漫漫，还有比这更艰难的时候吗？挺过去了，幸福的日子在后面哩。接下来，我会扛着大红旗，带着你们娘俩，大步向前迈向我们的新生活。

（潘　虹）

七、大城小爱

2020 年的春节，注定是让人难以忘怀的一个春节。随着新型冠状病毒的肆虐，武汉政府做出了封城的决定，武汉市民为了遏制疫情的传播，纷纷响应号召，在家度过这个春节。但疫情阻止不了生产，产科依然是人来人往。也就是在这样一个凛冽的冬天，我遇见了这对夫妇。

兰女士原本还没到预产期，本不想在新冠病毒蔓延期间来医院，但兰女士孕期一直用药物控制血压。最近在家监测血压发现持续升高，甚至已出现头晕及视物模糊的情况，不得已她的先生载她来到医院，紧急做了剖宫产手术。术后为了监测血压来到了 ICU，宝宝也因为早产住进了新生儿科。作为兰女士的管床护士，我向兰女士的先生交代了 ICU 的探视制度以及我们 ICU 的特色情书。没过一会到了探视时间，他带着情书及所需物品进来，他向我们讲述了兰女士怀孕过程的艰辛。兰女士偏胖加之下肢水肿造成日常生活的不便，平时都是他在照顾，他很能体会妻子怀孕的辛苦。母子平安无疑是最大的期盼，虽然都要各自在 ICU 观察一段时间，但总算是有惊无险。一边听着丈夫的讲述，兰女士也是抑制不住泪水。

"别哭，孩子都生下来了，一切都会好的，你要相信省妇幼的医生护士们！省妇幼的新生儿科是很厉害的，宝宝在那边你就不要担心了，自己的身体最重要，平静一下自己的心情，要不血压又要高了。你要相信我们！你看你老公对你这么关心，你自己也要加油！"我安慰她说道。

第二天，兰女士的血压趋于稳定，医生查房后告知兰女士转至亚重症区，让她的家人陪伴在身边。安排好床位后，我和兰女士的家属一同将她转出重症监护区。转出去后，兰女士的丈夫一直守护在她身边照顾她，端水擦身，很是贴心。

中国人一向不善于表达自己的爱意，但是 ICU 的情书让丈夫把爱意写在了信里，表达在了日常的行动里。他们可能没有轰轰烈烈的爱情故事，但是生活没有那么多大事件，平平淡淡才是日常。经过这一次 ICU 的住院经历，我相信这一对夫妻一定会在以后过好他们的小日子。

（陈若曦）

八、祝君平安

（一）手忙脚乱长大

孩子还没看一眼就被送进了新生儿科，听医生说太小了，出生时全身发紫。你被送进了重症监护室，一时间我觉得天塌了，每件事情都失去了掌控，有种什么都抓不住的绝望感。我记不住任何事，护士交代我的事情我通通都得让她们写在纸上一样一样去办。因为在办宝宝的住院，我没能在手术室门口等你出来。医生说你血压太高就让我匆匆签字同意转进 ICU，然后我就被儿科医生带走了。去新生儿科的路好远好远，远到我从新生儿科出来的时候找不到 ICU。全世界都在转，我害怕会失去你。终于到了监护室门口，我又被安排赶紧办理入院要不医生不能开药。不敢耽误，压抑着内心，想着只要你好好的以后见面的机会很多。等一切安排妥当，终于看见心心念念的你。你还打趣说："我太重了，四五个医生才把我抱起来过了手术床"。我再也忍不住。回过神来，我才想起来还没来得及通知我们双方父母。在那天那一刻，我才意识到这才是真正的长大，襁褓中的婴儿挣扎着活命，虚弱的你等待治愈，年事已高的父母经不起折腾。就这样。三十几岁的我才手忙脚乱长大。

（二）我知道温暖一直都在

我知道你一直都在，每次产检你从没落下。每天晚上拿着胎心仪满肚子找宝贝的心跳。从第一次产检血压高，你就严格遵循医嘱，一点规矩都不敢破坏。你放心，我在监护室里面很好，护士比你还要细心，饿了有人端饭，渴了有人喂水，每天都会洗身子，护士小姐姐说坐月子也要干干净净的，老一套不能信。就是辛苦你了，两边跑肯定很累吧。我会好好养病，宝宝也会加油，你也要保重。期待我们一家三口团聚的时刻。

这是少有收到回信的情书，相互温暖的故事让我又相信了爱情，同样期待着美好的发生，期待每一个团聚时刻。寥寥数笔，简单的日常，这不就是爱情吗？这不就是无数个艰难时刻、无数个想放弃的时候的动力吗？人生总有困境，如果你觉得快乐很难，那我祝君平安。

（王同凤）

九、我们一起修行

我们这些行走在阳光下的正常人，心里都揣着很多美丽的梦想。而那些躺在 ICU 病床上、挣扎在生死线上的患者，他们的想法是那样简单——活下来，并离开这个叫作 ICU 的地方。

写下这个题目，又不禁红了眼眶。重症工作 3 年，突然特别爱流泪。故事的开始并没有偶像剧里的浪漫桥段而是夹杂着痛苦的面容和焦急的徘徊。刚接班，床头的空宝宝车的标志便提示着我，这是一个失去了宝宝坐着空月子的产妇。交流之中应避免出现新生儿等敏感词语。胎死宫内，妊娠期糖尿病合并酮症酸中毒、高脂血症性胰腺炎，每个诊断都足以要了小玉半条命。一如往常的重大抢救一样，保安开路，打开产科通往 ICU 的大门。已经陷入昏迷的小玉被浩浩荡荡的围在中间维持着生命体征。和影视剧的桥段一样，家属被拦在门外等候医生的谈话，或是宣判或是抉择或是虚惊一场。门外等待的日子是难熬的，不曾经历过的人并不能感同身受。入科后我们便立即投入到了紧张的救治工作中，过床，接心电监护仪，建立动静脉通道，给药……待生命体征稳定，小玉的老公请求能否看一眼他的爱人，只一眼，绝不耽误治疗。他祈求的眼神让人看了心疼。昏睡中的小玉带着各种管路，鲜红的血通过手指粗的管道引出来经过机器的过滤再回输到体内，呼吸机支撑着肺部的起伏，床边被各种高危管道和机器包围着。探视时小玉老公的情绪一度很激动，双手紧紧握着小玉的双手，喃喃地对小玉说道："老婆，你要加油啊。"探视结束，他找到我说道："我一直在外面，除了等，我能做什么？"我递给了他一张纸，告诉他可以给老婆写几句鼓励安慰的话，下次探视时可以念给她听。病区抢救任务繁忙，来不及多说几句话，我马上又投入到了紧张的治疗中。拿着那张纸，小玉的老公也离开了病区。当晚，小玉的病情反反复复，万幸，经过及时治疗，小玉的情况渐趋稳定。

下班准备回家的我刚走出病区，就看到一个男人趴在家属区的凳子上写着什么，仔细一看居然是小玉的老公，本想说点什么，但看他认真的模样，到口的话还是咽了回去。上班 3 年，由于我科收治的多是妇产科的患者，为了鼓励她们，我们经常会让她们的老公给患者写上几句话，见过很多老公给老婆的信，大多是简简单单的几句话，因此，我也并未做过多期待。然而同样的一张纸，竟让我感动得热泪盈眶。

那是之后的几天了，经过积极的对症治疗，小玉恢复良好，已可以在床上坐起。那天，在探视的时候，又偶然看见了小玉的老公，和前几天一样，高高大大的个子套着一件简单的白衬衫，唯一的不同大概就是那满脸的胡茬，仿佛在诉说着它的主人这几天的经历。一进来，小玉的老公就握着小玉的手在述说着什么，换药的间歇我瞟了一眼深受触动。只见之前给他的那张纸上写满了工整的正楷字，在征得小玉的同意之后，我也阅读了信的内容。信的开头叙述了大学毕业后小玉为了爱情由河南远嫁武汉的种种不易，印象很深的一段话是：

老婆，我知道你现在很难过，承受着双重的打击，但你相信我和你是一样的，你尚且还有我，但我几乎快要失去你。失去孩子不是任何人的错，更不是你的错。缘分这东西很奇妙，也许宝宝觉得时间没到，他是上天派来的天使，现在一定在他的王国里自由地翱翔。放手，是我们现在能为他做的唯一的事。

此刻，语言是苍白无力的，我不知所措，只能用抚摸代替语言的安慰。小玉拿下我的手说："不用，我相信，他对我的心疼，早已经超出我本身的痛苦。痛苦的坎比起快乐的生活，更让我确认是对的那个人。我要抓紧好起来，调理好身体。等待我们的缘分到来。"

想起徐志摩的话："一生中至少该有一次，为了某个人而忘了自己，不求结果，不求同行，不求曾经拥有，甚至不求你爱我，只求在我最美丽的年华里，遇见你！"一道门，隔绝了彼此，门的里面有他深爱的老婆，门的外面有承诺她执子之手、与子偕老的爱人，隔离空间却隔离不了爱。待到山花烂漫，她定能疾步走向那个在她最美年华遇到的爱人，拥他入怀。

在那一刻到来之前，在这些等待的日子里，让我们一起修行……

（包 薇）

十、茫茫人海中遇见你

2020年的春节注定让我们难忘。2020年的春节与往年不同，没有了走亲访友，没有了老街灯会，没有了心仪已久的说走就走。"宅在家里"成了2020年的主题曲。但是医护人员的身影依旧忙碌着，特殊时期可爱的小天使降临人间，给家庭带去欢乐与希望。

在此期间一位产后妈妈让我印象深刻。她因为妊娠期高血压行剖宫产术后转入我科。由于新生儿早产转入新生儿科，自从转入ICU后她便闷闷不乐，我便询问她怎么了，她说："一个人在ICU里面有点害怕，想宝宝跟家里人，害怕宝宝没人管。"我便安慰她现在先要把自己身体养好，以后才能好好照顾宝宝，宝宝现在在新生儿科，我们医护人员一定会帮你照顾好宝宝的，每隔三个小时我们护士会给宝宝喂奶、换尿片的，不用担心。由于还没到探视时间，我让家属帮忙把手机递进来给她，可以方便她与家属联系，她老公看起来比较腼腆，话不多，一起递进来的还有她老公的一封情书。

老婆，也许是上辈子的缘分，让我在茫茫人海找到了你。也许是前世五百次的回眸，才有了今生的这一次巧遇。回想起第一次见你的时候，那时在江汉路，你穿着一字肩的裙子，是那么的仙，一下子就迷住了我，虽然在后来相互磨合的过程中发生了很多不愉快的事情，但我最终拜倒在你的石榴裙下。我很想你，很想和你一起漫步在江汉路，特别是在 2018 年跨年的时候，你我在人海中紧密相拥，那里是那么璀璨，那么平淡幸福。老婆，你要快点好起来，心态放平和，这是现在最重要的事情。以后我们带着宝宝一起去吃海底捞，当然宝宝只能看着，哈哈。老婆，虽然你想要个女儿，很遗憾我们又得还 30 年房贷了，但一切都是上天最好的安排，我们只要一起好好的携手同行就好了，不管前路有多少风雨，都会陪你，你若安好，便是晴天。

人们都说，医院是反映人情冷暖的一面镜子，所谓情深似海，所谓虚情假意，犹如照妖镜一般，即刻显形。而生活，对于每个人来说都是不易的，而我们如此苦苦坚持着，是为了遇见那个更好的自己和更好的你吧。

（陈　怡）

十一、暖冬

冬天的风，凛冽而刺骨，上班路上，风吱吱地往脸上吹，感觉脸都要吹面瘫了。习惯性地打包一碗热干面后便一路小跑到科室。租房的位置离医院 15 min 路程，长期的睡眠不足让我异常珍惜被窝时间，早已练就能准确掐算时间绝不浪费 1 min 的本领。所以压线到班已经是常态，胡乱地扒拉两口热干面，拿着帽子边走边带，正好赶上 8 点准时进行的大交班。

交班后便是一天忙碌的开始，今天所负责的患者之一是一位 37 岁的产后妈妈，因为早发型重度子痫前期剖宫产术后转入我科，和以往床边交班一样，从头到脚地交接完患者后，向患者做了自我介绍，表明我是她的管床护士，并对她术后的护理做了健康宣教。从饮食到运动到心理，患者很配合，每说一点，她都会向我重述一遍。我很开心，她的重述对我来说，是一种理解，是一种尊重，更是一种认可。

ICU 的护士站连着病床，这样以便我们能 24 h 观察患者的病情变化并及时做出处理，也能更好地为患者提供基础护理和生活的照顾。所以患者的一言一行也都落在我们的眼睛里。在明确今天的治疗要点和病情后，十点便是集中治疗时间，这样也保证了患者午睡不被打扰。治疗间隙听产妇跟家属打电话，熟悉的家乡话顿时增加了亲切感，工作的这四年里，除了过年几乎不曾回过家。这熟悉的乡音和只有从小就生活在这里的人才能说出的口头禅，让我断定是老乡无疑了。心中有些小欢喜，老乡见老乡也算是一种缘分，这让我感觉今天的工作更轻松了些。十一点半是集中探视时间，这位产妇的爱人也进来了，文文静静的，很客气，想必是脾气很好的那种。接过东西后他向我表达他写好了情书但不好意思念给老婆听，想请我代劳的意思。情书里这样写道：

> 亲爱的老婆，现在凌晨两点，但还是久久无法入睡。护士说你已经睡了，让我留封信给你做纪念，增强信心。让我最忠实的爱给你勇气和力量。这一

举措很温馨，也让我有机会说些平时不常说的话。此刻我抱着嘟嘟在给你写信，很久没有通过这种方式对你表达感情，十年日日夜夜的感情突然要浓缩在一张纸上，竟不知从何说起。千言万语首先感谢你经历的万般艰辛，带给我们家如天使般的嘟嘟。刚刚嘟嘟哇哇大哭，我把她抱在手上，突然心头一震，这是属于我们俩最好的礼物。我知道你一直想要男孩，但是女孩我也喜欢，是我们的孩子，无论男女我都喜欢。你说的对，嘟嘟会让我们觉得自己还不够优秀。老婆，当你进手术室的那一刻我的心就一直悬着，好像什么东西堵住心口不能呼吸一样。望着手术室的门，"一定要平安"这五个字不知道念叨了多少遍。我深知以后担子更重，豪言壮语、山盟海誓我向来不喜欢说，生活总是平淡多于激情，酸甜苦辣五味杂陈，以后的日子我们带着嘟嘟好好过，一切有我。

在这个重男轻女的观念还没完全退却的时代，有这样体贴的丈夫，作为女人，是真的会很幸福的。37岁，高龄初产，对于宝妈来说，怀孕到生产是一件极危险又很艰难的事情，丈夫能懂得作为妻子的不易，真的难能可贵！

我相信，他们的爱情有很深的故事，有很美好的故事。作为女人，无论受多少苦，在丈夫的理解与陪伴面前都不值一提。到了下午，把宝妈转到了普通病房，想到能陪伴在妻子身边，守在妻子身边，丈夫的笑让这严冬显得格外的暖。丈夫对妻子的小心呵护，体贴入微，让我为他们感到幸福，祝福他们永远幸福下去，三口之家，回家过年，2020年的他们会有不一样的幸福。

（左芳芳）

十二、陪伴是最长情的告白

有一种爱情叫"所爱隔山海，山海亦可平。"

有一种爱情叫"愿得一人心，白首不相离。"

我们常感叹钱钟书与杨绛相知相守一生的美好，也唏嘘苏轼与妻子"十年生死两茫茫，不思量，自难忘"的深情。其实普通人的爱情渗透在柴米油盐中，仔细品味，亦别有一种滋味。

2020年1月23日，是武汉封城的第一天，也是除夕的前一天，如果没有疫情，此刻大家应该都在家里欢聚，准备迎接新的一年。疫情的暴发，交通管制，让大家心里都增加了许多担忧。疫情的严重程度怎样？怎么预防感染？封城后的生活怎么办？成了每个人心里的问号。

"你最棒，不要怕，这里的医生护士都是最厉害的……"小清的丈夫嘴里不停重复着鼓励的话语，手上一勺一勺细心地喂着白粥。

小清丈夫的一遍遍"不要怕，不要怕……"一方面希望给妻子信心，使她早日恢复；另一方面，可能也是对自己的暗示吧，作为丈夫，作为爸爸，甚至作为儿子，在这种时候，自己必须挺住，做家里的顶梁柱。小清的监测体温是37.8℃，新冠肺炎的症状有发热，小清丈夫询问体温后，我不忍心增加他的压力，解释说先休息下，等下再测一下看看。转身将体温情况告知了医生。成为一位妈妈已经是伟大不易的事情，加上疫情的影响，增加了许多心酸和恐慌。

幸运的是，后来检查证实小清没有感染新冠肺炎，但由于细菌感染，小清每天都在发热，住院治疗了十几天，小清丈夫便陪伴了十几天，细心照顾小清的日常生活。在这期间他也有过爆发的时刻，每天不停地找医生问病情，不停地追问为什么还在发热，有时也和我们起一点摩擦，情绪稳定下来后，他还会温柔地向我们道歉。

小清的丈夫在给小清的信中写道："你在哪，家在哪。"美丽的誓言容易说出口，却不一定能够做到，小清丈夫用行动证明着。凌晨输液时，他总是醒着的，起身帮妻子盖好被子，睁着眼睛等待着输液完毕。

都说陪伴是最长情的告白，普通人的爱情在每一寸时光里发酵，默默散发着迷人芳香。

（王　蓉）

十三、平淡也是真

有个患者令我印象深刻，她怀孕过程很艰难，但你只会看见她面露幸福的样子。她的老公七尺大个，为她弯腰搓背，动作轻柔缓慢，一副乐在其中的样子。身为单身狗的我，怎可不羡煞了。

每次做护理时，都觉得他们在撒狗粮，好生羡慕他们的爱情。今天给她打点滴时，看见她老公把橙子一片一片摆好放在碗中，带着温柔的语气要她吃点，他们的感情好让人羡慕，我终于忍不住和他们聊了起来。他们洋溢着幸福说："我们的爱情故事并没有所谓的一见钟情，也没有一日不见如隔三秋的那种感觉，我们的爱情平平淡淡，细水长流。我们是相亲认识的，初见的那会儿，说实在的，第一眼看到他，我是有点失望的，那时候的他有点胖，最重要的是不满足我的理想身高要求。毕竟我们都是大龄男女青年了，多多少少没被第一印象给击败，都认为可以先试着了解下，就这样开始了漫长的交往。还记得我们在一起的第一个情人节很快就到来了。情人节到了，当然要在一起过了，那个时候还在上班，他来我这边，我们一起吃了个饭，外面成双成对的，女生的手里都捧着玫瑰花。其实我一直都不怎么注意这些细节的，可是偏偏那时候就在意这些。吃完了饭也溜达了半天，看样子他是没打算送我花啊。这下子我可不乐意了，电影也不去看了，要回去了，对他第一次生气了。然后他还是好脾气地把我送回了住处，在路上还问我，你是不是一点都不喜欢我？我说不知道，生气地走了。后面他问我为什么生气，我直言，你很木讷，情人节你都不表示一下的吗？他说，他去买了，没有我喜欢的那种，所以就没买。我这才心里平衡点。时间久了，他很木讷，很憨实，可是对于我所说的、所做的，他都听于心，看在眼里，付出行动，让我高兴，很用心地对待我，渐渐地，对他的感情越来越深，越来越喜欢他在我身边的感觉，就这样，慢慢地，我们步入了婚姻的殿堂。"

听着他们的故事，我脑袋里在畅想我的另外一半，畅想着我们在一起的生活场景，想象着他会是一个怎么样的人……听完她所说的，我接着说道："是啊，看你老公对你真的是好，无微不至地照顾你，每次过来给你做护理时，都好羡慕你。"说完我们都笑了。

她自豪地说："婚后的生活我们不像其他夫妻那样制造浪漫，虽然平淡，但不缺乏爱彼此的真心。我们更加珍惜彼此，他对我的爱依旧没变，很快我们有了自己的宝宝。他对我百般呵护，让我更加放任自己的小脾气，我享受着他对我的宠爱，他享受着我对他的任性，都说生孩子是要去鬼门关走一趟，他比我还紧张。生孩子那天，他一直在逗我，我知道他是在让我放松，让我不要担心，但他的内心却很担心害怕。比较幸运的是，我和宝宝都没事，只是因为血压高而进入成人 ICU 观察。看到他为我们忙前忙后，跑得大汗淋漓，最后还安慰我；看到他为我写的信，字里行间都充满着他对我的爱。都说，生一次孩子就知道一个男人爱不爱你，我想说，嫁给他是我做的最正确的一件事。"说完，他俩已经湿润了双眼，我想经过这段时间，他们会更加珍惜彼此，呵护彼此。

人们常说，医院是一个可以看尽人间冷暖的地方。无论是说不清的爱情，还是那些争争吵吵的亲情，在医院里都能完完全全让你看明白。我作为一名见证者，看到很多亲人在最后一刻也不愿意放弃，看到爱人无微不至的照顾。缘分是老天给予我们的。不愿轰轰烈烈一扫而过，只愿平平淡淡，让我们更加珍惜在一起的缘分，更加珍惜彼此。

（成　蓉）

十四、人"生"百态

肖萍（化名），32 岁，孕 28 周，家在距离武汉 5 h 车程的一个小县城。当地医院产检发现肖萍血压高达 195/111 mmHg。妊娠期高血压是导致孕产妇死亡的主要原因之一，也是导致胎儿宫内生长受限、早产甚至胎死宫内的高危因素之一。当地医院考虑其孕产妇抢救及早产儿救治能力不足，连夜 120 护送至我院。

凌晨，电话铃响："外地患者 120 转运，孕 28 周，高血压，6 h 后到，准备平车，急诊通道入 ICU，通知产科、新生儿科联合查房。做好收治患者的准备。"

天微亮，接诊。入科进行胎心监测及心电监护。进行降压解痉治疗。产科、新生儿科评估，做好随时需要终止妊娠的准备。

清晨，经过连夜的折腾，血压控制在 155/95 mmHg。多科评估后，有继续妊娠的可能。但也要做好因病情进展而随时分娩的准备。夫妻俩噙着泪花。别人不知道这个孩子的来之不易。

四十来岁，身材微胖，爱笑，也很有礼貌，这是第一次见她时的印象。她躺在病床上，我为她测量生命体征，询问病情，发现她失去了一只胳膊和一条腿。她不是因为身体的缺失而特别，而是她乐观的生活态度和融洽的人际关系吸引了我。

因为微胖的缘故，血管不太明显，给她打留置针的时候，只能靠感受血管的弹性来穿刺。我告诉她："你这血管不太好啊。"她笑呵呵地说："没事，早知道就不吃那么多了。"一旁的丈夫也急忙回复："都怪我，把你养胖了，让你遭罪了嘞。"听胎心，位置不太好找，需要她变换体位，她动作敏捷迅速，立马弹坐着起来，家属的一句："哎哟，你这还来个鲤鱼打挺，可要慢着点哦。"一番言语逗得旁边的产妇直言笑得肚子疼。谁能想到这是 ICU 的病房。轻松的氛围让扎针似乎都变得更容易些。一针见血的技术也让我收获了"贵人"的称号。有了第一次的好印象和融洽的氛围，此后的几天每次去巡视病房，她总要拉着我说上一会儿，甚至和我聊家常。时常听到那间病房里的欢声笑语。她丝毫没有因为身体的缺陷、疾病的困扰而哀叹。也让旁人忘却了她的"不完美"，甚至羡慕她的好心态和融洽的夫妻关系。但我一直相信每个人的生活都有她的无可奈何。可能她把这些我们看到的不幸装在了心里，又或者她坦然面对了这些，但是一旁的我们，被她感染了，也被她的家人感染了。在病房见多了焦虑的面孔，见多了因为病痛的不快情绪和大吼大叫，少有见到这么和谐的画面。

是啊，没有什么比活着更重要，最重要的是开心地活着。一位四十多岁的高龄产妇，在有身体缺陷的情况下，选择生宝宝，除了承担生命的风险，宝宝出生后，一系列的不便都会面临。她是一位坚强的妈妈，希望她一直这么乐观下去，也希望她的宝宝安全降临，更希望医患关系也能更加融洽。

（王　荣）

十五、生死契阔，与子成说

有时候我们躲不过必经的过程，但至少可以让过程不那么痛苦，结局便未来可期。

一位丈夫给自己怀孕的妻子写了一封信，署名是"致我们的爱情宣言"，夫妻间写信本是平常事，只是这封信里，还包含着满满的爱。

家庭即将迎来一个小小的新成员，她就和其他待产的孕妇一样，欣喜激动的同时也紧张无比。那圆滚滚的肚子里是一个跳动的小生命、是爱情的最美结晶。她会轻轻抚摸自己的肚皮，憧憬着美妙的未来，当然，她也有过担心和害怕，万一生产的过程不顺怎么办？她想到了电视剧里那些情景，不自主地叹起气。

但丈夫总会让她的担忧转为欢欣，在医院待产的这段日子，丈夫对她的照顾无微不至，还学会了煲汤，虽然她也喝不了几口，但对于很少下厨的丈夫来说，已经很不容易了。然而到了临盆那天，她最担心的事情还是发生了，生产中，她开始大出血并进入休克状态，需要行介入手术。手术室外的他听到消息，急得团团转，他多想此刻在她身边，握住她的手，给她力量，他也多希望是自己来替妻子受这份苦。一门之隔，他万分煎熬，他能想象到她此刻是多么的痛苦、多么的无助。

如果此刻不能言语，就把对她的情感全部写出来吧！

他拿起笔，给手术台上还在抢救中的妻子，写了一封情书。

"我还想和你再去巴厘岛，去意大利游玩。世界那么大，好想和你一起再去看看，我牵着你的手，漫步在海滩上，一步一个脚印，陪着你慢慢变老……"

简单的言语，并不出众的文采，但每一个潦草的字迹里都饱含着丈夫对妻子的爱。爱一个人，就是无论她是光环满身、鲜花围绕，还是满眼沧桑、满身疲惫，他一定会穿越汹涌的人群，克服万难走到她的身边，抓紧她的手。爱情里最浪漫的事不是一起漫步在海滩，不是一起慢慢变老，而是在你痛苦最需要我的时候我就在身边。因为这真挚的爱意，也因为医生们的努力，妻子终于转危为安。当婴儿的啼哭声在手术室响起，那是人世间最动听的声音，那是生命的奏乐，是爱的奏乐。

生死契阔，与子成说，一封情书，是最美妙的爱情宣言。

（汤　晶）

十六、十月的故事——释怀

人的心事如尘埃，落在过去飘向未来，掉进眼里就流出泪来。

——题记

在家休息了几天，因为家庭琐事再次跟母亲起了争执。我抱怨着她的糊涂，像小时候她教训我一样，说着她说过的话："为什么所有的事情在你眼里都那么难，别人没读过书也可以想明白很多事，你这高中毕业，该操心的不操心，不该操心的瞎操心。"我没勇气看她，她也没敢作声。我收拾好行李，也再没敢提起这件事，一句"自己保重身体，有时间我再回来"便踏上火车回归我的生活。接下来的几天，我不敢给她打电话，她也没问我是否平安到达，心知肚明却又像什么都没发生。再上班，收了一位剖宫产术后出血的患者。手术时大出血，行介入手术才得以保命。照例我交给了丈夫一张信纸，建议丈夫写信鼓励和支持妻子，得到丈夫的授权后，我在床边给妻子念了这封信：

老婆，对不起，我们生活了十年，囡囡也九岁了，我第一次给你写信，想来我是多么的吝啬。一路走来，我们从租房、生孩子到买房、买车。我们用十年的时间从一无所有到扎住脚跟。可是这个脚跟我们还没有扎稳，所以我们还需要继续奋斗。我依然清楚地记得你跟我说过："我们吃过晚饭能到楼下散散步，不想什么出国游、国内游。只要周末去公园里晒晒太阳、放放风筝，就是我最大的满足。"你一直没变，还是那个温柔恬静的你。可是不知不觉我们矛盾越来越多，你歇斯底里地述说着我眼里没有你们母女；在和我父母的问题上，我没有跟你统一战线；述说着我把你的辛苦当作矫情。老婆，对不起，忙不是借口，现实背离了我们的初心，可是我不曾改变过，我们都是为了我们的小家而奋斗。小宝的出生更是上天对我们的恩赐。老婆，我为我的粗心和对你的不理解道歉，不仅仅因为你躺在 ICU 里，而是我一直想说而没有说出口的一句对不起，趁着此次机会，请你也把心里小疙瘩解开。老婆，好好养身体，我等你的回复。

信读完，此时妻子泪眼婆娑，我一边安慰她不要情绪激动，一边听她诉说着："其实该说对不起的是我，因为生活琐事，明明知道他也不容易，每天忙到深夜才回家，明明很心疼却还是故意说些伤人的话。他一边承受工作的压力，一边还得顾忌我的感受，却从来不跟我抱怨。他的确很不容易。很想跟他说对不起。"

下午探视前，我偷偷把丈夫拉到一边，把妻子的想法告诉丈夫，探视时将围帘拉起来，围帘里的小声呢喃变成放声大笑，我知道，这个小疙瘩解开了。

　　他们不过是这世间的平凡夫妻，要不起石破天惊的爱情，也经不起命运的狂涛巨浪，生活能安静几分，是几分。而那句没能说出口的对不起，有多少人还没说，有多少人来不及说。那句没关系是多少人这辈子最大的遗憾。下班来不及换衣服，我便拨通了那相隔千里的号码。

（王同凤）

十七、土星人的爱情

　　有没有不分手的恋爱？

　　土星人说："必须要有！"

　　Ta 不一定细腻温柔，但却专一痴情。

　　Ta 不一定浪漫，却能给你稳稳的幸福。

　　Ta 不一定能保证你们可以携手至生命的终点，但一定能在每个当下负起责任。

　　土星恋人是笨情人却也是长情人。同大多数奋斗的青年一样，经历了人生中一次又一次的转折，生活角色也悄然发生着转变，身上的责任也更加的重大。完成这次转变当然少不了那位辛苦付出的妻子。所有的一切来的都是那么的不容易。

　　他们从九年前的相识到现在喜添贵子，中途也经历了不少的插曲。生活总是在不经意间给人惊喜又时不时地给人打击。他们是异地恋，走到一起经历了不少的挫折。地域的原因、生活习惯的不同，让他们互怼互黑又互尊互重。但有时土星人的沉默也让安安妈妈怀疑自己的信任是否值得。你不懂我的不忍心，我看不到你的不容易。

　　土星人的信是这样的：

　　　　我这个人不善于表达，你也知道我比较好强，大男子主义。你总说我为什么有事情都不跟你说。希望你也理解我，你是一个爱激动的人，其实我不是不愿意说，只是不想让你跟着操心。只要是为了你、为了我们的小家，在外面吃了多少苦、受了多少气，我都能忍。你的付出我也都看在眼里，这次你遭了大罪了。老婆，我只希望你能好好地，经过这次，你说的我一定会改。

　　　　今后你把一切的爱给我们的儿子，我一如既往地把一切的爱给最爱的你。

　　安安妈妈跟我们说道，在大学时土星人是不怎么吃辣的而安安妈妈却是无辣不欢。日子过到现在也能琴瑟和谐得益于相互改变。她说："我也曾有 100 次离婚的念头和 50 次掐死对方的想法，但相爱是一个双向的选择，既然两个人相互选择就要相互迁就、磨合，相互改变、适应。婚姻不是吵吵闹闹的征服，而应该是各退一步的心服口服。有人说最好的婚姻是遇到那个恰好合适的你，为了长久的幸福而自愿结合成为一个家庭，共同担当起责任。我认为对又认为不对，没有一对夫妻是恰好的合适，在现实的生活中，恰好合适的人恰好相遇是一个极小的概率。我们所看到的合适都是两个人经过相互的迁就和相互的改变才统一了方向，才是最好的婚姻，这点我需要改变。"

　　生活的经验和智慧值得一辈子去学习。婚姻相处的智慧是值得一生完成的作业。愿奋斗的青年们，大家都彼此珍惜，给对方多一些真诚，彼此相依为命，共同奋斗，组建属于自己的美好小家庭。愿天下没有疾病和痛苦，多一些温暖和笑容。

（易巧玲）

十八、我在人间"捡"故事

情是一百年的孤独，直到遇上那个矢志不渝的守护你的人，那一刻，所有苦涩的孤独都有了归途。

爱的纪念物，从来就不是那些你送给我的手表和项链，甚至也不是那些甜蜜的短信和合照。恋爱最珍贵的纪念物，是你留在我身上的如同河川留给地形的，那些你对我造成的改变。恋爱的最终目的是结婚生子，因为相爱而愿意学会换位思考，学会理解与体谅对方，陪伴着对方一起成长。在岁月的流逝中，简单的爱情变成沉甸甸的责任，年轻的爱也愈加醇厚，一切，不言悔。

李先生与王小姐是高中同学，毕业后便相隔异地，不是一次偶然的相遇，怕是再也想不起这个人。但是命运是非常巧妙的一种东西，兜兜转转他们在一个商场相遇了，从青葱少年的情窦初开聊到曾经热烈的感情，从初入职场的小白到现在小有成就的事业。他们谈古今聊未来。退去青涩的他们侃侃而谈。再次相遇却没有一丝违和与生分，反而迅速拉近了彼此的感情，男生变得成熟稳重、见识博广又风趣幽默，女生漂亮优雅大方。稳定的工作、相似的经历使得后来的联系频繁了，渐渐地，时间的巨轮将这一对佳偶送上婚姻的彼岸。

李先生和王小姐的幸福从鼠年一个小生命的孕育开始。这个小生命给了两人无尽的惊喜却也有无数的担忧。孕吐、便秘、高血压直至诊断出重度子痫前期，需要立即剖宫产并转入 ICU。鼠年末，这个幸福的家庭迎来了一位新成员，而女主人因为孕期血压升高手术后便住进了 ICU 病房，监护室里面家属不能陪护，只允许小时间段探视，这让李先生很担忧老婆的身体情况，更多的是心疼。结婚时他便答应不让她受一点点委屈，发生任何事他都会在身旁，然而此时能做的只是在门外担忧，他想给她一点鼓励和安慰，想让他的王小姐在病房里面也能感受到他的温暖。

李先生给王小姐写了一篇情书：

> 好久没有给你写信了，还记得以前的网易贺卡吗？我还是曾经那个我，虽然仅有的一点浪漫已经被岁月磨平。往昔的爱情已经得到了质的升华，成为携手一生风雨同身的亲情。孕期辛苦，虽未言表，然内心真的心疼至极。平日工作繁忙，但你待产的一举一动都落在咱们家的小水滴摄像头里啊。

> 言语虽少，盼你理解。当务之急，养好身体，放松心态，记住，你的身后有我，有偌大的家族。

一封简单的情书，一个寻常的家庭，一个普通的爱情故事，一颗温暖而炽热的心。

ICU 轻巧的情书盒里装满了这一个个沉甸甸的爱，寄满了厚重的亲情，让病房充满阳光充满爱！

（陈　蕾）

十九、疫情中的爱

2020 年初，一个感人的爱情故事正在上演着……

记得除夕前的那个夜班，也正是那个夜班让我见证了这个爱情故事，小乐是某医院的护士，因为疫情的特殊性，来到了我们医院生产。小刘是小乐的初中同学，两人算得上是十几年的老同学，在他们上初中的时候，谁也没想到十几年后两人会走到一起，并产生了爱情的结晶。小乐因为生宝宝的时候胎盘植入引起大出血，做完介入手术后转到了 ICU。ICU 是全程无陪护的。初见小乐时，只觉得她不像刚刚生完宝宝的产妇，瘦弱的她躺在 ICU 的床上，毫无睡意，也许正因为瘦弱，让我对她产生了深刻的印象。ICU 不同于普通病房，虽然提倡母婴同室，但因为病情，宝宝不得不与小乐暂时分离，小乐虽然躺在监护室里面，但还是时刻都担心她的宝宝。于是，我便去普通病房看望她的宝宝，走近宝宝时，看到小刘走到我的身旁，连忙问我，小乐在监护室里面情况怎样。那一晚上，小刘一直在监护室门外徘徊，时不时地看向玻璃门里面，一门之隔，虽然暂时分离，但不会阻隔小刘对小乐的担心和爱。

次日，小乐的病情稳定下来了，可以转到普通病房了，小刘听到这个消息可高兴了，像小孩一样，一点都感受不到小刘已经是一个三十岁的新手父亲了。很庆幸的是，转到普通病房后，依然是我的班。闲下来的时候，我便与小乐聊天："你在监护室的时候，你不知道小刘有多担心你呀。"小乐一脸幸福地说："正因为他的好，我最终选择了他。"初见小刘，他的绅士风度完全看不出来是一个初中毕业的小伙子。在细谈中，我知道小乐的父母最初是反对小乐与小刘在一起的，但在日常生活中看到小刘的付出，小乐的父母慢慢被感化了，父母都希望自己的女儿过得幸福，终于他们步入了婚姻的殿堂，于是便有了后面的感人故事。小乐生宝宝赶上了特殊时期，疫情暴发，在这个时期，没有几个人愿意跑到医院去，但小刘依然在医院陪着小乐，一旦发现小乐发烧，小刘一晚上都不合眼地照顾着小乐，看似平淡，日复一日，没有几个人能一直这样坚持下去，但小刘一直坚持到小乐出院。

人们都说医院是看尽人间冷暖的地方，有生离死别，有迎接新生命的到来，但我想说的是，医院同时也是见证世间爱情故事的地方，因为在这里，你可以每天感受到特殊的爱。

（陈晓芬）

二十、真情

"世上只有妈妈好，有妈的孩子像个宝，投进了妈妈的怀抱，幸福享不了……"若不是做了护士，若不是亲眼看见了生产之痛和极尽凶险，我同大多数人一样，认为这是瓜熟蒂落、全家欣喜的幸福美好时刻。同干净温和的产妇抱着可爱的宝宝出产房门口的温馨画面不同，产房里血腥味混合着惨叫声实在和温馨美好不搭边。

瘢痕子宫、肥胖症、高龄、妊娠期高血压，她几乎集齐了产科各种高危因素。以为只是"炸胡"的她在家里强忍着阵痛，直到 120 送来时宫口已经开了 8 cm。一胎没能顺产是她一直以来的遗憾。不顾医生的阻拦和顺产风险之大她坚持试产。产后躺在平车上的妈妈面色苍白、四肢湿冷、双通道输血，带着动脉导管、中心静脉导管和介入术后止血的压迫器，携心电监护仪、氧气转入 ICU。医务人员各司其职地簇拥着她，形成了一个浩浩荡荡的生命支持小组。队伍的尽头是一个落寞的男人，红着眼踮着脚试图从人群中看妻子一眼，嘴里念念有词。像是做错事的孩子不知道如何向父母交代，又像是一个勇士时刻准备同敌人战斗。介入手术前妻子跟他说："等手术结束你要跟护士一起抬，我太重了，护士抬不动。"进了 ICU 后他被挡在了门外，竟连这出力气的粗活都没能为妻子做。升温毯和血液加温仪使妻子渐渐恢复温度，淡黄色的血浆和鲜红色的红细胞让苍白的面色有了些许的颜色，去甲肾上腺素维持着血压，镇静镇痛药使她熟睡的像个孩子。他一直在病房外等着，抱着没有消息就是最好的消息的态度，他不敢打扰医生的救治只是焦灼地等着。凌晨一两点还在监护室门口守着，丝毫没有困意。待病情稳定后，他才松了一口气，写下了这封信：

> 　　老婆，你辛苦了。今天从陪你进产房到宝宝出生，我目睹了整个过程。这一刻我感受到了妈妈的伟大，人间最伟大的母爱！这种爱是足以让每个年轻的妈妈勇气十足，用无所畏惧的勇气去迎接宝宝的到来。尽管这个过程十分艰辛、危险，甚至可能危及妈妈的生命安全，她依然无所畏惧地去迎接宝宝的到来。当你生产时拼尽全力去迎接每一次的疼痛，而我能做的只有紧握着你的手，尽力地去配合你，给你带去些许安慰。跟着你的每一次呼吸给你加油打气，那一刻我的眼泪也忍不住掉下来。真的无以言表的感慨和激动，你付出的太多了，而我却什么也做不了。内心的自责顿时涌上心头，直到宝宝降生的那一刻，我忍不住亲吻了你的额头。老婆辛苦了！老婆，今后我会加倍地爱你，我会努力让你和宝宝过上更好的日子，借用《裸婚时代》的一句台词来表达我对你的爱意："有你和宝宝的地方，才是我流浪的家。"

没有开始的勇气，哪有疯狂的过程，又怎知终点的未来可期。但医学容不得盲目的开始和无畏的疯狂。父母之爱子当为之计深远。我不能苟同妈妈的决定，却被母爱的伟大震撼。

这才是最真实、最感人的爱情吧！希望所有宝宝都平安降生，所有妈妈都能健康快乐，愿每个人都被世界温柔以待。

（朱梦菲）

二十一、致我们失却的书信年代

"从前的日色变得慢，车、马、邮件都慢。"现代生活的快节奏让人匆忙得只能盯着前路上的坎坷曲折，却忘了自己身边的人和事。等到了临近终点的时候才恍然惊觉自己这一生劳劳碌碌辛辛苦苦的历练，辜负无数良辰。

这天我收了一个因妊娠合并急性胰腺炎入我科的产妇，可能因为见不到家人和刚出生的宝宝，产妇的情绪低落，我便鼓励家属给她写封信。他在信中写道：

> 　　自从习惯了使用电脑，记不清多久没有提笔写字了。签字似乎只在会议

签到及财务审批中出现，看着日渐潦草的签名愧对"清风徐来"如此风雅的笔名。老婆，我想向你道歉，有很多事很多话我没有对你说完，也不可能一一道全。因为我想留着以后慢慢地说。你说希望我们能有个女儿，因为你不想当婆婆，你说希望我们老了能回老家把家里的房子修一修，你说希望门口种菜院里种花，因为美好的事物你想留给我们自己欣赏，你说老了我们要离城市远远的，离子女远远的，要自己过日子。你说的话我都记得，你把我想说的都说了，所以我的话我想留着花甲之年退休之后说，我烧火你做饭的时候说，我挑水你浇花的时候说，要留着日落时分依偎在堂屋门口等天黑的时候说。

　　老婆，你说的日子我们还没过上，你心爱的小棉袄还没过上。老婆，我写过很多信，但这是我第一次给你写信，很抱歉是在这样的情况下写的一封信。情况特殊但真心不变。承诺是空白的，接下来的表现请你验收。老婆，我爱你，我们等你回家。

看完信后的她眼眶湿了，生活的琐碎让她看不清前路，对于未来的惶恐让她焦虑，婚后一地鸡毛的小事情也让她忘记眼前这个男人的闪光点。通过这封信她又找到一起走下去的信心。

（何佳慧）

参 考 文 献

[1] CHAN G K.End-of-life and palliative care in the emergency department：a call for research，educa-tion，policy and improved practice in this frontier area［J］.Journal of Emergency Nursing Jen Official Publication of the Emergency Department Nurses Association，2006，32(1)：101-103.

[2] 韩琳.护患沟通典型案例解［M］.北京：人民卫生出版社，2018：3-18.

[3] 谌永毅，方立珍.护患沟通技巧［M］.长沙：湖南科学技术出版社，2006：29-57.

[4] 李如竹，曾晓英.护患沟通［M］.北京：人民卫生出版社，2006：5-42.

[5] 秦东华.护理礼仪与人际沟通［M］.北京：人民卫生出版社，2014：46-82.

[6] 牛艳丽.浅谈护患沟通在护理工作中的应用［J］.中国实用医药，2010，5(34)：245-246.

[7] 李晓琴.浅谈护患沟通技巧的重要性［J］.中西医结合心血管病电子杂志，2020，8(29)：121-125.

[8] 吴声荣.医护的沟通与配合［J］.职业与健康，2006，22(18)：1496-1497.

[9] ZHANG J，ZHU B，CAI ZY，et al.SOAP(2019)：Enhanced Recovery After Cesarean (ERAC) Consensus Statement［J］.J NPLD-GHI，2020，8(5)：17.

[10] BOLLAG L，LIM G，SULTAN P，et al.Society for Obstetric Anesthesia and Perinatology：Con-sensus Statement and Recommendations for Enhanced Recovery After Cesarean［J］.Anesthesia & Analgesia，2020.

[11] WILSON RD，CAUGHEY AB，WOOD SL，et al.Guidelines for Antenatal and Preoperative care in Cesarean Delivery：Enhanced Recovery After Surgery Society Recommendations(Part1)［J］.Am J Obstet Gynecol，2018，219(6)：523.e1-523.e15.

[12] CAUGHEY AB，WOOD SL，MACONES GA，et al.Guidelines for intraoperative care in cesarean delivery：Enhanced Recovery After Surgery Society Recommendations (Part2)［J］.Am J Obstet Gynecol，2018，219(6)：533-544.

[13] MACONES GA，CAUGHEY AB，WOOD SL，et al.Guidelines for postoperative care in cesarean delivery：Enhanced Recovery After Surgery (ERAS) Society recommendations(Part3)［J］.Am J Obstet Gynecol，2019，221(3)：247.e1-247.e9.

[14] 中国营养学会膳食指南修订专家委员会妇幼人群膳食指南修订专家工作组.备孕妇女膳食指南［J］.中华围产医学杂志，2016，19(8)：561-564.

[15] 中国营养学会膳食指南修订专家委员会妇幼人群膳食指南修订专家工作组.孕期妇女膳食指南［J］.中华围产医学杂志，2016，19(9)：641-648.

[16] 中国营养学会"中国产褥期(月子)妇女膳食"工作组.中国产褥期(月子)妇女膳食建议［J］.营养学报，2020，42(1)：3-6.

[17] 中国营养学会膳食指南修订专家委员会妇幼人群膳食指南修订专家工作组.哺乳期妇女膳食指南［J］.中华围产医学杂志，2016，19(10)：721-726.

[18] 中国医药教育协会临床合理用药专业委员会，中国医疗保健国际交流促进会高血压分会，中国妇幼保健协会围产营养与代谢专业委员会，等.中国临床合理补充叶酸多学科专家共识［J］.中国医学前沿杂志(电子版)，2020，12(11)：19-37.

[19] 周小芳，樊尚荣.妊娠合并缺铁性贫血［J］.中华产科急救电子杂志，2015，4(1)：23-27.

[20] 中国孕产妇及婴幼儿补充DHA共识专家组.中国孕产妇及婴幼儿补充DHA的专家共识[J].中国生育健康杂志,2015,26(2):99-101.

[21] 中国营养学会.中国居民膳食指南(2016)[M].北京:人民卫生出版社,2016.

[22] 黄于娟,黎海芪.人乳多不饱和脂肪酸含量与婴儿食物过敏关系的研究[J].中国儿童保健杂志,2011,19(1):65-67.

[23] ENKE U,SEYFARTH L,SCHLEUSSNER E,et al.Impact of PUFA on early immune and fetal development[J].British Journal of Nutrition,2008,100(06):1158-1168.

[24] 中国营养学会.中国居民膳食指南营养素参考摄入量(2013)[M].北京:科学出版社,2014:6.

[25] 杨月欣.中国食物成分表(2004)[M].北京:北京大学医学出版社,2005:5.

[26] 杨月欣,葛可佑.中国营养科学全书[M].2版.北京:人民卫生出版社,2019.

[27] 中国营养学会妇幼营养分会.中国妇幼人群膳食指南(2016)[M].北京:人民卫生出版社,2019.

[28] 中华医学会心血管病学分会女性心脏健康学组,中华医学会心血管病学分会高血压学组.妊娠期高血压疾病血压管理专家共识(2019)[J].中华心血管病杂志,2020,48(3):195-204.

[29] 中华医学会妇产科学分会妊娠期高血压疾病学组.高龄妇女妊娠前、妊娠期及分娩期管理专家共识(2019)[J].中华妇产科杂志,2019,54(1):24-26.

[30] 中华医学会妇产科学分会产科学组,中华医学会围产医学分会妊娠合并糖尿病协作组.妊娠合并糖尿病临床诊断与治疗推荐指南(草案)[J].中华妇产科杂志,2007,42(6):426-428.

[31] 冯烨,杨慧霞.美国母胎医学学会"妊娠期糖尿病药物治疗的声明"介绍[J].中华围产医学杂志,2018,21(12):861.

[32] 赵欣,杨慧霞.超重/肥胖女性孕期增重过多对妊娠结局及子代远期健康影响的研究进展[J].中华围产医学杂志,2020,23(9):640-644.

[33] 中国优生科学协会妇儿临床分会产科快速康复学组.产科快速康复临床路径专家共识[J].现代妇产科进展,2020,29(8):561-567.

[34] 池菊芳,郭航远,林辉.心脏康复的管理与服务[J].中国全科医学,2017,20(20):2432-2438.

[35] 殷伟贤,陈慧玲,黄心怡,等.心脏病康复治疗[J].中国心血管杂志,2015,20(6):424-428.

[36] 张玉红,张阳佳.产后抑郁症和性激素水平、神经递质之间的相关性分析[J].实用医学杂志,2018,34(4):621-623.

[37] 潘鹏飞,石卫华.重症监护病房早期康复治疗的研究进展[J].中国康复医学杂志,2015,30(4):411-414.

[38] 邵换璋,叶岭,秦秉玉.重症患者早期康复的研究进展[J].中华重症医学电子杂志,2020,6(2):206-210.

[39] 冯鑫,刘均娥,付凤齐.泌尿外科老年患者术后下肢活动依从性的行动研究[J].中华护理杂志,2013,48(9):779-782.

[40] 李雅岑,方鹏,袁芳.孕产妇血栓栓塞性疾病的病因及预防性护理研究进展[J].护理与康复,2015,14(1):24-26.

[41] 胡蝶,冯素文.妇产科手术患者下肢深静脉血栓形成的预防护理进展[J].护理与康复,2014,13(4):331-333.

[42] 张喜维,耿丽艳,高洁,等.物理性预防结合特殊护理对血栓前状态孕妇剖宫产术后下肢深静脉血栓形成的预防效果分析[J].中华全科医师杂志,2016,15(11):868-871.

[43] 李芳梅,卜妍,张颐.妇产科静脉血栓栓塞症的高危因素及预防研究现状[J].实用妇产科杂志,2016,32(9):666-669.

［44］ 崔才三,隋京美.产后抑郁症病因、诊断及防治的研究进展［J］.现代妇产科进展,2005,14(4)：319-321.

［45］ 产后抑郁防治指南撰写专家组.产后抑郁障碍防治指南的专家共识(基于产科和社区医生)［J］.中国妇产科临床杂志,2014,15(6)：572-576.

［46］ TIAGO C,BRANCAGLION M M,CARDOSO M N,et al.What is the best tool for screening antenatal depression? ［J］.Journal of Affective Disorders,2015,178：12-17.

［47］ 罗梅,唐霓,王晓斌.产后抑郁症研究进展［J］.麻醉安全与质控,2020,4(5)：301-303.